U0196965

Applications of Local Injection Procedure of
Glucocorticoid in Dermatology
—Principle and Practice

糖皮质激素局部注射技术皮肤科应用
——理论与实践

主　编◎张锡宝　张春雷

副主编◎刘玉梅　张三泉　罗　权

北京大学医学出版社

TANGPIZHIJISU JUBU ZHUSHE JISHU PIFUKE YINGYONG——LILUN YU SHIJIAN

图书在版编目（CIP）数据

糖皮质激素局部注射技术皮肤科应用——理论与
实践/张锡宝，张春雷主编. —北京：北京大学医学出
版社，2023.6
ISBN 978-7-5659-2872-7

Ⅰ.①糖…　Ⅱ.①张…　②张…　Ⅲ.①皮肤病－糖
皮质激素－注射－疗法　Ⅳ.①R751.05

中国国家版本馆CIP数据核字（2023）第042532号

糖皮质激素局部注射技术皮肤科应用——理论与实践

主　　编：张锡宝　张春雷
出版发行：北京大学医学出版社
地　　址：（100191）北京市海淀区学院路38号　北京大学医学部院内
电　　话：发行部 010-82802230；图书邮购 010-82802495
网　　址：http://www.pumpress.com.cn
E - m a i l：booksale@bjmu.edu.cn
印　　刷：北京金康利印刷有限公司
经　　销：新华书店
责任编辑：王智敏　　责任校对：靳新强　　责任印制：李　啸
开　　本：787 mm×1092 mm　1/16　印张：15.25　字数：415千字
版　　次：2023年6月第1版　2023年6月第1次印刷
书　　号：ISBN 978-7-5659-2872-7
定　　价：138.00元

主编简介

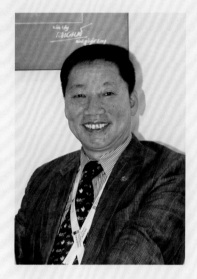

张锡宝

教授、主任医师；广州市皮肤病防治所首席专家；广州医科大学皮肤病研究所所长；广州医科大学皮肤性病学系主任，博士研究生导师；享受国务院政府特殊津贴专家，全国优秀科技工作者，广州市优秀专家，广州市医药卫生高层次人才。

兼任中国麻风防治协会副会长，中华医学会医疗鉴定专家库专家，国际皮肤病协会会员（IAD），欧洲皮肤病协会（EADV）会员；广东省医师协会副会长，广州市医师协会会长，广东省中西医结合学会皮肤性病专业委员会副主任委员，广州市委保健专家。

主要从事银屑病和遗传角化性皮肤病的遗传机制、致病基因、发病机制，以及维A酸治疗遗传角化性皮肤病和红斑鳞屑性皮肤病作用机制和临床疗效方面的研究。先后主持20余项国家级、省级科研基金课题。在国内外期刊发表论文300余篇，其中被SCI收录80余篇。主编及参编专著15部；任《中华皮肤科杂志》等多种专业杂志编委，《皮肤性病诊疗学杂志》副主编。

获省部级以上科学技术二等奖及三等奖12项。先后荣获广州市医学会先进工作者，广东省医学会优秀工作者，全国医药卫生系统先进个人，广州市劳动模范，广东省劳动模范，马海德奖（2009年），2010年首届广州医师奖，2018年首届广东医师奖，2022年广州市最美科技工作者等奖项或称号。

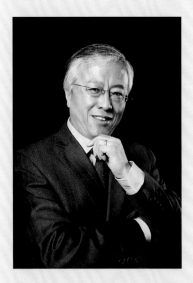

张春雷

北京医科大学（现北京大学医学部）皮肤病与性病学博士，瑞士苏黎世大学医院皮肤科博士后。现任北京大学第三医院皮肤科主任、特聘教授和博士生导师，国家皮肤与免疫疾病临床医学研究中心副主任。曾任美国得州大学 MD 安德森癌症中心皮肤科助理教授和北京大学皮肤病与性病学系主任。

现为国际皮肤淋巴瘤学会资格审查委员会委员、中华医学会激光医学分会副主任委员兼皮肤美容整形学组组长、中华医学会皮肤性病学分会银屑病学组副组长、中国医师协会皮肤科医师分会皮肤肿瘤学组副组长、北京医学会激光医学分会候任主任委员和北京医学会皮肤性病学分会副主任委员。

主持多项国际 / 国家 / 省部级科研课题和多项国际 / 国内多中心临床试验研究，参编 / 译多部国家级教材 / 专（译）著，发表多篇学术论文包括高引用率的 SCI 论著。曾获得美国皮肤淋巴瘤基金会杰出青年研究奖、美国皮肤科学研究学会和日本皮肤科学会奖、美国哈佛大学医学院和美国得州大学 MD 安德森癌症中心 CME（Continuing Medical Education）特邀讲者以及中国医师协会皮肤科医师分会优秀论文一等奖等多项荣誉或奖励。

编者名单

主　编　张锡宝　张春雷

副主编　刘玉梅　张三泉　罗　权

编　委

广州医科大学皮肤病研究所

张锡宝　刘玉梅　张三泉　罗　权　叶瑞贤　李　薇
周　欣　唐亚平　高爱莉　田　歆　杨　艳　邵　蕾
刘炜钰　张　静　孟　珍　张淑娟

北京大学第三医院皮肤科

张春雷　路雪艳　李薇薇　叶珍珍　张　芊

南方医科大学南方医院皮肤科

李常兴　陈平姣

广州市妇女儿童中心

高歆婧　李雪梅

编写助理

董良娇　李　倩　余毅慧

序 一

糖皮质激素是皮肤科常用药物之一，药物种类多，应用的途径和方法也各不相同。糖皮质激素皮损内局部注射是既不同于外用也不同于系统用药的一种特殊的治疗方法，在多种炎症性、增生性皮肤病的治疗中发挥独到的作用。

广州医科大学皮肤病研究所张锡宝和北京大学第三医院张春雷两位教授潜心研究糖皮质激素的生理功能、作用机制、临床应用、不良反应等相关知识，在临床应用皮损内局部注射糖皮质激素治疗一系列难治性皮肤病获得显著效果，通过大量临床实践积累了丰富的病例资料，收集了治疗前后的对比图片，详细总结了不同类型皮损的药物使用浓度、治疗剂量及治疗时间。根据积累的临床经验和治疗心得，两位教授联袂精心编撰了《糖皮质激素局部注射技术皮肤科应用——理论与实践》一书。本书分 13 章，涵盖糖皮质激素生理及药理作用、分类、效能、不良反应等。尤其对常用局部注射糖皮质激素的药物特性及作用机制、使用剂量、配制浓度、治疗时间等具体内容做了较为详细的描述，分享了局部注射糖皮质激素在神经性皮炎、瘢痕疙瘩、原发性皮肤淀粉样变性、白癜风、痤疮、外阴瘙痒症、阴囊瘙痒症、掌跖角化症、肉芽肿、囊肿及部分湿疹样等多种常见、难治性皮肤疾病治疗方面的经验，极大地丰富了糖皮质激素局部注射治疗皮肤病的临床应用。资料数据详细、内容翔实，书中的 400 余幅插图展示了治疗方法及临床疗效，实用生动，图文并茂，便于临床皮肤科医生学习及参考应用。

翻阅这本书，我对两位教授一直以来对皮肤疾病基础研究及临床治疗的钻研和实践探索精神感到由衷的敬佩。相信本书对于读者学习掌握糖皮质激素皮损内局部注射技术，用于临床解决患者的疾苦会有很大的帮助，对于皮肤科医生打牢临床技能基本功、在临床实践中钻研和思考也有重要的指导意义。

中国医师协会皮肤科医师分会会长

王刚

2022 年 11 月 15 日

序　二

　　局部注射是一种将高剂量的药物直接用于机体疾病部位的治疗方法。糖皮质激素局部注射可以缓解炎症，在皮肤科及风湿免疫科有广泛的应用，但关于糖皮质激素局部注射在皮肤科的应用尚缺乏系统性的介绍。由广州医科大学皮肤病研究所张锡宝教授和北京大学第三医院张春雷教授合力奉献的《糖皮质激素局部注射技术皮肤科应用——理论与实践》，从糖皮质激素的应用历史讲起，全面介绍了糖皮质激素结构、药理、效能，多角度讲解了皮肤科局部应用的药物选择、作用机制、优缺点、具体临床应用方法、药物的配制、禁忌证、适应证，解释并简明建议了各种可能应用糖皮质激素局部注射的炎症性皮肤病、炎症增生性皮肤病、附属器皮肤病等，内涵丰富。本书非常适合皮肤科执业医生阅读，也适用于开展皮肤疾病治疗的全科医生。

　　两位主编均有 30 余年的丰富行医经验，对于糖皮质激素的认识深刻，对药物治疗机制掌握扎实，积累了丰富的实践病例，文献学习和掌握全面且前沿。我认为本书有如下几个方面的特点：①内容丰富。全书从糖皮质激素的应用历史、结构、药理，到在临床具体疾病中的应用、配伍、禁忌，列举了大量的实例，理论结合实际。②图文并茂。本书配有大量精美、清晰、典型的临床图片，易于理解，并能直观地阐述局部治疗的效果及解释药物应用情况。③实操性强。本书详细叙述了糖皮质激素在各种皮肤疾病中注射治疗的剂量、频率、疗效反应，可具体指导临床工作。

　　感谢张锡宝教授、张春雷教授还有编委们的合力付出与不懈努力，我愿向皮肤科等医学专业同道们推荐这本著作，并且相信读者一定能从中有所收获！

中华医学会皮肤性病学分会候任主任委员

中国医师协会皮肤科医师分会候任主任委员

中国医科大学第一附属医院

主任医师　教授　博士研究生导师

高兴华

2022 年 11 月 15 日

目　　录

第一章
糖皮质激素概述

第一节　糖皮质激素的应用历史

自从美国风湿病学家 Hence 等因发现氢化可的松治疗风湿性关节炎而获得 1950 年诺贝尔奖，糖皮质激素便成为临床上最有效的免疫抑制和抗炎药物之一。1951 年，Sulzberger 等第一次报道运用糖皮质激素治疗炎症性皮肤病。一年后，Sulzberger 和 Witten 成功地外用氢化可的松治疗湿疹，随后开启皮肤科治疗的新时代。1961 年，Reichling 和 Kligman 运用隔日口服糖皮质激素治疗皮肤病。1982 年，Johnson 和 Lazarus 使用新的治疗手段——静脉冲击法成功治疗第一例坏疽性脓皮病。从此，糖皮质激素开启皮肤科治疗的新纪元。

皮肤作为人体表面最大的器官，相对系统性用药，局部外用糖皮质激素有一定的优势。除了传统的外用、口服、肌内注射、静脉和冲击治疗方式外，还可以皮损内注射治疗。对于许多局限性皮肤病，当外用药物治疗效果不佳且不适用系统治疗时，皮损内注射糖皮质激素治疗常有显著的疗效。皮损内注射是将药物直接注射入病变部位，在病变区域聚集更高浓度的药物，可以穿透厚层的角质屏障，同时可避免表皮萎缩。目前，皮损内注射已广泛运用于如瘢痕疙瘩、斑秃、结节性痒疹、神经性皮炎等皮肤病的治疗，也可用于白癜风、假性淋巴瘤、环状肉芽肿、囊肿性痤疮等多种皮肤病的治疗。

第二节　糖皮质激素的分子结构及分类

一、糖皮质激素的分子结构

糖皮质激素是由肾上腺分泌、由 21 个碳原子组成的甾体类化合物，均有胆固醇基本的四环结构，即 3 个己烷环和 1 个戊烷环。糖皮质激素四环结构发生变化可导致药物的活性、药效和药物动力学特征各不相同，带来临床疗效及安全性的差异。氢化可的松是最主要的人体内源性具有生物活性的糖皮质激素，然而可的松或泼尼松本身不具有生物活性，其 C11 上的氧需转化羟基，即转化为氢化可的松或泼尼松龙才能够产生生物活性，此转换发生在肝脏（图 1-1）。

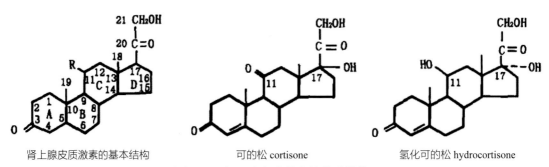

肾上腺皮质激素的基本结构　　　　可的松 cortisone　　　　氢化可的松 hydrocortisone

图 1-1　肾上腺皮质激素的化学结构

二、糖皮质激素的分类

糖皮质激素的半衰期为 1 h 到 5 h 不等，但其对糖皮质激素的生物学活性判定不能起指示作用，一般根据糖皮质激素对下丘脑 - 垂体 - 肾上腺轴（the hypothalamic-pituitary-adrenal axis，HPA）的抑制时间将其分为短效、中效、长效三类。短效药物作用时间为 8 ~ 12 h，中效药物作用时间为 24 ~ 36 h，长效药物作用时间大于 48 h（表 1-1）。

表 1-1　常用系统用糖皮质激素比较

类别	药物	血浆半衰期（min）	作用时间（h）	作用强度	等效剂量（mg）
短效	可的松	90	< 12	0.8	25
短效	氢化可的松	30	< 12	1	20
中效	泼尼松	60	12 ~ 36	4	5
中效	泼尼松龙	200	12 ~ 36	4	5
中效	甲泼尼龙	180	12 ~ 36	5	4
中效	曲安西龙	> 200	12 ~ 36	5	4
长效	地塞米松	100 ~ 300	48	30	0.75
长效	倍他米松	100 ~ 300	48	35	0.6

评价外用糖皮质激素临床疗效的方法有很多种，主要是测定其抗炎能力的强弱，即"效能"。其中血管收缩试验（也称"变白试验"）运用最为广泛。此实验将欲测试的激素配成悬液（或者溶入 95% 的乙醇中），后稀释成 10^{-1}、10^{-2}、10^{-3}、10^{-4}……的浓度，将稀释好的各浓度药物和 0.2 ml 的对照物在双侧前臂已经标记的部位涂抹并分别记录，待干燥后用带孔的铅板保护包扎 16 h 后取下后清洗，在自然光下看是否变白。如发生变白的浓度越低，说明血管收缩作用越强，即"效能"越强。此种方法简便易行，且经济实惠。后为了提高该试验的客观性，采用多普勒激光技术测定血流的方法来进行糖皮质激素效能的评估。根据其血管收缩试验以及临床对照双盲试验将外用糖皮质激素分为 7 级（表 1-2），从第 1 级到第 7 级效力逐渐降低。但须注

意的是，外用糖皮质激素效能与其血管收缩的程度不完全平行，还受到药物基质、药物浓度及皮肤状态、皮肤使用部位等多种因素影响。一些皮肤渗透促进剂可以促进皮质类固醇的经皮吸收能力，加快渗透速度，常用的促进剂包括乙醇、二甲基亚砜、丙二醇、四氢糠醇、聚乙二醇等。另外，利用无通透作用的薄膜封包可增强激素的通透性。

表 1-2　常见外用糖皮质激素的效能分级（七级）

类别	药物及剂型
1 级（超强效）	0.05% 二丙酸倍他米松—增效剂—软膏 0.05% 氯倍他索—乳膏和软膏
2 级（高强效）	0.1% 糠酸莫米松—软膏 0.05% 二丙酸倍他米松—软膏 0.05% 氟轻松—乳膏和软膏
3 级（强效）	0.05% 二丙酸倍他米松—乳膏 0.005% 丙酸氟替卡松—软膏 0.1% 戊酸倍他米松—软膏
4 级（中强效）	0.1% 糠酸莫米松—乳膏 / 洗液 0.025% 氟轻松—软膏 0.1% 曲安奈德—乳膏
5 级（弱强效）	0.1% 丁酸氢化可的松—软膏 0.05% 丙酸氟替卡松—乳膏 0.1% 戊酸倍他米松—乳膏 0.025% 氟轻松—乳膏
6 级（弱效）	0.05% 二丙酸阿氯米松—乳膏和软膏 0.05% 地奈德—乳膏
7 级（最弱效）	氢化可的松或醋酸氢化可的松——乳膏和软膏

临床上最常用的外用糖皮质激素分类方法是四级分类法，将糖皮质激素效能分为四级，包括超强效、强效、中效及弱效外用激素。另一种分类方法为二级法，将糖皮质激素分为强效和弱效，分别对应四级分类法中的超强效、强效，及中效、弱效。五级分类法将糖皮质激素分为超强Ⅰ、最强Ⅱ、强Ⅲ、中Ⅳ、弱Ⅴ五级外用糖皮质激素，详见第六章。

第三节　皮肤科应用的各种剂型

根据皮肤科用药的独有特点，将糖皮质激素制剂分为外用药和系统用药两大类。外用糖皮质激素剂型包括乳膏剂、软膏剂、凝胶剂、洗剂、溶液剂、搽剂、油膏剂、泡沫剂等。系统用药包括片剂、注射剂。

此处以临床上常用的四级分类法对外用糖皮质激素适用部位及皮损进行简单介绍。

超强效激素和强效激素适用于重度、肥厚性皮损，一般每周用药不应超过 50 g，连续用药不应超过 2~3 周，尽量不用于 12 岁以下儿童，不应大面积长期使用，一般不应用在面部、乳房、会阴部及皱褶部位。

中效激素适用于轻中度皮损，可连续使用4~6周，12岁以下儿童连续使用尽量不超过2周，不应大面积长期使用。

弱效激素适用于轻度及中度皮损，包括儿童皮肤病，可在面部和皮肤柔嫩部位使用，可短时较大面积使用，必要时可长期间断使用。

身体的不同部位对激素的吸收率不同，以1%氢化可的松为例，见表1-3。

表1-3　不同部位皮肤对1%氢化可的松的吸收率

部位	吸收率（%）
手掌，足底	1
前臂	1
头皮	4
前额	6
阴囊	42

系统使用糖皮质激素时，属于短效类的氢化可的松由于起效快、半衰期短，常用于临床临时抢救用（如过敏性休克），但该药水钠潴留明显，故不适用于水肿、水疱性皮肤病。超强效类的复方倍他米松临床上主要用于中等剂量泼尼松30 mg/d以内可控制的或在3周内可恢复的皮肤病。而任何需糖皮质激素长期维持治疗的皮肤病（如结缔组织病及大疱性皮肤病）则需选用中效类糖皮质激素，不选用强效类（如地塞米松、复方倍他米松）。

第四节　不同剂型的临床适应证

糖皮质激素在皮肤科的应用包括口服、肌内注射、静脉和冲击治疗、外用治疗及皮损内注射治疗。系统性治疗中肌内注射由于药物吸收率低而最不推荐应用，在临床使用中肌内注射用的糖皮质激素常为长效激素，易导致局部皮肤、肌肉甚至全层萎缩，引起不良反应。

一、系统应用糖皮质激素适应证

首选适应证：重症药疹、重症多形红斑、系统性红斑狼疮、皮肌炎、混合结缔组织病、过敏性休克、急性血管性水肿、天疱疮、类天疱疮、Sweet综合征、坏死性血管炎、血清病、结节性多动脉炎、Wegener肉芽肿、中毒性表皮松解症等。

次选适应证：红皮病、关节病型银屑病、蕈样肉芽肿、疱疹样脓疱病、系统性硬皮病水肿期、结节病、朗格汉斯细胞组织细胞增生症、白塞病等。

其他适应证：急性荨麻疹、接触性皮炎、过敏性紫癜及血小板减少性紫癜、结节性红斑、麻风反应等。

二、系统应用糖皮质激素方法

系统应用糖皮质激素给药途径通常以口服为主，推荐采用早晨单剂量法，即将每日的总药量于早晨 8 时一次服用，以减轻对 HPA 的抑制。如果药物剂量过大或疾病病情较重，可以分次给药。对于抢救或口服不便的患者，可选择静脉滴注。静脉注射的制剂须为水溶性，混悬剂不能静脉注射。

对于急性的甚至危及生命的疾病，如急性荨麻疹伴喉头水肿、过敏性休克等，须先用大量糖皮质激素冲击治疗，常用氢化可的松静脉滴注，300～500 mg/d，第 3 日起改为 100～200 mg/d，总疗程 5 日左右；或甲泼尼龙 100～200 mg/d 或地塞米松 10～15 mg/d 静脉滴注，以后视病情酌情减量，以控制病情为准。

对于病情较重的急性自限性皮肤病，如重症药疹、中毒性表皮坏死松解症、急性放射性皮炎、重症多形红斑等，使用激素控制症状后，可较快减量。如起始予氢化可的松 200～300 mg/d 静脉滴注，或甲泼尼龙 100～200 mg/d 或地塞米松 10～15 mg/d 静脉滴注，症状控制后，每 3～5 天减量一次，每次减少 20% 左右，直至停药，疗程约 1 个月。

对于亚急性或慢性病情严重、可能危及患者生命且需要长期治疗的皮肤病，如系统性红斑狼疮、皮肌炎、天疱疮、类天疱疮、结节性多动脉炎等，起始用较大剂量控制症状，待疗效满意后，逐渐减量，递减速度开始可较快，以后逐渐减慢，以防止病情"反跳"，逐渐减少至最小维持量。如在减量过程中出现病情"反跳"，需增加至"反跳"前略大剂量。另外需注意蕈样肉芽肿、麻风、系统性硬皮病的水肿期、脓疱性银屑病等，系统使用糖皮质激素应在其他治疗无效时方可使用，不作为其首选治疗方案。

临床治疗中对于系统使用糖皮质激素每日剂量已较大，但病情仍未控制的红斑狼疮脑病、系统性红斑狼疮所致的弥漫性增殖性肾小球肾炎、皮肌炎、结节性多动脉炎、大疱性皮肤病、重症多形红斑及中毒性表皮坏死松解症等可使用冲击疗法。需注意使用冲击疗法须符合以下条件：①血、尿、大便常规，血糖，血压，电解质，肝、肾功能，X 线胸片等均正常；② 60 岁以下；③无使用糖皮质激素禁忌证，如胆囊炎、高血压、糖尿病、青光眼、白内障、消化道溃疡、精神病、癫痫、对糖皮质激素过敏等。冲击疗法最常用的是甲泼尼龙 500～1000 mg 溶于 5% 葡萄糖溶液或生理盐水中，于 3～12 h 内静脉滴注，每日一次，连用 3～5 天为一疗程，也可用氢化可的松琥珀酸钠 2000～6000 mg/d，分 3～4 次静脉滴注，或地塞米松 150～300 mg/d，或氢化可的松磷酸钠 800 mg/d，在冲击疗法结束后恢复至冲击前剂量。在临床相对安全的改良冲击疗法为首日甲泼尼龙 500 mg（或 300 mg）静脉滴注，次日 300 mg（或 200 mg），第 3 日 200 mg（或 100 mg），第 4 日恢复至冲击前剂量。可视患者反应情况，适当间隔重复多次使用冲击疗程。冲击疗法的一个重要并发症是猝死，原因可能是排钾过多、电解质紊乱。治疗过程中需密切关注电解质平衡，也可在静脉滴注液中加入 10% 氯化钾 10 ml 静脉滴注，另外需要密切监测血压、血糖、心率、心电图等。

外用糖皮质激素需根据皮肤病的种类、皮损的性质及部位进行选择。原则上首选足够强度激素中的最小强度的激素，避免使用过强或强度不足的制剂。一般角化、苔藓化或肥厚的皮损、盘状红斑狼疮、白癜风、斑秃、大疱类天疱疮等疾病的皮损首选强效激素；轻度的红斑、微小丘疹、脱屑的皮损，尤其是身体柔嫩部位首选弱效激素；其他皮炎、屈侧银屑病及红皮病皮损选择中效激素。软膏适用于肥厚、角化、脱屑性皮损，尤其掌跖部位，但不用于面部等柔嫩部位。乳膏及凝胶用于急性、亚急性、慢性各种皮损。凝胶、洗剂、溶液剂更适合用于头皮及毛发浓密部位。酊剂、醑剂适合肥厚、苔藓化皮损。过度肥厚的皮损可使用封包增加疗效。

　　对于许多局限性皮肤病，当外用治疗效果不佳而不适合系统治疗时，可选择皮损内糖皮质激素注射治疗，该治疗疗效较为显著。皮损内注射将药物直接注射入病变部位，可在病变区域聚集更高浓度的药物浓度，同时减少表皮萎缩等不良反应的发生率。目前，皮损内注射已广泛运用于如瘢痕疙瘩、斑秃、结节性痒疹、神经性皮炎、白癜风、假性淋巴瘤、囊肿性痤疮等其他皮肤病的治疗。

参考文献

[1] Hench PS, Kendall EC, Slocumb CH, et al. Effects of cortisone acetate and pituitary ACTH on rheumatoid arthritis, rheumatic fever, and certain other conditions. Study in clinical physiology. Arch Intern Med, 1950, 85 (4): 545–666.

[2] Sulzberger MB, Witten VH, Yaffe SN. Cortisone acetate administered orally in dematologic therapy. Arch Dermatol Syphilol, 1951, 64 (5): 573–578.

[3] Reichling GH, Kligman AM. Alternate–day corticosteroid therapy. Arch Dermatol, 1961, 83: 980–983.

[4] Johnson RB, Lazarus GS. Pulse therapy: therapeutic efficacy in the treatment of pyoderma gangrenosum. Arch Dermatol, 1982, 118 (2): 76–84.

[5] SchemanAJ, DavidLS, et al. Pocket guide to medications used in dermatology. 5th ed. Chicago: Lippincott Williams & Wilkins, 1999.

[6] Warner MR, Camisa C. Comprehesive dermatologic therapy. 3rd ed. Edinburgh: Saunders Elsevier, 2013.

[7] 张建中. 皮肤病治疗学. 3 版. 北京：人民卫生出版社，2011.

[8] 李林峰. 肾上腺糖皮质激素类药物在皮肤科的应用. 北京：北京大学医学出版社，2004.

[9] 赵辨. 中国临床皮肤病学. 南京：江苏科技出版社，2009.

[10] 规范外用糖皮质激素类药物专家共识. 中华皮肤科杂志，2015，48（2）：73–75.

[11] 顾有守. 顾有守皮肤病诊断和治疗精选. 广州：广东科技出版社，2009.

第二章
肾上腺的结构和生理代谢功能

第一节　肾上腺的结构

一、解剖位置

　　肾上腺是人体的内分泌器官。肾上腺约与第 11 胸椎高度平齐，位于腹膜和腹后壁之间、两肾的上内方。肾上腺高约 4~6 cm，宽约 2~3 cm，厚度约 0.5~1 cm，一般单侧重量为 4~5 g。右侧肾上腺呈扁平三角形，左侧呈半月形。

　　肾上腺与肾共同包被于肾筋膜内，肾上腺依靠本身的筋膜固定其位置，不随肾脏上下移动而移位。右肾上腺固定于下腔静脉和肝脏，左肾上腺固定于主动脉，前面为肝脏，其外上部无腹膜，直接与肝的裸区相邻，内侧缘紧邻下腔静脉。左、右肾上腺的后面均为膈（图 2-1）。

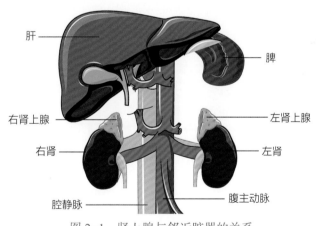

图 2-1　肾上腺与邻近脏器的关系

二、血液供应、神经支配及淋巴回流

　　供应肾上腺的血管丰富，每分钟经肾上腺的血流量相当于其自重的 7 倍，大约占心输出量的 1%。肾上腺上、中、下动脉分别起源于膈下动脉、腹主动脉和肾动脉。各个动脉发出分支，

形成被膜下动脉丛，进入肾上腺皮质后再逐步分支（图2-2）。此动脉丛进入肾上腺皮质形成毛细血管，并在皮质网状带形成环绕网状带的静脉窦。

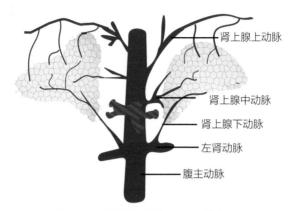

图 2-2　肾上腺动脉的血液供应

　　肾上腺髓质的血液供应有两种途径：一种为静脉型血供，由皮质的静脉窦向髓质延伸形成，血流中含肾上腺皮质分泌的各种激素；另一种为动脉型血供，为被膜下动脉丛的分支穿过皮质直达髓质。

　　肾上腺静脉不与动脉伴行。皮质无静脉回流，只作为一种静脉型血供，以静脉窦的形式延伸至髓质。髓质的毛细血管先汇集成小静脉，后者再汇入中央静脉。构成皮质与髓质之间的特殊门脉系统，穿出肾上腺，即肾上腺静脉。左肾上腺静脉汇入左肾静脉，右肾上腺静脉汇入下腔静脉，少数汇入右膈下静脉、右肾静脉或副肝右静脉。肾上腺动脉进入被膜后，分支形成动脉性血管丛，其中大部分分支进入皮质，形成窦状毛细血管网，少数小动脉分支穿过皮质直接进入髓质，形成窦状毛细血管（图2-3）。

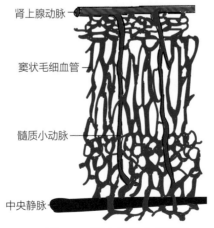

图 2-3　肾上腺的血管网络

肾上腺的血液供应有以下特点：任何原因所致的一侧肾上腺动脉缺血可引起对侧的肾上腺功能及形态方面的变化（细胞核异质、线粒体退变、内质网池增宽、脂质小滴和溶酶体增多等），长期缺血可造成对侧肾上腺器质性损害。肾上腺的血管内皮细胞表型具有特殊性；将胚胎肾上腺组织移植到尿囊绒膜（chorioallantoic membrane，CAM）上，移植物和被移植的血管可互相向对方组织生长，肾上腺组织的血管既含有连续性内皮细胞层，又含有 CAM 间充质。肾上腺髓质的肾上腺素合成必须以高浓度的皮质醇为前提。肾上腺皮质和髓质的功能调控关系至今仍未阐明，来源于肾上腺的神经递质、皮质和髓质激素的旁分泌作用和血管网络作用等均可能参与这一调控过程。此外，肾上腺局部的肾素 - 血管紧张素 - 醛固酮（reninangiotensin-aldosterone，RAA）系统对血液有明显作用。但也有人对肾上腺的门脉系统提出质疑，Einer-Jensen 等还提出一种以局部血管向髓质转运糖皮质激素的假说，但还有待进一步证实。

位于 $T_{10} \sim L_2$ 水平的脊髓内神经元发出交感神经节前纤维，进入内侧的交感神经干，再从交感神经干分出，通过腹腔神经丛，随肾上腺小动脉进入肾上腺髓质，神经末梢呈突触形式包绕嗜铬细胞。少量的副交感神经以相同的路径进入肾上腺髓质。

肾上腺的淋巴系统仅存在于被膜、皮质内小梁及大静脉的结缔组织内，肾上腺淋巴管直接或者伴随同肾的淋巴管回流入主动脉旁淋巴结。

三、胚胎学

肾上腺皮质和髓质的起源不同。前者起源于中胚层，后者起源于外胚层。至妊娠 2 个月，神经外胚层细胞移行进入原始皮质而形成髓质，开始形成胎儿肾上腺。至妊娠中期，肾上腺体积随血管增多而迅速增大，甚至暂时超过肾脏体积。至妊娠 4~6 个月，肾上腺外表的一薄层皮质细胞发育趋于成熟，形成永久性皮质。肾上腺内部的胚胎皮质含肾上腺细胞团的大部分，出生时相当于肾上腺体积的 3/4。出生后，胚胎皮质迅速退化，至出生 2 个月左右仅占 1/4，1 岁左右消失。胎盘的雌激素和母体垂体促肾上腺皮质激素（adrenocorticotropic hormore，ACTH）的急促消失导致胚胎皮质退化和永久性皮质增殖，使肾上腺的总重量在出生后迅速下降（1 岁时降至 3~4 g）。此后，肾上腺的生长与躯体生长平行。出生后第 1 年肾上腺皮质网状带开始发育，出生后第 3 年永久性皮质发育完成，形成由外而内的球状带、束状带和网状带。青春期前，肾上腺发育极慢，整个变化以皮质为明显。

肾上腺髓质起源于神经嵴外胚层。起源于神经嵴的外胚层细胞向两侧移行，分化成交感神经细胞和嗜铬细胞。交感神经细胞形成脊柱旁和主动脉前交感神经节，节后交感神经元由此逐渐生长发育。嗜铬细胞则向发育中的肾上腺皮质移行并进入皮质内，形成肾上腺髓质。另一部分与交感神经系统密切相关的外胚层细胞形成了肾上腺外嗜铬细胞群或嗜铬体。肾上腺外嗜铬细胞大部分位于腹主动脉前交感神经丛或脊柱旁交感神经链处。在胚胎期，嗜铬细胞呈多处分布；保留到成年期者一般只有肾上腺髓质的嗜铬细胞。外胚层细胞 - 神经系统 - 嗜铬细胞在发生学上密切相关，此为异位嗜铬细胞瘤的胚胎学基础。

四、组织学

（一）肾上腺皮质组织

肾上腺皮质由外至内分为 3 带（层），即球状带、束状带和网状带。肾上腺皮质细胞为上皮细胞，呈细胞嗜碱性，含有抗坏血酸和胆固醇，后者被认为是皮质激素的前身。束状带和网状带主要分泌糖皮质激素和脱氢异雄酮及其硫化物，球状带细胞分泌盐皮质激素。

1. 球状带　紧贴肾上腺被膜，较薄，约占皮质总体积的 15%。细胞较小，呈矮柱状或锥形，胞质与核的比例较小，排列呈球状，细胞团之间为窦状毛细血管和少量结缔组织。

2. 束状带　位于球状带内缘，较厚，约占皮质的 75%。束状带细胞的细胞体积较其他两带的细胞大，呈多边形，胞质与核的比值大。胞质含大量脂滴，在常规切片标本中，因脂滴被溶解，染色浅而形成明亮的空泡，故称"透明细胞"（clear cells）之称。束状带细胞排列成单行或双行放射状细胞索，索间为窦状毛细血管和结缔组织小梁。束状带细胞可与球状带细胞交错排列，在一些部位向球状带内延伸，甚至可达被膜，故两带的分界欠清。

3. 网状带　位于肾上腺皮质最内层，与髓质相接，约占皮质总体积的 7%～10%。细胞索相互吻合成网，网间为窦状毛细血管和少量结缔组织。网状带细胞较束状带小，胞质脂滴少。成人的网状带含大量脂褐质颗粒，因而染色较束状带深。

（二）肾上腺髓质组织

肾上腺髓质位于皮质内面，与皮质交接且分界不清。髓质主要由高度分化的嗜铬细胞组成，呈圆柱状排列，圆柱体中央有静脉型毛细血管通过，圆柱体外有动脉型毛细血管通过。人类髓质内分泌颗粒主要为肾上腺素颗粒，约占 85%。髓质内还有少量交感神经节细胞，胞体较大，散在分布于髓质内。

大多数嗜铬细胞存在于肾上腺髓质内，但少数嗜铬细胞可存在于交感神经节附近或其内。肾上腺外嗜铬细胞在胎儿期和新生儿期数量较大，甚至形成块状，称为无色嗜铬细胞组织块。肾上腺嗜铬细胞多在出生后逐渐消失，而少量残留可能成为肾上腺外嗜铬细胞瘤的起源。

第二节　肾上腺皮质激素的作用

肾上腺皮质激素包括糖皮质激素和盐皮质激素。不同组织对同一激素产生不同的效应，取决于该组织内激素调控基因的特异性。

一、糖皮质激素的作用

糖皮质激素调节糖、蛋白质和脂肪代谢。可以促进蛋白质分解，减少氨基酸合成蛋白质，使氨基酸在肝内脱氨，形成尿素和肝糖原。糖皮质激素增多可引起糖原异生作用增强，引起尿糖、血糖增高，促进胰岛素分泌，从而促进脂肪合成，最终引起头、面、躯干部脂肪的聚集；蛋白质分解增强使氮的排出增加，导致肌肉萎缩、骨质疏松、伤口愈合延迟。

糖皮质激素可以加速骨髓释放中性粒细胞，引起中性粒细胞增多，但限制其迁移至组织中感染部位，可能与内皮细胞黏附分子表达和化学驱化因子受抑制有关。中性粒细胞在循环容量中增加而体内总数不增加。但糖皮质激素不影响中性粒细胞的吞噬作用和杀菌功能。

糖皮质激素还可以引起短暂性的淋巴细胞减少，并且抑制 T 细胞的活化。大剂量的糖皮质激素可抑制 B 细胞的功能。同时，糖皮质激素还可以直接减少骨髓释放嗜酸性粒细胞并增加其凋亡。它还影响单核 - 巨噬细胞的产生、分化，抑制树突状细胞呈递抗原至 T 淋巴细胞。

糖皮质激素也有微弱的盐皮质激素作用，若过度分泌或长期应用，可出现水钠潴留和钾消耗。机体在应激状态下，糖皮质激素可分泌增加数倍至几十倍，使机体能迅速适应内外环境的急剧变化。大量使用糖皮质激素或焦虑和恐惧，导致糖皮质激素分泌过多，可使消化道黏膜血管缺血，胃酸分泌增加，引起黏膜变性及多发性溃疡，即"消化道应激性溃疡"。除此之外，糖皮质激素可促进血管紧张素原的形成并加强去甲肾上腺素对小动脉的收缩作用，故有升高血压、抗休克作用。

二、盐皮质激素的作用

醛固酮是机体最主要的盐皮质激素，其余盐皮质激素还包括 11- 去氧皮质醇、皮质酮和皮质醇。盐皮质激素主要作用于肾远端小管和集合管的上皮细胞，促进这些细胞对原尿中 Na^+ 的重吸收，排出 K^+ 和 H^+ 以维持正常的血容量及血钠浓度。盐皮质激素还可作用于汗腺、唾液腺及大小肠上皮细胞，起保钠排钾作用。

当醛固酮分泌不足时，血液中 Na^+ 和 Cl^- 浓度降低，K^+ 浓度增高，并随之出现脱水，严重时影响血压，甚至出现休克。醛固酮分泌过多时，K^+ 大量排出，引起水钠潴留性水肿，同时血容量增多，形成高血压等临床症状。

三、肾上腺性激素的作用

肾上腺还可以分泌少量的雄激素和雌激素。成人肾上腺直接分泌的睾酮约每日 10 μg，约占女性睾酮日分泌量的 50%，仅占男性睾酮日分泌量的 2%。这个量的雄激素对青春期的发动有重要意义，促进男性和女性青春期出现阴毛和腋毛，并通过正反馈机制促进下丘脑 - 垂体 - 性腺轴的成熟，使青春发育期真正开始。肾上腺功能不足或者肾上腺肿瘤分泌异常时可出现性征方面的改变。

第三节　肾上腺皮质激素的分泌调控

一、糖皮质激素的分泌调控

肾上腺分泌糖皮质激素直接受腺垂体分泌的促肾上腺皮质激素（adrenocorticotropic hormone，ACTH）调节。ACTH 分泌呈日夜节律波动，正常人在清晨清醒后 1～2 h 内，血浆 ACTH 和皮质醇的浓度达到最高峰，后逐渐下降，至熟睡后 1～2 h 内降到最低点，次日清晨再次上升。ACTH 的主要作用为刺激糖皮质激素的分泌和刺激肾上腺皮质束状带与网状带的生长和发育。

ATCH 分泌受到下丘脑 ATCH 释放激素的控制与糖皮质激素的反馈调节，同时，下丘脑合成的垂体加压素（arginine vasopressin，AVP）也可以调节 ATCH 的释放，并且和促肾上腺皮质激素释放激素（corticotropin releasing hormone，CRH）有明显的协同作用。

CRH 的释放受到多种神经递质的调控。乙酰胆碱、5- 羟色胺对 CRH 的合成和释放有兴奋作用，乙酰 -β- 甲基胆碱可使人血浆皮质醇升高，中枢性的去甲肾上腺素对 CRH 释放有抑制作用。

下丘脑的 CRH 兴奋垂体分泌 ACTH，ACTH 再刺激肾上腺皮质分泌糖皮质激素，构成下丘脑 - 垂体 - 肾上腺皮质轴，这是一种多回路的自动控制系统，称为长反馈调节轴。

体液调节是由各种负反馈完成。首先，糖皮质激素作用于垂体前叶，抑制 ACTH 分泌，并抑制前阿黑皮素原（pro-opiomelanocortin，POMC）基因转录，使 POMC 的 mRNA 水平明显减低，致 POMC 生物合成减少。其次，糖皮质激素对下丘脑有负反馈抑制作用，不仅可以减低 CRH 和 AVP 的生物合成，而且可以阻断两者对 POMC 基因转录的刺激作用。此外，ACTH 对下丘脑 CRH 也有负反馈抑制作用，称为短反馈调节轴。

二、盐皮质激素的分泌调控

盐皮质激素由肾上腺球状带分泌，包括醛固酮和去氧皮质酮等。其分泌调节主要靠肾素 - 血管紧张素系统对醛固酮的调节，其次是血钾和 ATCH 对醛固酮的作用。

肾素 - 血管紧张素 - 醛固酮系统（renin–angiotensin–aldosterone system，RAAS）由一系列激素及相应的酶所组成，在调节水、电解质平衡以及血容量、血管张力和血压方面具有重要作用。肾素作为蛋白水解酶，主要由肾近球细胞合成和排泌，可水解血中的 α2 球蛋白即血管紧张素原，使其成为 10 肽的、无生理活性的血管紧张素 I，在血管紧张素转换酶的作用下，转化成 8 肽的血管紧张素 II。血管紧张素 II 是已知最强的缩血管活性物质之一，血管紧张素作用于血管平滑肌，可使全身微动脉收缩，动脉血压升高，并促进肾上腺球状带分泌具有潴留水钠、增加血容量作用的醛固酮，从而收缩血管，使血压升高。

正常情况下，肾素、血管紧张素和醛固酮三者处于动态平衡之中，相互反馈和制约。病理情况下，RAAS 可成为高血压发生的重要机制。

血钾可直接作用于球状带，刺激醛固酮的分泌。醛固酮也可通过刺激肾小管排泄钾离子来调节血钾浓度。ACTH 也对醛固酮的合成具有调节作用，且作用短暂。此外，心房钠尿肽，又称心钠素，对醛固酮的分泌也具有间接性抑制作用。

第四节　肾上腺髓质激素的生理作用和分泌调节

一、肾上腺髓质激素的生理作用

肾上腺髓质嗜铬细胞主要分泌肾上腺素（epinephrine，E）和去甲肾上腺素（norepinephrine，NE），其比例为 4∶1，均为儿茶酚胺激素。肾上腺素和去甲肾上腺素通过和靶细胞膜上的特异性受体结合而发挥作用。肾上腺素的生物学效应比去甲肾上腺素强，由于其受体分布不同，对不同器官、不同组织发挥不同作用。

肾上腺素和去甲肾上腺素对机体多器官、多系统都有影响。其中对能量代谢影响最大，能增加耗氧量，使糖原、蛋白质和脂肪分解加速，血糖升高，并且可以刺激下丘脑和垂体引起 ACTH 和促甲状腺素分泌。

肾上腺髓质与交感神经系统组成交感 - 肾上腺髓质系统，或称交感 - 肾上腺系统。遇到特殊情况时，包括畏惧、剧痛、失血、脱水、乏氧、暴冷暴热以及剧烈运动等，这一系统将立即调动起来，儿茶酚胺（去肾上腺素、肾上腺素）的分泌量大大增加。儿茶酚胺作用于中枢神经系统，提高其兴奋性，使机体处于警觉状态，反应灵敏；呼吸加强加快，肺通气量增加；心搏加快，心收缩能力增强，心输出量增加。血压升高，血液循环加快，内脏血管收缩，骨骼肌血管舒张同时血流量增多，全身血液重新分配，以利于应急时重要器官得到更多的血液供应；肝糖原分解增加，血糖升高，脂肪分解加强，血中游离脂肪酸增多，葡萄糖与脂肪酸氧化过程增强，以适应在应急情况下对能量的需要。总之，上述一切变化都是在紧急情况下，通过交感 - 肾上腺髓质系统发生的适应性反应，称之为应急反应。

二、肾上腺髓质激素的分泌调节

肾上腺髓质受神经体液调节。下丘脑后部交感神经中枢受刺激，交感神经兴奋时，节前纤维末梢释放乙酰胆碱作用于髓质嗜铬细胞上的 N 型受体，可引起肾上腺髓质儿茶酚胺分泌增加。此外，血压下降、情绪激动、强烈的物理刺激、窒息、特殊药物等均可导致髓质分泌增加。

第三章
糖皮质激素的合成、分泌、代谢及生理学作用

第一节 糖皮质激素的合成、分泌与代谢

一、糖皮质激素的合成

肾上腺皮质分泌两种主要类型的肾上腺皮质激素：盐皮质激素和糖皮质激素（glucocorticoids，GC）。此外，还会分泌少量的性激素，尤其是雄激素，它在体内表现出与男性性激素睾酮大致相同的作用。糖皮质激素属于一种类固醇激素，是由肾上腺皮质的束状带和网状带分泌的，因其在糖及其他营养物质代谢中的重要作用而得名。人类所有的类固醇激素，包括肾上腺皮质产生的激素，都是由胆固醇合成的。合成肾上腺皮质激素的胆固醇约 80% 来自于血液中的低密度脂蛋白（low density lipoprotein，LDL），少量由皮质细胞内的乙酸合成。含有高浓度胆固醇的 LDL 从血浆中扩散到间质液中，并附着在肾上腺皮质细胞膜的特定受体上，被胞吞作用内化，形成囊泡，囊泡最终与细胞溶酶体融合，释放胆固醇。胆固醇在细胞内以胆固醇酯的形式储存，在胆固醇酯酶的作用下，胆固醇酯分解为游离胆固醇。后者被转运蛋白移入线粒体，在胆固醇侧链裂解酶催化下转变成孕烯醇酮，再进一步转变成糖皮质激素，这是肾上腺类固醇激素最终形成过程中的限速步骤。

除肾上腺皮质能产生糖皮质激素外，在结肠、心脏和肺等组织中也有产生或激活糖皮质激素的报道。众所周知，皮肤具有神经内分泌特性。皮肤可产生促甲状腺激素、催产素、生长激素、促甲状腺释放激素、促肾上腺皮质激素释放激素等激素。皮肤中也能生成糖皮质激素，皮肤表达 CYP11A1，这种酶催化胆固醇转化为孕烯醇酮，已有报道称黑色素瘤细胞及黑色素细胞中均能产生糖皮质激素。皮肤局部的皮质激活酶 -11β- 羟类固醇脱氢酶 -1（11β-hydroxysteroid dehydrogenase，11β-HSD）也能激活皮肤中的糖皮质激素。

二、糖皮质激素的分泌

糖皮质激素的分泌可表现为基础分泌和应激分泌两种情况。基础分泌是指在正常生理状态

下的分泌，应激分泌是在机体发生应激反应时的分泌，两者均受下丘脑－腺垂体－肾上腺皮质轴的调节。下丘脑室旁核分泌促肾上腺皮质激素释放激素与血管加压素，通过垂体门脉系统到达腺垂体，促进腺垂体分泌 ACTH，进而促进糖皮质激素分泌。人肾上腺皮质分泌的糖皮质激素中，90% 为皮质醇（又名氢化可的松），10% 为皮质酮。

（一）下丘脑－腺垂体－肾上腺皮质轴对糖皮质激素分泌的调节

糖皮质激素的分泌几乎完全由垂体前叶分泌的 ACTH 控制。ACTH 是垂体前叶 ACTH 细胞分泌的一种多肽，含 39 个氨基酸，分子量为 4.5 kD。ACTH 降解后的产物，其链长为 24 个氨基酸，具有完整 ACTH 分子的所有作用。ACTH 的日分泌量为 5～25 mg，血中的半衰期为 10～25 min，主要通过氧化或酶解而灭活。

ACTH 对维持肾上腺皮质正常的结构和糖皮质激素的合成与分泌具有重要作用。ACTH 可促进肾上腺皮质细胞内核酸（DNA、RNA）和蛋白质的合成，刺激肾上腺皮质细胞的分裂和增殖。ACTH 对肾上腺皮质细胞的作用主要是通过激活细胞膜上的腺苷环化酶，这种激活会诱导 cAMP 在细胞质中形成，在大约 3 min 内达到最大的效果。cAMP 能激活细胞内的酶，诱导肾上腺皮质激素的生成。此外，ACTH 可以增加 LDL 的肾上腺皮质细胞受体的数量，以及从 LDL 中释放胆固醇的酶的活性，刺激糖皮质激素的合成。ACTH 对肾上腺皮质束状带和网状带细胞的作用强度是对球状带细胞作用的 20 倍。

ACTH 对肾上腺皮质的长期刺激不仅会增加分泌活性，还会引起肾上腺皮质细胞的肥大和增殖，特别是在束状带和网状带。在正常情况下，血浆中 ACTH 和糖皮质激素的水平相平行。当切除动物腺垂体后，其血液中糖皮质激素的含量在几分钟内便降到很低水平，24 h 内即可出现肾上腺皮质明显萎缩。如果给摘除腺垂体的动物注射 ACTH，糖皮质激素的分泌量在数分钟内即可增加数倍，连续注射则可引起肾上腺皮质增生与肥厚。

CRH 的释放受下丘脑视交叉上核的生物钟控制，垂体 ACTH 和糖皮质激素的分泌也呈相应的昼夜规律。凌晨清醒前分泌达高峰时浓度可达 20 μg/dl，之后分泌逐渐减少，午夜降至最低值，约 5 μg/dl，从凌晨 3～4 时至上午 10 时，分泌量占全天分泌量的 3/4。

（二）糖皮质激素分泌的反馈调节

在生理情况下，当血中糖皮质激素浓度增加时，可反馈性抑制腺垂体 ACTH 细胞和下丘脑 CRH 神经元的活动，使 ACTH、CRH 的合成和释放减少，且 ACTH 细胞对 CRH 的敏感性下降，从而使血中糖皮质激素降低，这种长反馈调节有利于维持血液中糖皮质激素的稳态。腺垂体 ACTH 分泌过多时也可反馈性地抑制下丘脑 CRH 神经元的活动（短反馈），而下丘脑 CRH 神经元还可通过分泌 CRH 反馈影响自身的活动（超短反馈）。

（三）糖皮质激素分泌的应激性调节

生理应激增加 ACTH 和肾上腺皮质分泌。几乎任何类型的身体或精神压力都能在几分钟内导致 ACTH 的分泌大大增加，从而导致糖皮质激素的分泌增加至 20 倍。当机体受到应激原刺激时，这种刺激首先通过脑干向上传导至室旁核的神经元，最终传导至下丘脑正中隆起。下丘脑 CRH 神经元分泌增强，刺激腺垂体 ACTH 分泌，最后引起糖皮质激素的大量分泌，以提高机体对伤害性刺激的耐受能力。在应激情况下，由中枢神经系统通过增强 CRH-ACTH-GC 系统的活动，可使 ACTH 和糖皮质激素的分泌量明显增多，完全不受上述轴系负反馈的影响。应激时 ACTH 分泌的增加几乎全部受控于下丘脑室旁核所释放的 CRH，如果损毁正中隆起，可阻断各种应激原刺激引起的 ACTH 和糖皮质激素分泌增加。有证据表明，脑内许多部位有投射纤维汇聚到室旁核。例如，来自杏仁核有关情绪应激的神经冲动可引起 ACTH 和糖皮质激素分泌增加，由外周伤害性感觉通路和网状结构上行的冲动也能触发 ACTH 的分泌。此外，血管加压素、缩宫素、5- 羟色胺、血管紧张素 Ⅱ 和儿茶酚胺等多种激素与神经肽也参与应激时 ACTH 和糖皮质激素分泌的调节。

三、糖皮质激素的代谢

血浆中约 90%～95% 的糖皮质激素与血浆蛋白结合，特别是皮质醇结合球蛋白或皮质素传递蛋白，少部分与白蛋白结合。这种与血浆蛋白的高度结合减缓了糖皮质激素在血浆中的消除，因此，糖皮质激素的半衰期相对较长，为 60～90 min。糖皮质激素主要在肝脏中经 5α、5β 还原酶代谢，并与葡萄糖醛酸或硫酸盐结合。大约 25% 的结合物通过胆汁和粪便排出，其余进入循环但不与血浆蛋白结合，在血浆中高度溶解，因此很容易被肾脏过滤并随尿液排出。

第二节　糖皮质激素的生理学作用

体内大多数组织存在糖皮质激素受体（glucocorticoid receptor，GR）。糖皮质激素的作用广泛而复杂，可以调控生长、发育、代谢和行为等多种生物学过程，主要包括：①调节糖、蛋白质和脂肪代谢，可升高血糖，促进蛋白质分解，抑制合成，导致负氮平衡；引起头面、腹、背、臀部脂肪分布增加，四肢脂肪分解，导致向心性肥胖。②参与各种应激反应，提高机体耐受力，减少有害损伤。③多方面的抗炎作用，包括抑制促炎级联反应，激活抗炎级联反应，减少炎症病灶周围免疫活性细胞，减轻血管扩张，稳定溶酶体膜，抑制吞噬作用，减轻炎性前列腺素等炎性介质的产生。④对血液系统、循环系统、骨骼和中枢神经系统的作用等。糖皮质激素在体内发挥生物学作用的机制也是非常复杂的。

一、糖皮质激素的作用机制

（一）糖皮质激素受体

GR 是糖皮质激素发挥作用的重要一环。GR 是一种配体依赖的转录调控因子，调控多种基因转录的激活和抑制，与性激素受体、甲状腺激素受体等一样，是核激素受体超家族的重要成员之一。GR 几乎在所有有核细胞中均有一定表达，但其表达水平在组织间有差异。另外，GR 的亚型不同，其在组织间分布也不同。GRα 在几乎所有的细胞类型均有表达，广泛分布于肝、肺、脑、胸腺、胃肠平滑肌、骨骼肌、淋巴组织等处，甚至存在于类风湿性关节炎患者的滑膜组织中，其中胸腺的表达量最高。GRβ 在组织及细胞中的浓度较 GRα 明显低，在中性粒细胞、巨噬细胞、单个核细胞等炎性细胞中浓度较高；GRγ 广泛地、相对高水平地表达于脑、肝、心、肺及肌肉等多种组织和淋巴细胞中。GRδ 主要存在于造血系统肿瘤中，如急性淋巴细胞白血病、多发性骨髓瘤、非霍奇金淋巴瘤等，该变异体对糖皮质激素无结合活性，被认为有激活 GRα 的作用。不同病理生理状态下各类细胞中 GR 受体的密度不相同，GR 突变、基因多态性及炎性细胞因子可使 GR 的数量及功能发生变化。

人 GR 包括 9 个外显子和 8 个内含子，位于 5 号染色体长臂 31-32 区带，其中 5′ 端非翻译区序列由外显子 1 和部分外显子 2 编码，蛋白的主体序列由外显子 2~8 编码。另外，GR 不同的 c 末端和 3′ 端非翻译区序列由外显子 9 编码。

GR 的一级结构由 3 个主要结构域组成：N 末端有主要的反式激活功能区 1，同时具有免疫原性；中间较短部分是具有高度保守锌指蛋白结构的靶基因的糖皮质激素反应元件（glucocorticoid response element，GRE）结合的 DNA 结合区，C 末端为配体结合区，也是热休克蛋白（heat shock protein，HSP）结合处，在结构上也高度保守，也含有反式激活功能区 2。成熟的人 GR 是一个分子质量为 94 000 的多肽，是一种由可溶性单链多肽组成的磷蛋白。GRα（777aa）与 GRβ（742aa）的 N 端由完全相同的 727 个氨基酸组成，但 GRα C 末端没有 GRβ C 末端最后的 50 个氨基酸，而是由非同源的 15 个氨基酸组成。

除 GR 外，糖皮质激素还能通过盐皮质激素受体（mineralocorticoid receptor，MR）发挥作用，盐皮质激素受体主要分布在肾脏、心脏和肠道组织中，脑边缘区域如海马中也有分布。盐皮质激素受体主要调节血压的维持和代谢的昼夜节律变化。盐皮质激素受体对糖皮质激素有很高的亲和力。相比之下，GR 在人体的所有组织中都有表达，对糖皮质激素有较低的亲和力。在正常的生理状态下 GR 与糖皮质激素只进行微量的结合，GR 需要较高浓度的糖皮质激素才能被激活。

（二）11β- 羟类固醇脱氢酶

11β- 羟类固醇脱氢酶（11β-hydroxysteroid dehydrogenase，11β-HSD）是糖皮质激素代谢过程中的关键酶，属于微粒体酶，是一种糖蛋白。其主要生理作用是通过氧化还原过程，调节组织中的糖皮质激素水平、调节 GR 和 MR 的激活，参与调控血压、水、电解质平衡及糖皮质激素的其他生物学过程。它对糖皮质激素的活性的调节是可逆的。11β-HSD 有两种亚型，为 11β-HSD1 及 11β-HSD2。11β-HSD1 在肝脏、脂肪组织、大脑皮质、下丘脑、海马等处都有广泛分布。尽管 11β-HSD1 具有双向催化的功能，但在完整的细胞中，主要表现为还原酶的活性，使无活性的可的松还原成有生物活性的氢化可的松。11β-HSD1 具有组织特异性，通过对循环中的激素进行受体前调节，改变局部激素生物效应，从而放大组织细胞内的糖皮质激素的作用。11β-HSD1 不但参与糖皮质激素在能量代谢、应激、细胞增殖的作用，同时在认知和记忆修复方面，也起着非常重要的作用。11β-HSD2 在肾、胰腺，结肠、汗腺及唾液腺等盐皮质激素靶器官中分布广泛，其中在肾脏中含量最高。11β-HSD2 仅单向催化有生物活性的氢化可的松向无活性的可的松转换，氢化可的松分泌过多时可转化为无活性的可的松。所以 11β-HSD 的活性以及其亚型之间的比例调节着体内氢化可的松和可的松的比例，即糖皮质激素的活性。

（三）糖皮质激素的作用机制

目前观点认为，糖皮质激素的作用主要是通过两种不同的机制来实现。

1. 基因组效应　长期以来人们都认为糖皮质激素的作用机制是传统的基因组效应，即糖皮质激素通过循环到达靶器官，由于其具有亲脂性可以轻易穿透细胞膜，与胞内 GR 结合，形成 GC-GR 复合体，同时其上 HSP90 解离，GR 的 DNA 结合区暴露，GR 蛋白发生一定的构象变化，GC-GR 形成一个同源二聚体的复合物，以主动转运方式进入细胞核，与核内的 DNA 结合，启动 mRNA 的转录，通过与 GRE 结合，启动或抑制基因转录，或与核因子 -κB（nuclear factor-κB，NF-κB）结合，调节促炎和抗炎基因转录，或通过降低 mRNA 的稳定性，继而合成各种酶蛋白并发挥效应。从转录到发挥特定位点作用，需要 1 h 以上。经典的基因组效应的发生会带来两个后果：反式抑制和反式激活。反式抑制带来的是糖皮质激素的抗炎和免疫调节等作用。反式激活的后果是一系列副作用的发生。

2. 非基因组效应　糖皮质激素可以通过另外一种途径发挥作用。该途径反应时间短，可在数秒到数分钟内出现效应，且基因的转录和翻译的抑制剂均不能阻止该效应，提示其不经过基因转录和蛋白质的合成过程。人们称之为"非基因组效应"或者是"快速效应"。非基因组效应的可能机制包括：①不通过受体介导，对细胞膜的特异直接作用；②通过膜结合的 G 蛋白偶联受体产生作用；③通过细胞质蛋白，如细胞质角蛋白、磷脂酶和蛋白激酶的相互作用发挥快速抗炎效应，影响炎症级联反应，降低神经冲动的发送，减轻损伤和抗痛觉过敏。

糖皮质激素在生物的细胞膜上产生的快速效应是由于高浓度的糖皮质激素作用于膜上相关蛋白并激活它们，减少靶细胞膜上的 Ca^{2+}、Na^+ 等离子的循环，进而影响三磷酸腺苷（adenosine triphosphate，ATP）的产生。ATP 在炎症细胞和免疫细胞中都具有重要的作用，ATP 的减少可以导致浆膜的离子循环和胞质内 Ca^{2+} 和 Na^+ 水平的下降，进而影响炎症细胞和免疫细胞的活性。此外糖皮质激素还可抑制细胞呼吸爆发，而产生抑制炎症和免疫抑制的作用。

随着内外环境的变化，糖皮质激素通过基因组效应引起机体的某些适应性变化，非基因组效应也同样支持这一变化。而非基因组效应的快速起效又使得这一机制在适应性变化的过程中扮演了一个特殊的角色：非基因组效应为即将到来的基因组效应作准备。糖皮质激素的基因组效应完成需要两步：首先非基因组效应启动，然后第二信使、糖及电解质运动产生快速效应，从而启动基因组作用。

二、糖皮质激素的生理功能

（一）对物质代谢的影响

1. 糖代谢　糖皮质激素是调节糖代谢的重要激素之一，糖皮质激素主要通过减少组织对糖的利用和加速肝糖异生而使血糖升高。主要作用环节是：①糖皮质激素激活肝细胞核中的 DNA 转录，进而产生糖异生和糖原合成所需的一系列酶，同时引起肝外组织氨基酸的动员，主要来自肌肉，因此血浆中有更多的氨基酸进入肝脏的糖异生过程，从而加速葡萄糖的形成；②糖皮质激素降低胰岛素受体底物 -1 和磷脂酰肌醇 3 激酶的表达，这两者都参与介导烟酰胺腺嘌呤二核苷酸（nicotinamide adenine dinucleotide，NADH）氧化形成 NAD+ 的过程。NADH 必须被氧化才能进行糖酵解，所以糖皮质激素能抑制 NADH 的氧化，从而减少葡萄糖降解；③拮抗胰岛素的作用，抑制胰岛素与其受体结合，降低组织细胞对胰岛素的敏感性，使身体多种组织，特别是肌肉和脂肪组织对糖的利用减少；④糖皮质激素可增强胰高血糖素的升高血糖作用（允许作用）。因此，糖皮质激素缺乏将导致低血糖，而糖皮质激素过多则可升高血糖。临床上肾上腺皮质功能亢进或大量应用糖皮质激素类药物的患者，可出现血糖水平升高，尿糖呈阳性，称肾上腺糖尿病。

2. 脂肪代谢　就像糖皮质激素促进肌肉中氨基酸的动员一样，它也促进脂肪组织中脂肪酸的动员。糖皮质激素对脂肪组织的主要作用是提高四肢部分的脂肪酶活性，促进脂肪分解，使血浆中脂肪酸浓度增加，并向肝转移，增强脂肪酸在肝内的氧化，以利于肝糖原异生。糖皮质激素也能加强细胞内脂肪酸氧化供能。脂肪酸氧化供能对于长期保存体内葡萄糖和糖原是非常重要的。

糖皮质激素引起的高血糖可继发引起胰岛素分泌增加，反而加强脂肪合成，增加脂肪沉积。由于机体不同部位对糖皮质激素的敏感性不同，脂肪在身体某些组织中生成的速度比它被动员和氧化的速度要快，所以在肾上腺皮质功能亢进或大剂量应用糖皮质激素类药物时，可出现库欣综合征的表现，即机体内脂肪进行重新分布，主要沉积于面、颈、躯干和腹部，而四肢分布减少，形成"满月脸""水牛背"、四肢消瘦的"向心性肥胖"体征。

3. 蛋白质代谢　糖皮质激素对人体代谢系统的主要影响之一是减少体内所有细胞（肝细胞除外）的蛋白质储存。糖皮质激素对肝内和肝外组织细胞的蛋白质代谢影响不同。糖皮质激素可抑制氨基酸进入肌肉细胞及其他肝外细胞，同时糖皮质激素也能抑制肝外许多组织中 RNA 的形成，从而降低了蛋白质的合成。另外，糖皮质激素加速蛋白质的分解，尤其是在肌肉和淋巴组织中，因此，在糖皮质激素过多的情况下，肌肉会变得非常虚弱。蛋白质的细胞分解代谢释放更多氨基酸，这些氨基酸扩散出细胞，增加血浆氨基酸浓度。与对肝外细胞的作用相反，糖皮质激素能促进肝外组织产生的氨基酸转运入肝，提高肝内蛋白质合成酶的活性，使肝内蛋白质合成增加，血浆蛋白也相应增加。糖皮质激素引发的氨基酸血浆浓度的增加和氨基酸转运到肝细胞的增多使肝细胞对氨基酸的利用增加，肝的氨基酸脱氨基作用增强，氨基酸转化成葡萄糖增加，即糖异生增加。

（二）参与应激反应

当机体遭受到来自内、外环境和社会、心理等一定程度的伤害性刺激时（如创伤、手术、感染、中毒、疼痛、缺氧、寒冷、强烈精神刺激、精神紧张等），腺垂体立即释放大量 ACTH，并使糖皮质激素快速大量分泌，引起机体发生非特异性的适应反应，称为应激反应（stress reaction）。引起应激反应的刺激统称为应激原（stressor）。应激反应机制十分复杂，除 ACTH、糖皮质激素分泌迅速增多外，儿茶酸、催乳素、生长激素、血管升压素、β- 内啡肽、胰高血糖素和醛固酮等激素的分泌也明显增加。此外，交感神经系统的活动也增强。一定程度的应激反应有利于机体对抗应激原，在整体功能全面动员的基础上，提高机体对有害刺激的耐受能力，减轻各种不良反应。但是，强烈或持久的应激刺激将引起机体过强的应激反应，可对机体造成伤害，甚至导致应激性疾病，如严重创伤、大面积烧伤、大手术等可引起应激性溃疡。在应激状态下，糖皮质激素可对营养物质代谢及免疫系统、循环系统等均产生重要影响。

应激后，下丘脑－垂体－肾上腺轴兴奋，促进肾上腺皮质释放糖皮质激素。糖皮质激素对有机代谢的影响是调动能量源，以增加血浆氨基酸、葡萄糖、甘油和游离脂肪酸的浓度，从而为大脑提供常规的能量来源。糖皮质激素的这些作用非常有利于适应应激状态。糖皮质激素通过促进脂肪和蛋白质分解，减少外周组织对氨基酸的利用，使肝糖异生的原料如氨基酸和甘油增多，并促进糖异生的关键酶：葡萄糖－磷酸激酶和磷酸烯醇式丙酮酸激酶的表达，促进肝糖异生，而且蛋白质分解代谢释放的氨基酸构成了损伤发生时组织修复的潜在氨基酸来源。此外，糖皮质激素可通过直接拮抗胰岛素作用和抑制胰岛素释放而使糖脂代谢紊乱，降低胰岛素敏感性。这种作用对维持空腹血糖正常、维持应激时满足脑和心脏等重要器官优先利用葡萄糖的机制十分重要。但在病理情况下，无论是内源性糖皮质激素产生过多，还是外源性糖皮质激素长期应用，都可能因糖代谢紊乱导致肾上腺糖尿病的发生。

神经内分泌和免疫系统的相互联系为人体健康提供了一个很好的调节系统，任何水平的应激反应都能使人体免疫系统发生变化。应激时内分泌系统主要通过两个途径调节免疫应答，即下丘脑－垂体－肾上腺皮质轴和交感－肾上腺髓质轴。糖皮质激素是下丘脑－垂体－肾上腺皮质轴的主要效应分子。糖皮质激素主要通过诱导免疫细胞凋亡、抑制其增殖、干扰细胞因子的生成和抗原提呈细胞的特异性调节能力来活化和调节 T 细胞的发育。其影响细胞因子的生成主要是通过干扰 NF-κB 的激活来实现的：①上调抑制性 κB（inhibitory κB，IκB）模式。IκB 把 NF-κB 封闭在胞质中，阻碍其进入细胞核诱导基因激活。这种模式具有高度的细胞和组织特异性，即糖皮质激素诱导 IκB 的合成可能局限于一些特定类型的细胞，如单核细胞和淋巴细胞等；②蛋白－蛋白相互作用模式。此模式大多是指 GR 与其他转录因子，如 NF-κB 或激活蛋白-1 之间的相互作用等。例如激活的 GR 能和 NF-κB 直接结合，阻止其进入细胞核。GR 也能附着于 NF-κB 的 DNA 结合位点；③竞争模式。GR 和 NF-κB 竞争有限的辅因子，如 cAMP 反应元件结合蛋白和类固醇受体共刺激分子-1 等。

应激是一种常见的状态，存在着对体内平衡的威胁。尽管对应激的急性糖皮质激素反应是有适应性的，但慢性压力都会对身体产生有害影响。在一些研究中，已经证实慢性压力会导致血浆糖皮质激素浓度的持续增加（但这并不总是被观察到）。在这种情况下，异常高的糖皮质激素浓度可能足以降低免疫系统的活性，从而降低身体对感染的抵抗力，或许还有对癌症的抵抗力。由于对血糖水平的影响，糖皮质激素还会加重糖尿病的症状，还可能导致大脑中某些神经元的死亡增加。最后，长期的压力可能与生殖能力下降、青春期推迟以及童年和青春期发育抑制有关。这些作用有可能与糖皮质激素的分解作用有关。在应激状态下，糖皮质激素增强血管反应性，分解蛋白质和脂肪提供能量，抑制生长和繁殖。身体在应激中付出的代价是分解增加。因此，免疫系统、骨骼、肌肉、皮肤和许多其他组织的细胞经历分解代谢，为糖异生提供底物。短期内，这不会造成任何重大后果。然而，长期处于应激状态会导致骨密度、免疫功能和生殖能力的严重下降。

（三）抗炎和抗免疫功能

糖皮质激素抑制免疫系统功能的机制是复杂的。糖皮质激素会抑制白三烯和前列腺素的生成，这两种物质都与炎症有关。糖皮质激素还能稳定受损细胞中的溶酶体膜，阻止溶酶体蛋白水解物的释放。此外，糖皮质激素降低了损伤部位毛细血管通透性（从而减少液体渗漏到间质），并抑制了某些关键免疫细胞（如淋巴细胞）的生长和功能。因此，糖皮质激素可能充当免疫系统的"刹车"，在缺乏糖皮质激素的情况下，免疫系统可能会对轻微感染做出过度反应。有报道称，当血液中糖皮质激素浓度大大降低时，自身免疫性疾病的发病率就会有所增加。

（四）对各种组织器官的影响

1. 对血细胞的影响　糖皮质激素可增强骨髓的造血功能，使血液中红细胞、血小板数量增加，发挥作用的具体机制不清。当体内糖皮质激素过多时，常导致红细胞增多症，而当糖皮质激素不足时，常导致贫血。糖皮质激素还可使附着在血管壁及骨髓中的中性粒细胞进血液循环，增加外周血液中性粒细胞的数量。糖皮质激素也能抑制淋巴细胞有丝分裂、促进淋巴细胞凋亡、使淋巴结和胸腺萎缩，并增加淋巴细胞与嗜酸性粒细胞在脾和肺的破坏，使体内 T 细胞和抗体水平下降、嗜酸性粒细胞数量减少。当糖皮质激素产生过多时，则可能出现低淋巴细胞血症及低嗜酸性粒细胞血症。糖皮质激素的这种作用使得机体针对外界入侵病原体的免疫力下降。因此临床上糖皮质激素可以用于治疗淋巴细胞性白血病，但如果长期应用糖皮质激素可导致机体免疫功能下降，容易发生感染或加重感染。

2. 对循环系统的作用　糖皮质激素对心血管系统的作用包括：①糖皮质激素提高心肌、血管平滑肌对肾上腺素和去甲肾上腺素的敏感性（允许作用），上调心肌、血管平滑肌细胞肾上腺素受体的表达，并使这些受体与肾上腺素和去甲肾上腺素的亲和力增加，加强心肌收缩力，增加血管紧张度，以维持正常血压。②糖皮质激素抑制前列腺素的合成，降低毛细血管的通透性，减少血浆滤过，这些作用有利于维持循环血量。因此，糖皮质激素分泌不足的患者，在发生应激反应时易出现低血压性休克。

3. 对生长的影响　在胎儿和新生儿中，糖皮质激素是一种非常重要的发育激素。它涉及许多组织和腺体的正确分化。在肺的发育中，糖皮质激素能促进胎儿肺泡发育及肺表面活性物质的生成，使肺部更容易膨胀，防止新生儿呼吸窘迫综合征的发生。

在一定条件下，糖皮质激素具有强大的抗生长作用。高浓度时，它会抑制 DNA 合成，刺激许多器官的蛋白质分解代谢，还会抑制骨骼生长。此外，它还能分解骨骼，抑制生长激素的分泌。鉴于这些原因，在儿童中，血浆糖皮质激素水平的增加，一定程度上导致生长减缓。

4. 调节水盐代谢　糖皮质激素有一定的促进肾远曲小管和集合管细胞重吸收钠和分泌钾，即保钠排钾的作用，这是因为糖皮质激素可与醛固酮受体结合，产生一定的醛固酮样作用，但这种作用仅约为醛固酮的 1/500。另外，糖皮质激素能降低入球小动脉的血流阻力，增加肾血浆流量和肾小球滤过率，还能抑制抗利尿激素的分泌，因而有利于肾排水。当肾上腺皮质功能减退时，可发生肾排水障碍，甚至引起"水中毒"，若补充糖皮质激素则可缓解症状。另外，大量服用糖皮质激素可减少小肠黏膜吸收钙，还能抑制肾近端小管对钙、磷的重吸收，增加其排泄量。

5. 对神经系统的影响　糖皮质激素对神经系统有许多生物学效应，可影响神经元的发育、细胞骨架蛋白及代谢等，糖皮质激素还可维持中枢神经系统的正常兴奋性，改变行为和认知能力。海马是大脑内对糖皮质激素反应最敏感的区域之一，可作为 HPA 轴负反馈调节的靶点，参与维持体内糖皮质激素水平的稳定，同时也是与认知密切相关的脑区。糖皮质激素适应性升高对维持海马功能是必需的，持续性的高水平则会损伤海马神经元影响记忆。糖皮质激素对中枢神经系统的作用是在 11β-HSD1 调节下通过与 MR/GR 结合而实现的。多项研究发现调节 11β-HSD1 可影响记忆。11β-HSD1 抑制剂可抑制脑中糖皮质激素的生成、海马的损伤，提高老年人的认知功能。如果直接选择性抑制海马内的 11β-HSD1 酶活性，把海马神经元内失衡的糖皮质激素水平恢复至合适水平，就会对记忆产生保护作用，也说明 11β-HSD1 对海马和记忆产生影响是通过调节海马活性糖皮质激素水平来实现的。糖皮质激素通过 MR 介导的作用可促进新生儿及成年人某些脑区的神经元的发育且为神经细胞的生长提供营养因子。GR 介导的作用可能在脑的分化成熟和应激反应中有重要作用。若糖皮质激素浓度过高则会产生神经毒性，表现为神经细胞减少、胶质细胞增殖降低、细胞突起数量减少，以及出现行为和内分泌功能的改变。过量使用糖皮质激素可以引起失眠、情绪激动或压抑、记忆力减退等症状。

6. 对胃肠道的影响　糖皮质激素可促进胃腺分泌盐酸和胃蛋白酶原，也可增高胃腺细胞对迷走神经与促胃液素的反应性，这些反应可导致对胃肠黏膜组织的破坏，故长期大量应用糖皮质激素易诱发或加重消化性溃疡。

7. 皮肤衰老　随着年龄的增长，皮肤的功能和外观会发生巨大的变化。真皮中的胶原纤维和角质层中的角蛋白纤维随着年龄的增长而变硬。皮肤局部糖皮质激素的活化与皮肤老化有关。11β-HSD1 是在生理水平内调节糖皮质激素活性的酶。在人类皮肤组织移植物和真皮成纤维细胞中，11β-HSD1 活性随供体年龄的增长而增加。在小鼠皮肤中，11β-HSD1 在新生鼠中很少能检测到，但在 3 个月和 1 岁小鼠皮肤角质形成细胞和成纤维细胞中有明确表达。这些发现表明了糖皮质激素激活与皮肤老化之间的关系，特别是与真皮老化的关联。

皮肤萎缩是糖皮质激素治疗的一个常见的和重要的副作用。真皮中胶原蛋白的含量是由胶原蛋白的生成、降解和真皮成纤维细胞数量之间的平衡决定的。糖皮质激素诱导的皮肤萎缩与 I 型和 III 型胶原表达降低有关。皮下注射选择性 11β-HSD1 抑制剂可增加真皮厚度和胶原含量。抑制 11β-HSD1 能增加皮肤胶原蛋白含量可能是通过增加真皮成纤维细胞的数量来实现的，因为与野生型小鼠成纤维细胞相比，来源于 Hsd11b1-/- 小鼠的真皮成纤维细胞的增殖显著增加。此外，老龄 11β-HSD1 基因敲除小鼠的胶原密度高于老龄野生型小鼠。这些发现表明，11β-HSD1 的表达随着年龄的增长而增加，并调节胶原代谢，这可能与糖皮质激素对胶原的作用有关。

慢性应激可能是影响皮肤衰老的一个重要的外在因素，机体在对抗应激的过程中，主要通过激活 HPA 轴和交感 - 肾上腺髓质系统，增加儿茶酚胺（肾上腺素和去甲肾上腺素）和肾上腺糖皮质激素的释放，以保持体内平衡。血浆儿茶酚胺、糖皮质激素水平的升高可能引起 DNA 损伤、减少胶原蛋白肽前体和皮肤厚度，导致皮肤衰老。

参考文献

[1]　Hall JE, Hall ME. Guyton and Hall Textbook of Medical Physiology. 14th ed. Philadelphia: Elsevier, 2021.

[2]　Widmaier EP, Raff H, Strang KT. Vander's Human Physiology：the Mechanisms of Body Function, 13th ed. New York: McGraw-Hill, 2014.

[3] Neal JM. How the endocrine system works. 2nd ed. Chichester: Wiley & Sons Ltd, 2016.

[4] Terao M, Katayama I. Local cortisol/corticosterone activation i6n skin physiology and pathology. J Dermatol Sci, 2016, 84 (1): 11-16.

[5] Park HJ, Lee S, Jung JW, et al. Glucocorticoid and long-term stress-induced aberrant synaptic plasticity are mediated by activation of the glucocorticoid receptor. Arch Pharm Res, 2015, 38 (6): 1204-1212.

[6] Hinkelmann K, Wingenfeld K, Kuehl LK, et al. Stimulation of the mineralocorticoid receptor improves memory in young and elderly healthy individuals. Neurobiol Aging, 2015, 36 (2): 919-924.

[7] Visser J, Nagelkerken L. Expression of the IL-10 receptor on human monocytes moderately suppressed by glucocorticoids. Int lmmunopharmaco1, 2002, 2 (10): 1491-1493.

[8] 王庭槐. 生理学. 3 版. 北京：高等教育出版社，2015.

[9] 宁光，周智广. 内分泌内科学. 2 版. 北京：人民卫生出版社，2014.

[10] 韩坤，王丹萍. PPARγ 和糖皮质激素受体对肝细胞糖代谢的影响. 中华内分泌代谢杂志，2012，28（5）：430-432.

[11] 孟庆书，倪鑫. 糖皮质激素的非基因组作用. 生命的化学，2006，26（2）：129-131.

[12] 熊丽娇，钟历勇. 11β-HSD1 与海马糖皮质激素及认知功能的关系. 赣南医学院学报. 2017，37（6）：992-994.

[13] 孙敏，刘超. 糖皮质激素和胰岛素抵抗. 国外医学内分泌学分册，2004，24（3）：186-188.

[14] 吴春丽，李娟，王晶等. 关于 11β- 类固醇脱氢酶的研究进展. 海峡药学，2020，32（4）：177-180.

[15] 万顺伦，徐建军，孙刚. 脑内皮质激素受体及其受体前代谢酶的作用. 生理科学进展，2001，32（2）：171-173.

（叶珍珍　张春雷）

第四章
糖皮质激素的结构与构效关系

第一节　糖皮质激素的结构

　　从 1855 年起人们一直在研究激素，直到 1927 年学者才证实了肾上腺皮质激素的存在。后来又从肾上腺匀浆中分离出了 47 种化学物质，其中包括糖皮质激素——氢化可的松（hydrocortisone 或 cortisol）和可的松（cortisone）。

　　早期糖皮质激素的来源是动物内脏的匀浆提取物，生产成本很高。后来随着化学的发展，有机化学家能够从植物中提取出糖苷，再合成糖皮质激素。在能够合成氢化可的松后，学者在此基础上进行结构优化，引入 16α- 羟基化合物——曲安西龙（triamcinolone，去炎松），并在研究氢化可的松代谢的过程中，发现了地塞米松（dexamethasone）。地塞米松进行进一步的结构优化，引入如卤素、甲基等取代基，继而发现了氟轻松（fluocinolone）、倍他米松（betamethasone）等一系列糖皮质激素。

　　糖皮质激素都能高亲和力地结合到特异性蛋白质受体。糖皮质激素的功能受到血液或特殊组织中的酶以及激素间的相互作用的影响。当受体被其他结构类似的非激素物质结合时，糖皮质激素的功能将受到影响。天然或人工合成的糖皮质激素具有相似的结构，这使得它们在竞争受体蛋白时会产生复杂的情况。因此，充分了解糖皮质激素的结构，以及它们与目标蛋白的相互作用关系（即构效关系），对于合理利用此类药物十分重要。

一、糖皮质激素的基本结构

　　糖皮质激素类药物属于甾体激素类药物，这类药物包括肾上腺皮质激素类药物、性激素类药物以及维生素 D_3 衍生物，它们均为胆固醇的衍生物，故称为"类固醇"。糖皮质激素类药物主要包括可的松、氢化可的松、泼尼松（prednisone，强的松）、泼尼松龙（prednisolone，强的松龙）、甲泼尼龙（methylprednisolone，甲强龙）、曲安西龙、地塞米松和倍他米松。

　　糖皮质激素类药物骨架的基本结构是甾核（图 4-1）。甾核骨架是四个骈环，A、B、C 环为六元环，D 环为五元环，一共 17 个碳原子。在四个环上有三个侧链，这一结构与汉字"甾"形似，由此结构派生出其他糖皮质激素类药物。甾核环上的碳原子依次标号，用 C-1 ~ C-17 表示。甾核环上不同位置 C 上的氢可以被其他的基团或原子取代。如果在环上的取代基在环平面以下，称为 α 位，在图中以虚线表示；反之，位于环平面以上者，是为 β 位，在图中以加粗实线表示。碳原子之间是饱和键在图中为一条实线，如果是不饱和双键（-C=C-），在图中是两条实线，双键位置用符号 Δ 表示，起始碳原子标在 Δ 的右上角。

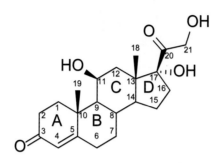

图 4-1　糖皮质激素的基本结构

甾核上手性碳原子很多，能够形成不同的立体异构体。根据环的连接形式不同，可分为顺式或反式两种。糖皮质激素类药物的连接均为反式。

糖皮质激素类药物的共同结构包括 C-3 的酮，C-20 的羰基（-CO-），C-4 到 C-5 的双键（Δ^4），以及 C-17 的羟基（17α-OH）。此外，17β 酮醇侧链也是糖皮质激素类药物的一个特点。

糖皮质激素类药物在 C-11 有羰基或羟基（11β-OH）。若糖皮质激素药物的 C-11 是羰基，那么其是前体药，必须在体内经过肝脏还原成相应的羟基化合物，才能发挥药理活性，比如可的松须转化为氢化可的松才有较强的药理活性。

糖皮质激素类药物 C-1 到 C-2 可以是饱和键，也可以是不饱和双键（Δ^1）。C-1 到 C-2 为不饱和双键者，其抗炎和对糖代谢的作用增强，如氢化可的松的 C-1 到 C-2 为饱和键，而泼尼松龙为双键。

糖皮质激素类药物 C-6 引入甲基（-CH$_3$），C-9 引入卤素（-F），及 C-16 引入甲基或羟基，可使得药物抗炎作用增强，水盐代谢作用减弱。C-9 氟化也是众多外用糖皮质激素类药物的重要特征。

糖皮质激素类药物在 C-16 或 C-17 位引入羟基，再进行酯化，如醋酸、丙酸或戊酸化，可增加药物穿透力，增加抗炎活性，降低盐代谢作用。

不同的糖皮质激素类药物结构修饰要遵循增强疗效，减少不良反应的原则。对于外用的糖皮质激素类药物而言，结构修饰要促进皮肤对药物的吸收；降低药物在皮肤内的降解；增强药物与糖皮质激素受体的结合能力；减少药物的体内吸收，从而减少系统性的作用；提高药物对糖皮质激素受体结合的特异性，避免对其他受体产生作用，减少盐皮质激素作用。为了通过皮肤的类脂质膜，通过增加亲脂性，减少亲水性，能够促进其被吸收。比如，C-16、C-17 及 C-21 进行酯化；C-17 和 C-21 的侧链可以阻止极性羟基的失活，进而增加亲脂性。在 C-16、C-17 用丙酮叉保护，可以增强抗炎作用，也增加了皮肤的吸收。

对于系统使用的糖皮质激素类药物，增强糖皮质激素活性，减轻盐皮质激素活性，减少对下丘脑－垂体－肾上腺轴的抑制，是结构修饰的重点。

二、各类糖皮质激素的结构

（一）氢化可的松的结构

氢化可的松是由肾上腺产生的内源性糖皮质激素，是天然产物，主要具有糖皮质激素作用，此外还具有较弱的盐皮质激素作用。氢化可的松在 1930 年代由爱德华·肯德尔（Edward Kendall）发现，命名为化合物 F，即 17- 羟基皮质酮（图 4-2）。很多糖皮质激素类药物是由氢化可的松衍生而来。氢化可的松是在糖皮质激素类药物的基础结构上，C-17 为羟基（17α-OH）。与最常用的合成糖皮质激素（例如地塞米松）相比，氢化可的松的功效和受体结合能力相对较弱。

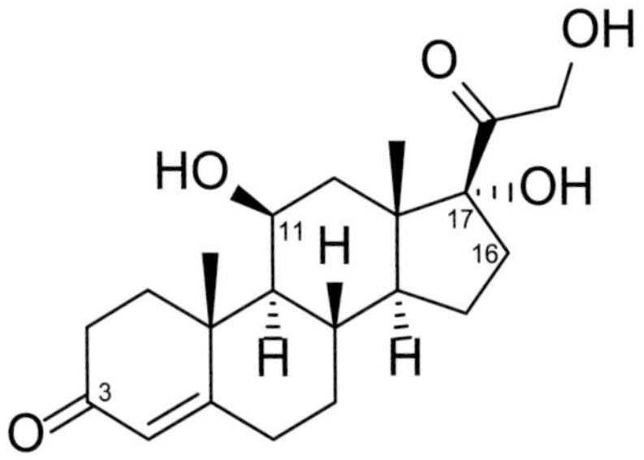

图 4-2 氢化可的松的结构

（二）可的松的结构

可的松同样是天然产物，是由肾上腺产生的内源性糖皮质激素，是前体药物，没有生理活性。发现其结构的科学家（Hench，Edward Kendall 和 Tadeus Reichstein）在 1950 年被授予了诺贝尔奖。其 C-11 为羰基（图 4-3），而氢化可的松 C-11 为羟基。11-β- 羟类固醇脱氢酶 1 型同工酶可将无活性的可的松转化为氢化可的松，大多在肝中进行。2 型同工酶主要存在于盐皮质激素靶组织（肾，结肠，唾液腺）和胎盘中，能将氢化可的松转化为可的松，保护细胞免受 1 型类固醇受体活化。可的松是孕烷氢化物的一种形式。

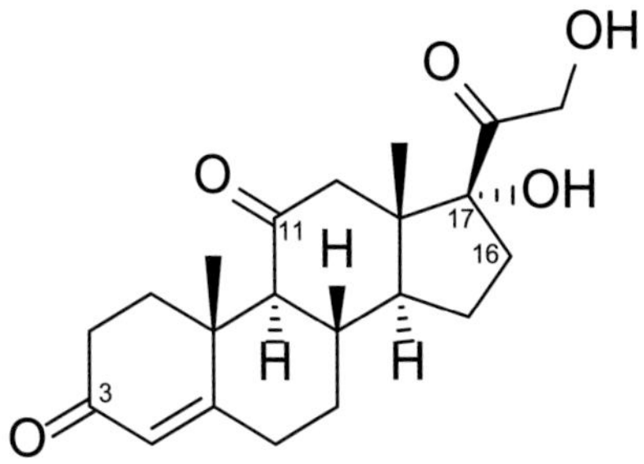

图 4-3 可的松的结构

（三）泼尼松与泼尼松龙的结构

泼尼松也是临床常用的糖皮质激素类药物。泼尼松是人工合成的药物，由可的松修饰而来，可的松 C-1 到 C-2 是饱和键，而泼尼松为不饱和双键（Δ^1）（图 4-4）。泼尼松进入人体后，可以在肝代谢为泼尼松龙。泼尼松龙的 C-11 引入了 β 羟基（图 4-5），是活性药物。它可由 Δ^1 孕酮演化而来。

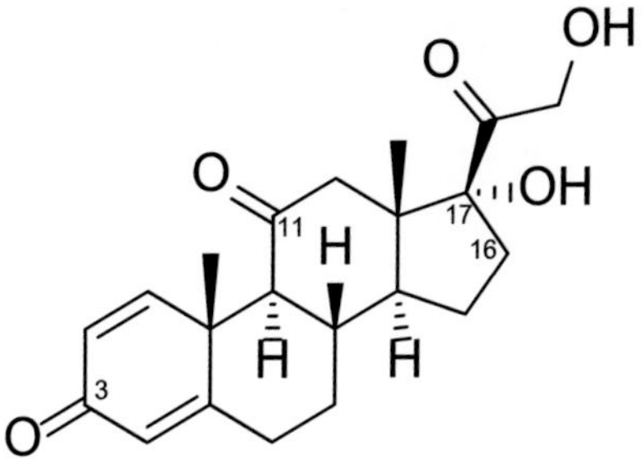

图 4-4　泼尼松的结构

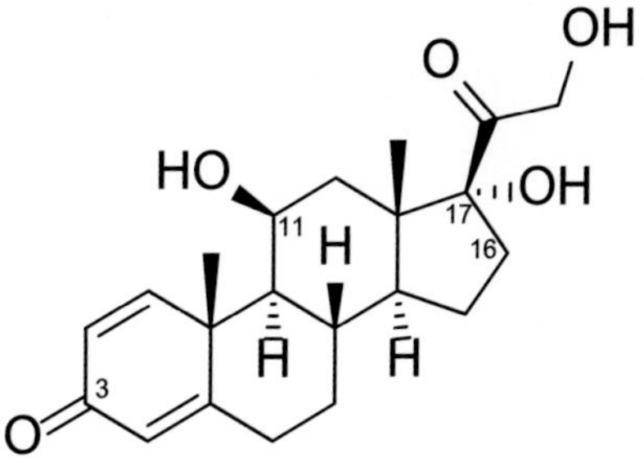

图 4-5　泼尼松龙的结构

相对于可的松、氢化可的松，不饱和双键使得泼尼松、泼尼松龙对糖皮质激素受体的亲和力上升，从而造成糖皮质激素活性（如抗炎作用）上升，生物半衰期延长；不饱和双键未增强盐皮质激素活性，从而水钠潴留减轻。此外，结构改变还减缓了泼尼松和泼尼松龙的代谢，使血浆半衰期延长，从而使作用时间延长。

（四）甲泼尼龙的结构

甲泼尼龙是具有抗炎和免疫调节特性的合成皮质类固醇。6α- 甲泼尼龙是 6- 甲泼尼龙的 6α- 差向异构体。甲泼尼龙是泼尼松龙的衍生物，具有比泼尼松更高的效力，在泼尼松龙的基础上，C-6 引入甲基（α-CH₃）（图 4-6）。引入甲基使得甲泼尼龙的亲脂性增加，与糖皮质激素受体的亲和力明显增加，糖皮质激素活性大大增强，抗炎作用增强。盐皮质激素活性明显下降，水钠潴留减轻。同时甲泼尼龙较天然产物的代谢降低，蛋白结合降低，游离药物增加，分布范围更大，增强了抗炎性能；脂溶性增加使得组织穿透性更好，生物半衰期延长，作用时间延长。

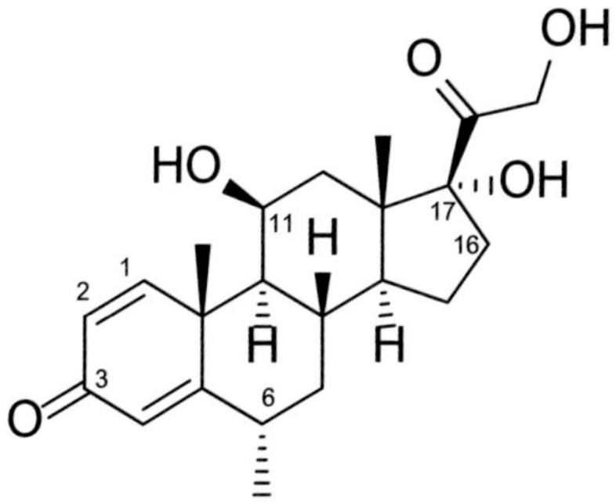

图 4-6　甲泼尼龙的结构

（五）地塞米松的结构

地塞米松是一种具有抗炎特性的合成肾上腺皮质类固醇。地塞米松是一种氟化糖皮质激素药物，它在 C-9 引入卤素（-F），在 C-11、C-17 和 C-21 位上为羟基，C-16 位上是甲基，C-3 和 C-20 位上酮基（图 4-7）。它是孕烷的氢化物。地塞米松于 1957 年发现，在结构上类似于氢化可的松和泼尼松龙等其他糖皮质激素。氟代基团的引入及甲基取代使得地塞米松脂溶性增加，进而抗炎活性增加，并增强与受体的亲和力。化学结构改变引发药理学作用的改变，使与糖皮质激素受体亲和力上升，增强了抗炎作用，组织分布半衰期延长；盐皮质激素作用明显下降，该药物缺乏其他相关肾上腺激素的保盐性能。化学结构的改变还造成药代动力学特征变化，代谢降低、分布体积变大、蛋白结合降低而游离增加，组织穿透性增强，生物半衰期延长，使得作用时间延长。

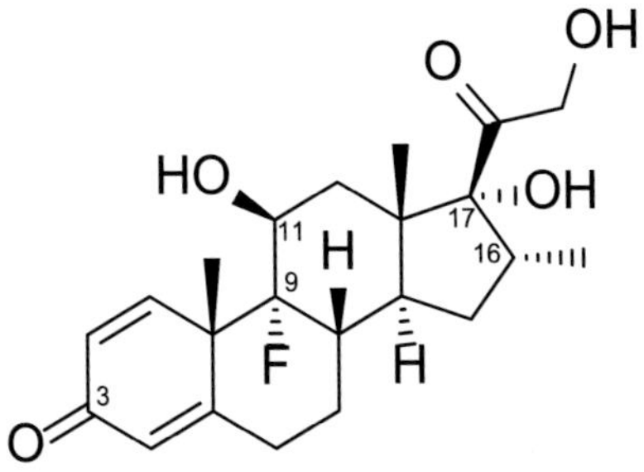

图 4-7　地塞米松的结构

（六）曲安西龙的结构

曲安西龙是具有抗炎和免疫调节特性的合成糖皮质激素。在 C-11、C-16、C-17 和 C-21 有 4 个羟基取代基，在 C-9 有氟取代基（图 4-8）。

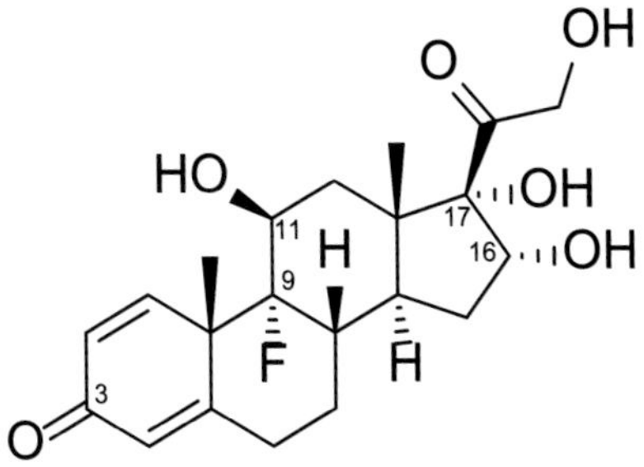

图 4-8　曲安西龙的结构

曲安西龙通过不同的侧链修饰，其更常见的形式为：曲安奈德（triamcinolone acetonide）（图 4-9）、己曲安奈德（triamcinolone hexacetonide）（图 4-10）和醋酸曲安奈德（triamcinolone diacetate）。曲安奈德是曲安西龙的丙酮缩酮产物，具有抗炎、免疫抑制作用。己曲安奈德是曲安奈德 C-21 的 3，3- 二甲基丁酸酯（图 4-10）。

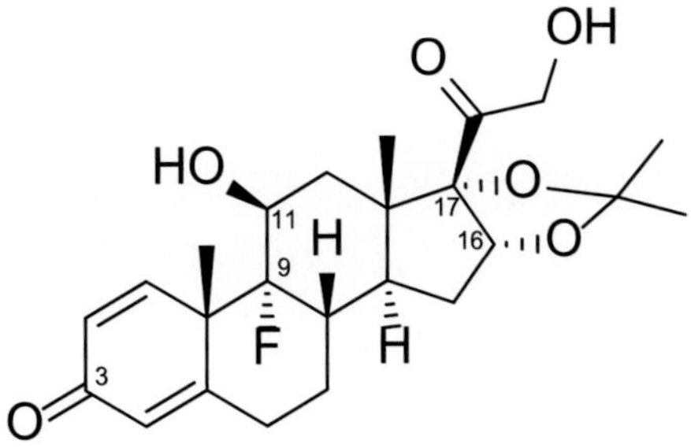

图 4-9　曲安奈德的结构

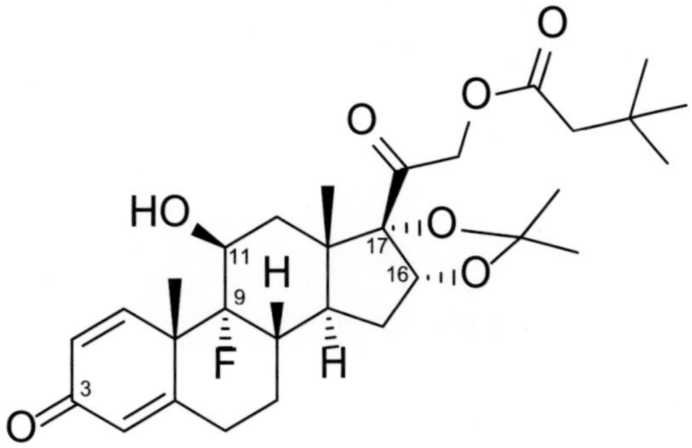

图 4-10　己曲安奈德的结构

（七）倍他米松的结构

倍他米松是一种长效糖皮质激素，与地塞米松相似，也是一种氟化糖皮质激素药物。它在 C_9 引入卤素（-F），在 C_{11}、C_{17} 和 C_{21} 位上为羟基，C_{16} 位上是甲基，C_3 和 C_{20} 位上酮基（图4-11）。它是孕烷的氢化物。与地塞米松不同的是，倍他米松 16 位的甲基为 β 位，而地塞米松为 α 位。同样，倍他米松的抗炎活性很强，而盐皮质激素活性可忽略不计。

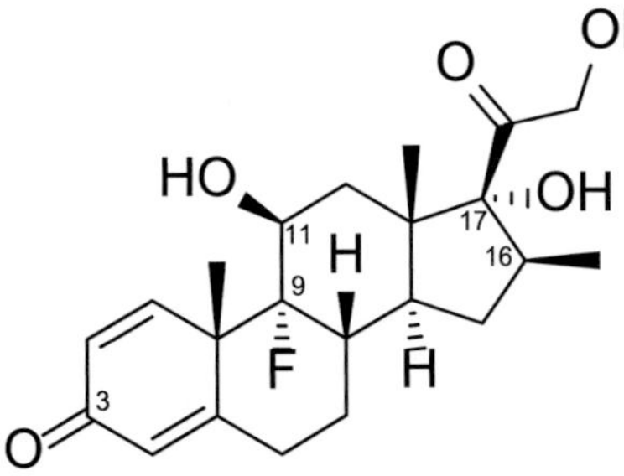

图 4-11　倍他米松的结构

（八）氟轻松的结构

氟轻松是氢化可的松、曲安西龙的衍生物。C-9 和 C-6 位的氟取代大大增强了它的活性（图 4-12）。

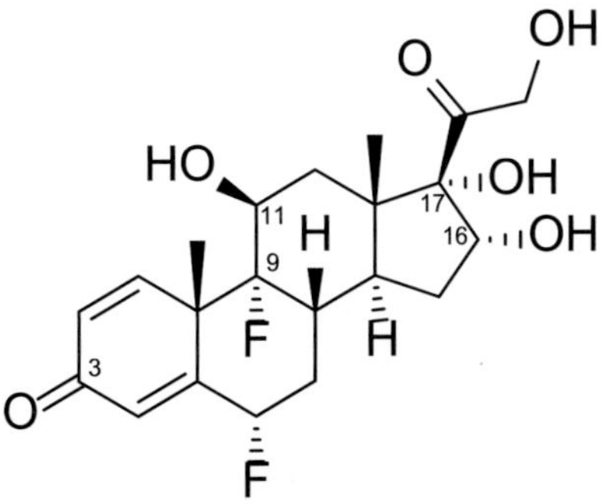

图 4-12　氟轻松的结构

第二节　糖皮质激素的构效关系

一、糖皮质激素受体

（一）糖皮质激素受体的定义

糖皮质激素受体（glucocorticoid receptors，GR）是一种可被配体激活的，属于核受体超家族的转录因子。在没有糖皮质激素的情况下，GR 驻留在细胞质中并与伴侣蛋白（例如热休克蛋白 90 和热休克蛋白 70）结合。热休克蛋白能够阻止 GR 向核转运。糖皮质激素类药物可以透过细胞膜进入细胞质，其与 GR 结合后，GR 的构象会产生变化、与伴侣蛋白解离，形成配体 - 受体复合物进入细胞核，与特定的 DNA 序列（5′ 启动子区域的 GR 反应元件）结合，促进或抑制靶基因的转录，调节某些功能蛋白的表达，进而发挥药理作用。

对编码 GR 的基因外显子进行不同剪辑，可编码出 GR α 及 GR β 两种异构体，其中 GR α 活化后产生经典的激素效应，GR β 则不具备与激素结合的能力，而是在核内起到拮抗 GR α 的作用。

（二）糖皮质激素受体的结构

人类 GR 由 N 端结构域（N-terminal domain，NTD），DNA 结合结构域（DNA binding domain，DBD），灵活铰链区和 C 端配体结合结构域（ligand-binding domain，LBD）组成。完整转录活性需要高度无序的 NTD，转录不依赖配体，并与辅助调节因子相互作用。GR 的 DBD 识别正性和负性糖皮质激素反应元件（glucocorticoid response elements，GREs），可造成靶基因的激活或抑制。

人类 GR 的 LBD 包含核定位基序以及配体依赖性激活功能结构域 2（ligand-dependent activation function domain，AF-2）。LBD 由 12 个 α 螺旋和四个小 β 链组成，这些 β 链折叠成"三明治式"排列的三层螺旋结构。GR 的一侧为螺旋 1 和 3，而另一侧由螺旋 7 和 10 形成；螺旋 4、5、8 和 9 存在于 GR 的上半部分，并形成一个空腔，配体可以在该空腔中结合；AF-2 由螺旋 3、4 和 12 组成。AF-2 区可以与某些辅活因子或辅阻遏物相互作用；辅活因子包含保守的 LXXLL 基序；辅阻遏物包含 LXXX（I/L）XXX（I/L）基序（L- 亮氨酸，I- 异亮氨酸，X- 任何氨基酸）。AF-2 区域中的螺旋 12 被称为激活功能螺旋（activation function helix，AF-H），可以在不同的构象之间切换，以促进与辅活因子或辅阻遏物的差异结合。

GR 的 N 末端附近的 210 个氨基酸区域对于转录激活和抑制都是必需的。特定 mRNA 的产生可以增加或减少，这取决于所涉及的基因以及 GRE 是正性还是负性。GR 复合物与 GRE 相互作用后可能间接刺激转录。据推测，辅助调节因子使组蛋白甲基化和乙酰化，并与转录机制的组分结合，包括 TATA 结合蛋白和转录因子Ⅱ B，进而提高转录速率。基因转录的诱导通常是 GR 复合物与 GRE 之间直接相互作用的结果。上述对基因转录的作用，是 GC 改变某些细胞蛋白质产生的"经典"机制。

GC 除直接对基因转录产生作用，还能间接影响基因转录，这种方式在糖皮质激素的抗炎作用中很重要。引发炎症的信号会触发特定转录因子的激活，包括激活蛋白 1（activator protein 1，

AP-1）和核因子 κB（NF-κB）。糖皮质激素 -GR 复合物结合并抑制转录因子，即环 AMP 反应元件结合蛋白（cyclic AMP response element binding protein，CREB）。β2 肾上腺素受体激动剂和 NF-κB 激活 CREB，后者与基因上的环 AMP 反应元件结合，进而调节许多与炎症有关的基因。GC 通过与 AP-1、NF-κB 和 CREB 相互作用来调节炎症反应。AP-1 与 DNA 结合，启动或关闭几个特定基因的转录。GR 复合物与 AP-1 相互作用，抑制了 AP-1 与 DNA 相互作用，从而调节特定基因的转录。

二、糖皮质激素的构效关系

糖皮质激素具有亲脂性，能够通过细胞膜，进入细胞质。胞质中非活化状态的 GR 与热休克蛋白结合，后者能够阻止 GR 向核转运。一旦糖皮质激素与 GR 结合，热休克蛋白将会解离，后糖皮质激素 -GR 复合物进入细胞核，并形成二聚体。GR 的锌指结构域可以结合特定的 DNA 序列，即 5′ 启动子区域的 GRE。GR 可以激活转录，也能够抑制转录。

糖皮质激素抗炎的机制主要是通过促炎因子的转录抑制，如抑制促炎细胞因子 TNF-α、IL-1β、IL-6，趋化因子 CCL2、CCL19 以及与炎症发作相关的酶 COX2、MMP13 和磷脂酶 A2 等的转录。由于糖皮质激素作用快速、可持续，其仍然是治疗炎性疾病的首选。但是，长期使用糖皮质激素，尤其是大剂量使用，会产生许多不良后果，包括糖尿病、高血压、肥胖症和骨质疏松症等。这些不良后果大多数是因为 GR 的反式激活。例如，在肝脏中糖皮质激素诱导编码糖异生途径限速酶的基因，如葡萄糖 -6- 磷酸酶和磷酸烯醇丙酮酸羧化激酶，从而增加了葡萄糖的从头合成，最终导致体重增加或糖尿病。

构建出具有高度特异性和强生物学活性的糖皮质激素药物一直是研究的目标。由于介导糖皮质激素作用的细胞内特定受体蛋白种类繁多，导致各种糖皮质激素的生物学活性及其对同源受体的亲和力不尽相同。通常对 GR 具有更高结合亲和力的糖皮质激素也是更有效的受体激动剂。确定哪些结构特征具有更高的亲和力，药物与受体的构效关系如何，是理解糖皮质激素类药物效力的关键点。

决定糖皮质激素作用速率的步骤是活化，即受体 - 糖皮质激素复合物对核和 DNA 的亲和力增加。因此，糖皮质激素对 GR 的亲和力已经作为糖皮质激素效力的预测指标。对受体具有更高亲和力的糖皮质激素能够产生更多的活化复合物和更强的生物活性；并且 GR 的量是糖皮质激素诱导转录的限制条件，因此更多可用的 GR 能提供更大的生物学效应。

通常，确定某一糖皮质激素对 GR 的亲和力可使用大鼠肝、胸腺或肝癌组织培养细胞进行亲和力测量。然而，来自不同组织和物种的 GR 对于糖皮质激素的亲和力并不完全相同。测定糖皮质激素亲和力的另一个常见问题是许多反应未达到平衡，因为通常需要在 0℃ 孵育至少 24 h 才能达到平衡。对于某些具有非常高亲和力的糖皮质激素，将需要更长的孵育时间。

有说法称甾体化合物的 A 环控制亲和力，但是如何实现这一点尚不清楚，因为在泼尼松龙的 C-1 处引入一个简单的甲基会导致亲和力降低 660 倍；在类似地塞米松药物的 C-2 和 C-3 位置上引入吡唑基团会产生高亲和力糖皮质激素，大于地塞米松 9 倍以上。而增加一种糖皮质激素亲和力的基团，引入到另一种类固醇时，尚未确定是否能同样增加亲和力。

参考文献

[1]　Hall JE, Hall ME. Guyton and Hall Textbook of Medical Physiology. 14th ed. Philadelphia: Elsevier, 2021.

[2]　Terao M, Katayama I. Local cortisol/corticosterone activation in skin physiology and pathology. J Dermatol Sci, 2016, 84 (1): 11–16.

[3]　Park HJ, Lee S, Jung JW, et al. Glucocorticoid and long–term stress–induced aberrant synaptic plasticity are mediated by activation of the glucocorticoid receptor. Arch Pharm Res, 2015, 38 (6): 1204–1212.

[4]　王庭槐. 生理学. 3 版. 北京：高等教育出版社，2015.

[5]　吴春丽，李娟，王晶，等. 关于 11β– 类固醇脱氢酶的研究进展. 海峡药学，2020，32（4）：177–180.

[6]　李邻峰. 肾上腺糖皮质激素类药物在皮肤科的应用. 北京：北京大学医学出版社，2004.

[7]　张建中. 糖皮质激素皮肤科规范应用手册. 上海：上海科学技术出版社，2011.

（张芊　张春雷）

第五章
糖皮质激素的药理作用

正常生理情况下糖皮质激素通过下丘脑－垂体－肾上腺轴控制分泌，糖皮质激素需要进入细胞才能发挥生物学效应。糖皮质激素通过弥散方式即被动转运进入靶细胞胞质内，人体内几乎所有细胞均有糖皮质激素受体，在胞质内糖皮质激素与糖皮质激素受体结合从而产生效应。但要注意，由于受体会达到饱和，因此药物并非越多越好。不同糖皮质激素类药物与受体结合至饱和状态下，所能激发的效应不同，因此，不同药物的疗效不同；此外，受体存在暂时性失活现象，可以造成肾上腺糖皮质激素急性耐受。糖皮质激素与受体结合后发生构型变化，糖皮质激素穿过核膜，与 DNA 结合位点结合，通过基因调控，调节不同蛋白质发挥生理及药理效应。

糖皮质激素的作用广泛而复杂，且随剂量不同而异。一般生理情况下所分泌的糖皮质激素（生理剂量）主要影响正常物质的代谢过程，当糖皮质激素超过生理剂量即为药理剂量时，除可影响物质的代谢外，还具有抗炎、抗过敏、免疫抑制、抗细胞毒和抗增生等药理作用。

第一节　抗炎作用

糖皮质激素具有快速、强效的非特异抗炎作用，可抑制多种炎症，包括感染性炎症（如细菌、病毒感染）、物理性炎症（如烧伤、创伤）、化学性炎症（如酸、碱损伤）、免疫性炎症（如各型变态反应）及无菌性炎症（如缺血性组织损伤）。对上述各种原因引起的炎症都有抑制局部红、肿、热、痛的作用。

其抗炎作用主要通过细胞质糖皮质激素受体的介导实现，发挥主要抗炎作用的糖皮质激素受体 α（glucocorticoid receptors，GR α）常与热休克蛋白、酶等蛋白以复合物形式共存。进入细胞核后与 DNA 上的糖皮质激素反应元件结合，自身结构改变，影响特定抗炎基因转录过程，使抗炎蛋白表达，抑制炎症反应。糖皮质激素可以在与细胞中 GR 结合后，使甾体激素共激活因子激活脂皮质素 1，从而抑制花生四烯酸释放，减轻炎症反应。糖皮质激素也可以直接影响细胞膜 Na^+-K^+-ATP 酶及 $Ca^{2+}-ATP$ 酶，通过降低细胞膜理化活性抑制炎症表达。

糖皮质激素能阻止淋巴细胞、粒细胞、巨噬细胞等炎细胞向炎症部位的移动，阻止激肽类、组胺等炎症介质发生反应，可增加血管张力、降低毛细血管通透性；稳定溶酶体膜，防止溶酶体尤其是中性蛋白酶类的释放；诱导合成磷脂酶抑制蛋白——巨皮素及前体物——脂调素，从而抑制磷脂酶 A2，减少致炎物质前列腺素和白三烯的生物合成；直接抑制成纤维细胞的分泌和增殖功能；抑制吞噬细胞的游走、趋化和在炎症局部的聚集、吞噬及分泌功能，阻止补体参加炎症反应，从而发挥其强大的抗炎作用。

在急性炎症的初期，糖皮质激素通过提高血管紧张性减轻水肿、降低毛细血管通透性从而减轻渗出、水肿；而且通过抑制白细胞浸润及吞噬反应，减少各种炎性介质的释放，从而缓解红、肿、热、痛等症状；在炎症的后期，糖皮质激素能抑制体内成纤维细胞和毛细血管的增生，抑制胶原蛋白、黏多糖的合成及肉芽组织增生，降低瘢痕和组织粘连的发生率，减轻后遗症。但必须注意的是，炎症反应是机体的一种防御性反应，炎症后期的反应更是组织修复的重要过程。因此糖皮质激素在抑制炎症、减轻症状的同时，也在一定程度上降低机体的防御功能，若使用不当，可使感染扩散，阻碍创面愈合。

抗炎作用是糖皮质激素类药物最主要的治疗作用，糖皮质激素几乎可以对所有参与皮肤炎症的细胞及分子起作用，其具体作用机制如下：

一、抑制角质形成细胞产生炎症因子

角质形成细胞及黑素细胞等皮肤细胞可以分泌多种细胞因子，参与皮肤炎症反应。角质形成细胞损伤或激活是各种皮肤炎症的共同通路，表皮角质形成细胞损伤释放的炎症前因子是各种皮炎的基础。糖皮质激素类药物可以通过以下几方面影响表皮细胞：表皮基底层细胞变扁，颗粒层减少或消失，抑制炎症因子产生；抑制黑素细胞产生黑色素。

二、抑制朗格汉斯细胞的抗原呈递作用

皮肤内的朗格汉斯细胞（Langerhans cells）源于骨髓，是皮肤内的抗原呈递细胞，可以把抗原信号传递给 T 淋巴细胞，参与机体免疫反应及变态反应。如果没有朗格汉斯细胞，则无法激活免疫系统。糖皮质激素类药物可以通过以下方面抑制朗格汉斯细胞：导致细胞总体数目降低；细胞受体数目降低或消失；抗原处理及呈递功能受损。

三、抑制中性粒细胞参与炎症反应

中性粒细胞是重要的炎症反应细胞，参与多种炎症反应。中性粒细胞游走聚集在炎症反应部位，通过直接作用或释放细胞内酶参与炎症反应。糖皮质激素类药物可以通过以下方面抑制中性粒细胞：抑制其对炎症部位的游走，使炎症处中性粒细胞数目减少；降低中性粒细胞对血管的黏附力，从而抑制其对炎症反应部位的游走；降低细胞吞噬能力以及抗细菌能力；减少中性粒细胞的细胞凋亡。

由于糖皮质激素促进中性粒细胞由骨髓进入血液，抑制其对炎症反应部位的游走，降低中性粒细胞凋亡，因此，外周血中性粒细胞数目增多。

四、抑制单核细胞及巨噬细胞的炎症作用

单核细胞及巨噬细胞是重要的炎症反应细胞，具有吞噬、加工处理及呈递变应原的能力，糖皮质激素类药物可以通过以下方面抑制单核细胞及巨噬细胞：降低炎症细胞数目；杀真菌活性下降；降低其趋化作用；抑制巨噬细胞对抗原的吞噬和处理；抑制细胞成熟及细胞因子产生。

五、抑制淋巴细胞的免疫反应

淋巴细胞是重要的炎症反应细胞，是参与免疫及非免疫反应的重要效应细胞。糖皮质激素类药物可以通过以下方面抑制淋巴细胞：降低 T 细胞对刀豆蛋白 A 诱导的增生；降低淋巴细胞对破伤风类毒素及链道酶、链激酶的反应；减少循环 B 淋巴细胞数量并降低血浆免疫球蛋白水平；快速、大量减少循环 T 淋巴细胞数量，干扰淋巴组织在抗原作用下的分裂和增殖，阻断致敏 T 淋巴细胞所诱发的单核巨噬细胞的募集等。

六、抑制肥大细胞及嗜碱性粒细胞的炎症作用

肥大细胞及嗜碱性粒细胞具有脱颗粒释放速发性炎症反应介质及诱发迟发相反应的能力。无论是变态反应过程中产生的特异抗体还是非变态反应过程中产生的组胺释放剂或物理因素，均有可能造成肥大细胞或嗜碱性粒细胞脱颗粒，释放炎症介质。糖皮质激素类药物可以通过以下方面抑制肥大细胞：使炎症反应部位肥大细胞数目减少；降低与 IgE 的结合力，降低肥大细胞释放炎症介质能力；抑制肥大细胞脱颗粒。

七、抑制嗜酸性粒细胞的数目、功能、游走及聚集

由肥大细胞及其释放的组胺引发的 I 型变态反应在暴露变应原后数分钟内，甚至即刻可发生，称为速发相反应。在变应原激发以后，变态反应的表达呈双相反应。比如呼吸道过敏者在吸入变应原后，其 FEV1（第 1 秒用力呼气量）迅速下降，在 15 min 左右降到最低，然后恢复到正常水平。而 4 h 以后，FEV1 又开始下降，并持续降低 12 h 左右或更长。皮肤迟发相反应表现在即刻风团消退后，在变应原注射后 2～4 h 注射部位又出现红斑硬结、边界不清。红斑硬结反应在变应原皮内注射后 6～8 h 或 12 h 达高峰，并可持续 24 h。

迟发相反应的机制目前还不完全清楚，可能是多种细胞及炎症因子共同作用的结果。在这个过程中，嗜酸性粒细胞起了重要作用。在速发相反应中肥大细胞脱颗粒，释放多种细胞趋化因子及细胞因子之后，大量嗜酸性粒细胞被吸引到炎症反应部位，嗜酸性粒细胞释放白细胞三烯、主要碱性蛋白（major basic protein，MBP）等介导迟发相反应。

嗜酸性粒细胞内含有多种介质，如嗜酸性粒细胞阳离子蛋白（eosinophil cationic protein，ECP）、MBP、嗜酸性粒细胞源性神经毒素（eosinophil derived neurotoxin，EDN）、嗜酸性粒细胞超氧化酶（eosinophil peroxidase，EPO）及氧自由基等。在嗜酸性粒细胞表面有多种受体及多种细胞因子受体，在不同信号刺激下，释放不同的介质，参与不同的炎症反应。糖皮质激素类

药物可以通过以下方面抑制嗜酸性粒细胞：降低细胞的数目和功能；抑制细胞向炎症部位的游走、聚集。

八、抑制成纤维细胞的生成

参与炎症反应的组织修复及瘢痕形成，糖皮质激素类药物可以通过以下方面抑制成纤维细胞的生成：抑制细胞分裂；抑制胶原、基质的合成；抑制胶原分解酶。

九、稳定细胞膜及溶酶体膜

细胞膜损伤是炎症反应的一个重要过程，除细胞完整性破坏，释放炎症分子外，细胞膜还可以合成并释放前列腺素、白三烯及血小板激活因子等炎症介质。溶酶体内含有多种水解酶，溶酶体膜破坏后，水解酶释放，造成组织损伤。糖皮质激素类药物可以通过以下方面抑制炎症反应：稳定细胞膜及溶酶体膜，抑制溶酶体的释放；抑制前列腺素、白三烯及血小板激活因子的合成。

十、抑制细胞因子的合成

细胞因子是重要的炎症反应分子，糖皮质激素类药物可以抑制细胞因子的合成，降低白细胞介素 1（interleukin-1，IL-1）、IL-2、γ- 干扰素（interferon-γ，IFN-γ），肿瘤坏死因子 α（tumor necrosis factorα，TNF-α）、粒细胞 - 巨噬细胞集落刺激因子（granulocyte macrophage colony stimulating factor，GM-CSF）的水平。

十一、抑制炎症介质的生成和激活

参与炎症反应的炎症介质还有前列腺素、白细胞三烯、血小板激活因子以及神经递质等。前列腺素可分为多种，具有促进或抑制 I 型变态反应的功能，如前列腺素 D2（prostaglandin-D2，PGD2）、PGE2a、PGG2 及 PGH2 可促进平滑肌痉挛；PGD2 可引起血管扩张，促进由抗原抗体介导的嗜碱性粒细胞脱颗粒。

白细胞三烯等脂氧化酶是细胞膜磷脂花生四烯酸代谢的产物，有增加毛细血管通透性、收缩支气管平滑肌、促进单核细胞分泌 IL-1、趋化嗜酸性粒细胞等作用，但作用较组胺慢，过去曾被称为慢反应物质。多种炎症细胞均可合成并释放白细胞三烯。在炎症反应过程中，炎症局部白细胞三烯浓度明显增加。皮内注射白细胞三烯 C4、D4、B4 可以引起红斑及风团，但与组胺引起者相比，有出现及消退均较慢的特点。

血小板激活因子是肥大细胞及嗜碱性粒细胞释放的一种新合成的炎症介质。可增加毛细血管通透性，收缩支气管平滑肌，引起皮肤红斑水肿及支气管痉挛，还可促进白细胞三烯的产生，趋化嗜酸性粒细胞等。

补体也是重要炎症分子，激活会产生过敏毒素、趋化因子等参与炎症反应。糖皮质激素类药物可以通过以下方面抑制炎症反应：糖皮质激素通过诱导脂皮素，抑制磷脂酶 A2 及血小板激活因子、花生四烯酸的释放；抑制前列腺素、白细胞三烯的合成；抑制补体的激活。

十二、抑制血管反应

血管在炎症反应的红斑、充血及细胞浸润等过程非常重要。糖皮质激素类药物可以通过以下方面抑制血管反应：降低血管的通透性；促进肾上腺素及去甲肾上腺素的血管收缩作用；降低组胺及缓激肽的血管扩张作用；抑制血管新生。

十三、抑制肉芽组织形成

参与炎症反应的组织修复及瘢痕形成，糖皮质激素类药物可以通过以下方面抑制肉芽组织形成：抑制毛细血管和成纤维细胞增生；抑制胶原和基质的合成。

第二节　抗过敏作用

由于糖皮质激素可抑制免疫反应，可使机体由于过敏性疾病而出现的临床症状得以有效缓解，对过敏反应导致机体出现的多种组织病理变化，比如细胞水肿、渗出、充血、平滑肌痉挛，以及细胞损害等起到抑制作用。小剂量糖皮质激素可以抑制细胞免疫，大剂量糖皮质激素可以干扰体液免疫和抗体的产生，并可减少过敏介质的产生从而发挥抗过敏作用。

对于速发型过敏反应，其机制为抗原 - 抗体结合，通过肥大细胞表面的 IgE 受体激活肥大细胞释放组胺和其他多种介质，引起一系列过敏症状。糖皮质激素能抑制肥大细胞脱颗粒，从而减少肥大细胞脱颗粒而释放的组胺、慢反应物质、嗜酸性粒细胞趋化因子等多种介质，减少上述化学介质作用于靶器官而引起的各种相应临床表现，从而发挥抗过敏作用，该效应可能通过糖皮质激素受体介导的非基因组效应实现。

大剂量糖皮质激素可抑制 B 淋巴细胞分化为浆细胞，使抗体形成减少。对于由 T 细胞引起的迟发型过敏反应，糖皮质激素可抑制巨噬细胞对抗原的吞噬和处理，抑制淋巴母细胞的生长，加速小淋巴细胞的破坏，减轻致敏小淋巴细胞与有关抗原物质发生反应，发挥免疫抑制和抗过敏作用。

第三节　抗细胞毒作用

糖皮质激素提高机体对外来微生物所产生内毒素的耐受力，减轻细胞损伤，抑制下丘脑对致热源的反应，抑制白细胞致热源的生成和释放，降低下丘脑体温调节中枢对致热源的敏感性，有退热作用。基于糖皮质激素上述抗细胞毒作用，临床常将其作为因接触毒物以及严重脓毒血症造成多器官功能障碍患者抢救及后续治疗的常用药物，但糖皮质激素不能中和内毒素，对外毒素也无明显抵抗作用。

第四节　抗增生作用

糖皮质激素对皮肤各层的增生均有抑制作用。糖皮质激素可以引起基底层细胞变扁，颗粒层细胞变薄及角质层变薄。但对角质形成细胞的超微结构及基底膜无影响。应用强效糖皮质激素 1 周内即可发生表皮变薄。而应用糖皮质激素 3 周即可导致真皮变薄，皮肤易出现紫色萎缩纹、出血及紫癜，发生的主要机制包括：降低真皮成纤维细胞的增生、游走、趋化及蛋白质合成；使胶原合成降低、黏多糖合成减低、使血管收缩，皮肤水分含量减少，长期应用后弹力纤维减少，血管脆性增加，血管壁纤维及基质减少。

糖皮质激素可抑制细胞的增殖。糖皮质激素可抑制 IL-1、IL-2、IL-6 和肿瘤坏死因子的合成（或释放），进而影响细胞的激活、增殖与分化，调节炎症和免疫反应介质的水平。大剂量糖皮质激素作用于 B 细胞，可抑制其增殖和分化，使免疫球蛋白生成减少，较小剂量时作用于 T 细胞，抑制 T 细胞的增殖分化，抑制细胞免疫。糖皮质激素可使血液中嗜酸性粒细胞及淋巴细胞减少；糖皮质激素可减轻结缔组织的病理增生。

第五节　免疫调节作用

糖皮质激素对机体不仅是免疫抑制作用，而是有双向调节作用，其双向作用主要体现在抗炎与促炎以及对于免疫细胞和免疫应答过程中的不同调节作用。糖皮质激素可以下调某些促炎因子的表达，如 IL-1β、TNF-β、IFN-α 和 IFN-β 等，一些与炎症反应有关的趋化因子也可以被糖皮质激素下调，如 IL-8、巨噬细胞炎症蛋白 -1β（macrophage inflammatory protein-1β，MIP-1β）、MIP-3β、单核细胞趋化蛋白 -2（monocyte chemotactic protein-2，MCP-2）、MCP-3、MCP-4，等。而转化生长因子 -β（transforming growth factor-β，TGF-β）、IL-10 和 IL-10R 等可以抑制促炎因子产生的物质，其表达则被上调。然而研究也发现糖皮质激素具有促炎作用，它可以大幅度上调一些细胞表面或者胞内的细胞因子受体基因的表达，如 IL-1R Ⅰ、IL-8R、IFN-αR、集落刺激因子受体（colony stimulating factor，CSFR）Ⅰ、CSFR Ⅱ、IFN-γR Ⅰ、IFN-γR Ⅱ以及 IL-6 型受体的 gp130 亚基和 TNF 家族成员家族的成员。IL-1/Toll 信号通路的胞内中介分子 IL-1 受体相关激酶，以及 CC 趋化因子受体 1（chemokine receptor 1，CCR1）、CCR2 等趋化因子受体或接头蛋白也可被上调。补体系统中的一些促炎组分，如补体 C1q（complete 1q，C1q）、C3、C5、C8、C3aR 和 C5aR1 等补体受体可以被上调，而补体调节系统中的抑制蛋白 C1-INH 和 C4bp 被下调。对于可以使白细胞穿出血管进入组织的基质金属蛋白（matrix metalloproteinase，MMP），除 MMP-9 外，其他均可被糖皮质激素上调。研究发现，在生理浓度范围内，人体血液中糖皮质激素含量的增加可以促进巨噬细胞迁移抑制因子（macrophage migration inhibitory factor，MIF）的释放，而当糖皮质激素浓度进一步升高时则抑制 MIF 释放。

糖皮质激素具有很强的免疫抑制作用，药理剂量的糖皮激素可对免疫反应的多个环节产生影响，小剂量糖皮质激素作用于 T 细胞，抑制细胞免疫，大剂量糖皮质激素作用于 B 细胞，抑制体液免疫，降低自身免疫性抗体水平。糖皮质激素能有效抑制巨噬细胞对抗原的吞噬和处理，同时抑制淋巴细胞 RNA、DNA 和蛋白质的合成，干扰淋巴细胞在抗原刺激下的分裂和增殖，加速淋巴细胞凋亡，显著减少辅助性 T 细胞，抑制抗原 - 抗体反应，同时糖皮质激素也可以阻碍一种或多种补体成分附着于细胞表面，干扰补体参与免疫反应。此外，有研究表明糖皮质激素可以影响树突状细胞的分化发育、表型特征、抗原摄取和抗原加工提呈等多种生物学功能。

基于糖皮质激素的抗炎和免疫抑制的作用，在临床上常用于缓解过敏反应和自身免疫性疾病所产生的症状，同时还可用于对抗异体器官移植的排异反应。

综上所述，糖皮质激素是一类功能强大，应用广泛的药物，如今在临床上已经被广泛使用。我们应当考虑到使用的利和弊，同时严格掌握用药指征，避免滥用，尽量做到合理用药，个体化给药。

参考文献

[1] Almawi WY, Melemedjian OK. Molecular mechanisms of glucocorticoid antiproliferative effects：antagonism of transcription factor activity by glucocorticoid receptor. J Leukoc Biol, 2002, 71 (1): 9-15.

[2] Chinenov Y, Gupte R, Rogatsky I. Nuclear receptors in inflammation control：repression by GR and beyond. Mol Cell Endocrinol, 2013, 380 (1-2): 55-64.

[3] Croxtall JD, Choudhury Q, Flower RJ. Glucocorticoids act within minutes to inhibit recruitment of signalling factors to activated EGF receptors through a receptor-dependent, transcription-independent mechanism. Br J Pharmacol, 2000, 130 (2): 289-298.

[4] Whiting KP, Restall CJ, Brain PF. Steroid hormone-induced effects on membrane fluidity and their potential roles in non-genomic mechanisms. Life Sci, 2000, 67 (7): 743-757.

[5] 李林峰. 肾上腺糖皮质激素类药物在皮肤科的应用. 北京：北京大学医学出版社，2004.

[6] 张建中. 糖皮质激素皮肤科规范应用手册. 上海：上海科学技术出版社，2011.

[7] 李鑫，杨蕊，臧强，等. 糖皮质激素的药理作用机制研究进展. 国际药学研究杂志，2009，36（01）：27-30.

（李薇薇　张春雷）

第六章
糖皮质激素的效能及分类

糖皮质激素是由肾上腺皮质束状带分泌的一种类固醇激素，而糖皮质激素类药物是人工合成的肾上腺糖皮质激素，属于甾体类固醇激素类药物，又称为皮质类固醇。生理剂量的糖皮质激素在人体内作用广泛，不仅在糖、蛋白质、脂肪代谢的过程中不可或缺，且具有调节钾、钠和水代谢的作用，对维持机体环境平衡起重要作用。同时，药理剂量的糖皮质激素具有抗炎、抗过敏、抗细胞毒、抗增生和免疫调节、抗休克等作用，广泛应用于临床，可用于多种皮肤疾病，是皮肤科非常重要的一类药物。糖皮质激素种类繁多，可全身系统应用，也可以局部应用，二者的吸收、分布及代谢各有其特点，合理应用糖皮质激素是提高其疗效，减少不良反应的关键。

第一节　糖皮质激素的效能及影响因素

糖皮质激素的效能是指糖皮质激素临床疗效的强度，是用于比较不同糖皮质激素引起相同生物学效应的等效剂量的指标，效能的强弱主要影响糖皮质激素的抗炎作用，同时影响其血浆半衰期、生物半衰期、对下丘脑垂体轴的抑制作用。抗炎作用是糖皮质激素最主要的治疗作用，糖皮质激素几乎可以对所有参与皮肤炎症反应的细胞及炎症因子起抑制作用，可抑制角质形成细胞相关细胞因子及黑色素产生，降低朗格汉斯细胞及受体数量，降低中性粒细胞对血管的黏附力、细胞吞噬功能、抗细菌能力，抑制中性粒细胞向炎症部位的游走。同时降低炎症处单核细胞、巨噬细胞、肥大细胞及嗜酸细胞的数量，抑制细胞因子如 IL-1、IL-2、INF-γ、TNF-α 的合成及磷脂酶 A2 及血小板激活因子、花生四烯酸等炎症介质释放，降低趋化作用，抑制白细胞反应、成纤维细胞分裂，抑制胶原合成及血管新生，降低血管通透性。可提高机体对细菌内毒素的耐受程度，降低内毒素反应及损伤，缓解毒素反应。外用糖皮质激素对皮肤各层的增生均有抑制作用，但不影响角质形成细胞基底膜及其他超微结构，抑制 DNA 合成和 RNA 转录，抑制有丝分裂，从而降低细胞增生速度、抑制细胞分裂及胶原基质的合成，减少真皮成纤维细胞的增生，黏多糖合成降低，血管收缩，皮肤水分含量减少。

一、评价方法

糖皮质激素的效能的强弱通常表现为其抗炎作用的强弱，但却不易量化。糖皮质激素抑制皮质醇产生的能力及抗增生作用，也是评价其效能的重要指标。目前已经有很多试验包括动物试验、人体试验、体外试验及临床研究等来评价糖皮质激素类药物的疗效，以对其抗炎作用、抗增生等作用的研究为主，人们根据这些试验结果将糖皮质激素分成不同强度级别。

（一）动物实验

鼠巴豆油诱发水肿抑制试验；豚鼠紫外线皮炎的抑制试验；裸鼠分裂指数抑制试验；大鼠抗肉芽肿试验；大鼠蓖麻油、豚鼠 6- 氯 -2-3- 二硝基苯炎症试验；利用转基因动物皮肤、豚鼠表皮、小鼠尾巴表皮观察肾上腺糖皮质激素对增生的抑制作用。

（二）人体相关研究

1. 体外研究

（1）通过检测糖皮质激素对植物血凝素所刺激的淋巴细胞转化的抑制率，测定糖皮质激素相对效能。

（2）竞争性蛋白结合放射分析法。

（3）检测糖皮质激素对外周血当中 T 淋巴细胞的增殖及细胞因子产生的抑制作用研究。

（4）检测糖皮质激素对人健康鼻黏膜和鼻息肉上皮细胞培养的上清液中嗜酸性粒细胞的存活抑制率的方法。

（5）体外培养成纤维细胞生长抑制试验，中性红释放抑制试验。

2. 体内研究

（1）血管收缩试验又称皮肤苍白试验，是测定经皮吸收的糖皮质激素效能的最著名的试验。

（2）对比应用糖皮质激素前后患者血皮质醇水平的研究，糖皮质激素可通过抑制肾上腺皮质的活性抑制皮质醇的产生，不同种类的糖皮质激素抑制的程度不同。

（3）通过检测应用吸入性糖皮质激素患者 24 h 尿游离皮质醇水平，并进行皮肤点刺试验，同时测定糖皮质激素对系统和局部的作用，不同吸入性的糖皮质激素局部和全身效应均显示了剂量－反应相关性。

（4）对人工诱导的皮炎相关抑制试验：如胶带反复撕脱表皮所致刺激性皮炎、紫外线照射致皮肤损伤、镍过敏者的镍阳性斑贴试验等。

（5）利用皮肤组织病理学、微米测径器、皮肤超声、皮肤 X 线、皮肤共聚焦显微镜等方法测量皮肤厚度等研究。

上述评价方法中以血管收缩试验最为著名，因糖皮质激素类药物具有收缩血管的作用，将其涂抹在皮肤上一定时间后，根据局部皮肤血管的收缩情况，推断外用糖皮质激素药物的疗效。该试验的可重复性高，与临床疗效相关性较强，故目前临床上常用的外用糖皮质激素类药物效能分级主要依据血管收缩试验。但是外用糖皮质激素的效能与血管收缩的程度并不完全平行。外用糖皮质激素的效能受到多种因素的影响，如皮肤状态、糖皮质激素化学结构、基质成分及药物浓度等。

二、影响糖皮质激素效能的因素

（一）糖皮质激素的代谢

系统应用糖皮质激素的分解代谢主要在肝脏当中，产生的代谢产物绝大多数与葡萄糖醛酸或硫酸盐结合增加水溶性，由肾脏排泄。故肝肾功能障碍者影响药物血清浓度及代谢速度，严重肝功能受损时，11β-羟脱氢酶的水平降低，体内转化泼尼松能力降低，血浆白蛋白水平降低，游离糖皮质激素水平升高。外用糖皮质激素如倍他米松 17 戊酸酯和 21 戊酸酯外用可被肝和皮肤水解酶分解，17 戊酸酯对水解酶有抵抗，故代谢时间长，而 21 戊酸酯则很快被水解。

（二）糖皮质激素与药物间相互作用

1. 增加糖皮质激素类药物血清浓度的药物

（1）唑类抗真菌药：唑类药物如酮康唑、伊曲康唑、伏立康唑、泊沙康唑等，是肝药物代谢酶细胞色素 P450 酶 CYP3A4 的强效抑制剂，可以抑制糖皮质激素代谢，升高糖皮质激素血清浓度。

（2）大环内酯类抗生素：大环内酯类抗生素如红霉素、罗红霉素、克拉霉素等，是肝药物代谢酶细胞色素 P450 酶 CYP3A4 的强效抑制剂，可以抑制糖皮质激素代谢，升高糖皮质激素血清浓度。

（3）性激素：口服避孕药及雌激素可以延长糖皮质激素的半衰期，减少糖皮质激素的清除。

（4）蛋白酶抑制剂：抗 HIV 药物茚地那韦、洛匹那韦/利托那韦、奈非那韦、利托那韦、沙奎那韦，抗丙型肝炎药物波普瑞韦、替拉瑞韦等均为 CYP3A 强抑制剂，会导致糖皮质激素血清浓度升高。

2. 降低糖皮质激素类药物血清浓度的药物

（1）肝药酶诱导剂：抗惊厥药如苯妥英钠、苯巴比妥、卡马西平、奥卡西平等均是肝药物代谢酶 CYP3A4 的诱导剂，可以增加糖皮质激素的代谢，降低其血清药物浓度。抗结核药如利福平是肝药物代谢酶细胞色素 P450 酶 CYP3A4 的诱导剂，同时也是竞争性抑制剂，可以抵消其部分诱导作用，增加糖皮质激素的代谢，血清糖皮质激素水平降低。

（2）氨鲁米特：对胆固醇转变为孕烯醇酮的裂解酶系具有抑制作用，可以抑制糖皮质激素的合成，用于乳腺癌、肾上腺癌、恶性肿瘤导致的类库欣综合征的治疗。

（3）考来烯胺：考来烯胺属于胆酸结合树脂，可用于治疗部分性胆管阻塞相关的皮肤瘙痒，可降低糖皮质激素的胃肠道吸收，可能与口服的氢化可的松结合降低其吸收率和疗效。

（4）麻黄碱：麻黄碱与肾上腺皮质激素合用，可能会增强糖皮质激素在肝内代谢，增加激素的代谢清除率，降低糖皮质激素的血药浓度。

（5）其他：如抗酸药、灰黄霉素、保泰松等。

（三）皮损及非皮损部位

主要适用于外用糖皮质激素类药物，包括非皮损部位与皮损部位对糖皮质激素吸收情况。

1. 非皮损部位　非皮损部位的正常皮肤对糖皮质激素吸收较病变部位少，不同部位的皮肤对糖皮质激素吸收率不同，阴囊、眼睑等皮肤薄嫩部位＞前额＞腋部＞头皮＞背部＞掌＞踝关节＞跖＞前臂背侧＞前臂屈侧。儿童皮肤薄嫩，对糖皮质激素类药物吸收高于成人。

2. 皮损部位对外用糖皮质激素类药物吸收和代谢的影响

（1）皮肤炎症损伤及含水量增加，可增强药物渗透性进而吸收增加，如封包治疗时，糖皮质激素的吸收明显增加。

（2）角质层可存留部分外用糖皮质激素，皮肤厚度增加时，药物吸收减少。

（3）皮肤表面的微生物种类对糖皮质激素的分解代谢也有影响，研究表明，皮肤表面的球菌，如：金黄色葡萄球菌、表皮葡萄球菌及链球菌对 17- 丁酸氢化可的松的分解无影响，但杆菌（如大肠杆菌、产酸克雷伯菌和铜绿假单胞菌）可增加 17- 丁酸氢化可的松的分解。

（四）糖皮质激素化学结构

外用糖皮质激素的化学结构是影响其疗效的主要因素，现有众多的糖皮质激素是对氢化可的松的结构进行了修饰而产生，目的主要是增加糖皮质激素的疗效。有以下几种形式：

1. 脱氢处理　在 C1 和 C2 之间加双键，能明显增加糖皮质激素抗炎效价，如泼尼松龙即由氢化可的松脱氢而来。

2. 甲基化处理　如在泼尼松龙的结构中 C6 位甲基化，则产生甲泼尼龙的结构，强度显著增加。在 C16 位甲基化，不但明显增加糖皮质激素的疗效强度，而且不增加糖皮质激素的盐皮质激素副作用。

3. 卤化作用　在 C9 位进行卤化处理，尤其是氟化处理，如 9 氟氢化可的松抗炎效价显著高于氢化可的松，很多外用糖皮质激素类药物均含有卤素，尤其是氟分子。氟化虽然增加疗效强度，也会同时增加糖皮质激素的盐皮质激素副作用。

4. 酯化处理　酯化处理提高了糖皮质激素的亲脂性，即进入角质层的渗透性。如对氢化可的松分子进行酯化，成为氢化可的松丁酸酯；C17 位的酯化产生 17- 丁酸氢化可的松，可以增加氢化可的松的脂溶性，显著增加药物的生物利用度。

5. 缩酮处理　在 C16、C17 位的缩酮化，可改变易于失活的极性基团结构，增加糖皮质激素的渗透性，进而增加抗炎效价，如将曲安西龙变为曲安奈德。

（五）基质

外用糖皮质激素类药物，由糖皮质激素及基质两部分组成。基质是外用糖皮质激素的载体，起到促进糖皮质激素的皮肤吸收，防止其腐化变质等作用。基质能够使糖皮质激素迅速进入真皮并减缓入血，基质决定了糖皮质激素类药物的剂型，基质的成分对糖皮质激素类药物的释放、渗透及透皮吸收都有直接影响。

1. 基质的分类　常用基质分以下几类：①润肤剂。如丁基硬脂酸酯、甘油、羊毛脂、矿物油等。包被糖皮质激素分子，可以减少皮肤水分丧失，保护皮肤屏障，增加皮肤弹性。润肤剂本身也是治疗药物。②乳化剂。如羊毛脂、胆固醇、乳化蜡，用于水包油制剂如霜剂及洗剂的乳化制备。③保湿剂。如甘油、丙二醇，用于水包油制剂中，维持水分。④溶剂。如乙醇、甘油、丙二醇等用于洗剂、溶液、凝胶、喷雾剂中溶解药物，减少黏度。⑤促渗剂。如氮酮、二甲基亚砜、丙二醇，能够促进药物的释放及透皮吸收，提高糖皮质激素的疗效强度。⑥防腐剂

（抗氧化剂及化学稳定剂）。如乙醇、对苯类、硫柳汞用于制剂的防腐。⑦香味剂。如香料，用于增加制剂香味。

2. 基质对外用糖皮质激素疗效的影响　基质对外用糖皮质激素的疗效有很大影响，同一种类糖皮质激素，在相同浓度下，在不同基质中，治疗作用亦不完全相同。比如促渗剂丙二醇、氮酮可以促进糖皮质激素的溶解，增加其皮肤吸收，从而增加疗效。软膏、硬膏及油包水的乳膏，对皮肤的封包作用强，可以阻止汗液的蒸发，增加角质层的水化程度，使角质层间水分增多，可以促进糖皮质激素的吸收。而粉剂、洗剂、霜剂等可促进皮肤水分蒸发，有干燥作用。

（六）药物浓度

外用糖皮质激素的药物浓度与疗效强度有一定关系，在一定范围内，高浓度时，单位面积吸收的药物量增加，浓度越高，疗效越强，但超过一定浓度后，疗效不再随浓度增加而增强。因此，外用糖皮质激素的浓度并非越高越好。

第二节　糖皮质激素分类

糖皮质激素种类繁多，可以全身系统应用，也可以局部应用，二者的吸收、分布及代谢各有其特点。可按作用时间、效能及给药途径进行分类。

一、根据作用时间分类

糖皮质激素的半衰期分为血浆半衰期和生物半衰期，血浆半衰期是指药物血浆浓度下降二分之一的时间，生物半衰期是指药物作用减少二分之一的时间。各种糖皮质激素的血浆半衰期与生物半衰期无关，因为糖皮质激素作用的时间取决于生物活性半衰期，而非其在血液中存留的时间。通过给予单剂量的糖皮质激素后，测量其对促肾上腺皮质激素（adrenocorticotropic hormone，ACTH）抑制的持续时间，从而测定生物活性持续时间。生物活性持续时间与糖皮质激素的作用呈正相关，与盐皮质激素的作用呈负相关。

根据各种糖皮质激素对下丘脑－垂体－肾上腺轴（the hypothalamic-pituitary-adrenal axis，HPA）的抑制作用，将常用的糖皮质激素分为三类（表6-1）：短效激素、中效激素、长效激素。

表6-1　常用糖皮质激素类药物半衰期比较

类别	药物	血浆半衰期（min）	生物半衰期（h）
短效	可的松	90	8～12
	氢化可的松	30	8～12
中效	泼尼松	60	24～36
	泼尼松龙	200	24～36

续表

类别	药物	血浆半衰期（min）	生物半衰期（h）
中效	甲泼尼龙	180	24～36
	曲安西龙	>200	24～36
长效	地塞米松	100～300	36～54
	倍他米松	100～300	36～54

在选择合适的糖皮质激素时，需考虑生物半衰期因素，长期用药的情况下，应选择生物半衰期相对较短的药物，糖皮质激素受体结合力较弱，可能会使不良反应的发生减少。而长期应用地塞米松类药物虽可能获得更强的抗炎作用，但生物半衰期更长，糖皮质受体亲和力更强，不良反应的风险更高。

药物半衰期对于给药频率具有指导意义，同时与治疗的疗程有关。疗程在 1 个月内为短程疗法，对 HPA 影响小，可快速减量及停药。疗程在 1 个月至 3 个月之间，对 HPA 已有影响，应缓慢减量。疗程大于 3 个月，对 HPA 影响较大，至少需 9～12 个月方能恢复肾上腺皮质机能。

口服中效糖皮质激素如泼尼松、泼尼松龙及甲泼尼龙等是最常用的糖皮质激素治疗方案，分次给药适用于短程治疗，治疗效果好；但分次给药对 HPA 抑制最大；而晨顿服法，即每日早晨 8 点顿服全日激素量，对于肾上腺皮质功能抑制最小，一般用于激素治疗的减量及维持阶段，在药物减量期间，为了减轻其不良反应及对 HPA 的抑制，可采用中效糖皮质激素隔日疗法，该类糖皮质激素的抗炎作用持续时间长于 HPA 抑制时间，在糖皮质激素停用日可减轻对 HPA 的抑制。

肌内注射糖皮质激素具有给药方便，起效迅速的特点，对 HPA 的影响与用药次数及剂量相关，小剂量 2～4 周给药 1 次对 HPA 抑制作用大于大剂量 6 周给药 1 次的用药方案，需注意用药间隔（表 6-2）。

表 6-2　局部注射用糖皮质激素的种类、浓度及作用时间

药品名	浓度	作用持续时间
醋酸泼尼松龙注射液	25 mg/ml	1 周
曲安奈德混悬液	40 mg/ml	1～2 周
复方倍他米松注射液	每 1 ml 注射液中含 5 mg 倍他米松二丙酸酯及 2 mg 倍他米松磷酸钠	3～4 周

二、根据给药途径分类

糖皮质激素可通过口服、静脉、肌肉、皮肤、呼吸道等途径给药，根据给药途径不同可分为：

（一）全身系统用药

1. 口服用糖皮质激素　口服给药是最常用的糖皮质激素系统给药途径，具有给药方便、简单等特点；给药方式可每日分次给服，在需要长时间使用糖皮质激素治疗的患者，也可以用每日晨间顿服，维持期可以用间隔疗法（即隔日 1 次顿服）逐步减量，以减少对 HPA 的抑制作用。

2. 静脉用糖皮质激素　静脉用糖皮质激素具有起效快、单次用药量较大等特点，常用于危重急症皮肤病如重症药疹、天疱疮和系统性红斑狼疮活动期的治疗，糖皮质激素大剂量及冲击剂量治疗常使用静脉给药方式。

3. 肌内注射用糖皮质激素　肌内注射用糖皮质激素主要选择长效激素（如地塞米松、复方倍他米松等），具有药物释放较缓慢，药效维持时间长，给药迅速方便，常用于急性过敏性皮肤病，如急性荨麻疹、接触性皮炎等治疗。

（二）局部用药

1. 皮损内注射用糖皮质激素　皮损内局部注射糖皮质激素是皮肤科常用的治疗方式。常用药物有复方倍他米松注射液、泼尼松龙混悬液、1% 曲安西龙混悬液、曲安奈德注射液等，可混合 2% 利多卡因注射液进行局部注射。常用于瘢痕疙瘩、囊肿、斑秃、硬斑病、结节性痒疹、盘状红斑狼疮、皮肤淀粉样变、类脂质渐进性坏死等皮损局限的皮肤病的治疗。

2. 皮肤黏膜局部外用糖皮质激素　局部外用糖皮质激素可直接作用于病变部位，起效快，疗效强，顺应性好，副作用相对较小，可以制成多种剂型用于不同部位、不同类型的病变。皮肤科常用于湿疹皮炎类皮肤病、变态反应性皮肤病、大疱性皮肤病、银屑病等红斑鳞屑性皮肤病。同时亦有应用于眼、耳、鼻部的局部外用糖皮质激素，如：眼科局部常用糖皮质激素类药物醋酸可的松、醋酸氢化可的松、醋酸泼尼松、地塞米松磷酸钠等；耳、鼻局部常用糖皮质激素有布地奈德、糠酸莫米松、丙酸氟替卡松等。

3. 吸入型糖皮质激素　吸入型糖皮质激素是哮喘长期治疗的首选药物，同时可应用于慢性阻塞性肺疾病、嗜酸性粒细胞性支气管炎。吸入型糖皮质激素在口咽局部的不良反应包括声音嘶哑、咽部不适和念珠菌定植、感染。吸药后应及时用清水含漱口咽部。长期使用较大剂量吸入型糖皮质激素者亦可能出现医源性库欣综合征表现。常用吸入型糖皮质激素有二丙酸倍氯米松、布地奈德、丙酸氟替卡松、环索奈德等。

4. 其他给药途径　滑膜、腱鞘、椎管内、硬膜外及神经干封闭、浆膜腔内注射，直肠灌注或滴注等。

（三）皮肤科常用的糖皮质激素类药物

1. 醋酸可的松　又名可的松、皮质素。可的松需在肝脏转化为氢化可的松后才有生物活性，故不用于局部注射。剂型：醋酸可的松片口服，注射液（混悬液），眼科外用制剂。

2. 氢化可的松　又名氢可的松、考的索、可的索、氢化可的松、氢皮质素、皮质醇。氢化可的松抗炎作用为可的松的 1.25 倍，对电解质代谢的影响与可的松相似。本品的乙醇溶液及氢化可的松琥珀酸钠可供静脉滴入或静脉注射而迅速发挥作用，静脉滴注应避免选其乙醇溶液注射剂，因后者含有乙醇，易与其他药物相互作用影响疗效或出现副反应。另外，乙醇还具有中枢抑制作用，对肝肾功能也有危害，中枢抑制或肝肾功能不全的患者应避免应用。氢化可的松剂型有口服片剂、注射液、软膏、滴眼液及眼膏等。

3. 氟氢化可的松　为氢化可的松的衍生物，在 C9 位引入氟原子，抗炎作用较氢化可的松强，可用于单独应用氢化可的松不能纠正的肾上腺皮质功能减退的低血钠和高血钾的患者。由于内服水钠潴留明显，容易发生水肿，故临床上已不内服，但可供外用。有口服片剂及外用软膏剂型。

4. 泼尼松　又名强的松、去氢可的松、去氢皮质素，有口服剂型及眼用制剂。由于泼尼松需在肝代谢为泼尼松龙才有活性，故肝功能不全者不适用。

5. 泼尼松龙　又名强的松龙、氢化泼尼龙、去氢氢化可的松、去氢皮质醇，是泼尼松的代谢物。药理作用同泼尼松，口服抗炎作用强于泼尼松，但水盐代谢作用弱，血浆半衰期较泼尼松长。局部刺激性弱，剂型较泼尼松多，有口服片剂，注射液，注射粉针剂及混悬液，眼用及外用制剂。

6. 甲泼尼龙　又名甲基氢化泼尼松、甲基泼尼松龙、甲基强的松龙、甲烯索。药理作用同泼尼松，无盐皮质激素作用。有口服片剂、注射混悬液及琥珀酸钠注射剂等剂型。

7. 曲安西龙　又名去炎松、氟羟氢化泼尼松、氟羟强的松龙，抗炎作用强于泼尼松，有口服及外用剂型。

8. 曲安奈德　又名去炎舒松、曲安缩松，药理作用同曲安西龙，肌内注射数小时生效，1~2 天达最大效应，可维持 2~3 周。有注射液、外用软膏、乳膏、滴眼剂、洗剂及气雾剂等剂型。

9. 地塞米松　又名氟美松、氟甲去氢氢化可的松、氟甲氢化泼尼松、甲氟烯索，抗炎抗过敏作用强。对 HPA 抑制作用强。大剂量长期应用易出现糖尿病、类库欣综合征、精神症状、消化道溃疡及感染等副作用。有口服片剂、注射液及外用软膏等剂型。

10. 倍他米松　是地塞米松的异构体，在 C16 位的甲基为 β 位，药理作用同地塞米松，抗炎作用强于地塞米松。复方倍他米松注射液是二丙酸倍他米松和倍他米松磷酸钠混合而成的灭菌注射混悬液，每毫升含相当于 5 mg 倍他米松的二丙酸倍他米松和相当于 2 mg 倍他米松的倍他米松磷酸钠。臀部深部肌内注射给药后数小时起效，疗效持续 2~4 周。必要时可重复给药，但用药间隔不应小于 2 周。有口服片剂、混悬注射液、注射液、复方外用等剂型。

11. 倍氯米松　又名倍氯美松双丙酸酯、氯倍他美松二丙酸酯。有较强的抗炎、抗过敏和止痒作用。局部抗炎作用是曲安西龙和氟轻松的 5 倍，局部收缩微血管作用为氢化可的松的5000 倍。有外用及气雾剂剂型。

12. 氟轻松　又名肤轻松、仙乃乐，由于具有较强的水钠潴留作用，故仅限于皮肤科外用使用。有乳膏、软膏及洗剂等外用剂型。

三、根据效能分类

（一）系统应用糖皮质激素

糖皮质激素作用效能即疗效强度，相对代表了其治疗作用的大小。如果以氢化可的松的肾上腺糖皮质激素作用强度为 1，则可的松为 0.8，泼尼松及泼尼松龙的强度为 4，甲泼尼龙及曲安西龙的疗效强度为 5，地塞米松的作用强度为 30，倍他米松的作用强度为 35。据此推算，如果要达到相同的疗效，不同肾上腺糖皮质激素的等效剂量为：可的松 25 mg= 氢化可的松 20 mg= 甲泼尼龙 4 mg= 曲安西龙 4 mg= 泼尼松 5 mg= 泼尼松龙 5 mg= 倍他米松 0.6 mg= 地塞米松 0.75 mg（表 6-3）。

　　某些肾上腺糖皮质激素类药物具有盐皮质激素作用，会增加水钠潴留及低血钾的机会。肾上腺糖皮质激素的盐皮质激素副作用强度与糖皮质激素作用强度相反，氢化可的松最强，泼尼松及泼尼松龙次之，甲泼尼龙、地塞米松及倍他米松无盐皮质激素副作用。临床使用时应选用盐皮质激素效应低的糖皮质激素类药物。

表 6-3　常用糖皮质激素药物种类、效能比较

类别	药物	受体亲和力	水盐代谢	糖代谢	抗炎作用	剂量换算（mg）
短效	可的松	0.01	0.8	0.8	0.8	25
	氢化可的松	1.00	1.0	1.0	1.0	20
中效	泼尼松	0.05	0.8	4.0	3.5	5
	泼尼松龙	2.20	0.8	4.0	4.0	5
	甲泼尼龙	11.90	0.5	5.0	5.0	4
	曲安西龙	1.90	0	5.0	5.0	4
长效	地塞米松	7.10	0	20~30	30.0	0.75
	倍他米松	5.40	0	20~30	20~30	0.6

注：表中水盐代谢、糖代谢、抗炎作用的比值均以氢化可的松为 1 计；等效剂量以氢化可的松为标准计

（二）外用糖皮质激素

根据血管收缩试验等方法，外用糖皮质激素类药物有多种分级方法。

1. 二级法　即强效和弱效糖皮质激素两类（表 6-4）。

2. 四级分类法　是临床上最常用的外用糖皮质激素分类方法，将糖皮质激素效能分为 4 级，包括超强效、强效、中效及弱效外用糖皮质激素（表 6-4）。

表 6-4　皮肤科常用外用糖皮质激素类药物二级、四级法分类

二级分类	四级分类	常用制剂	常用浓度（%）
强效	超强效	丙酸氯倍他索凝胶、软膏、乳膏及泡沫剂	0.05
		氟轻松乳膏	0.1
		丙酸倍他米松软膏	0.1
		双醋二氟松软膏	0.05

续表

二级分类	四级分类	常用制剂	常用浓度（%）
强效	强效	哈西奈德乳膏、软膏及溶液	0.1
		安西奈德软膏	0.1
		二丙酸倍他米松凝胶、软膏	0.05
		丙酸氯倍他索溶液（头皮剂）	0.05
		丙酸倍氯米松软膏	0.025
		去羟米松软膏、乳膏	0.25
		卤米松乳膏	0.05
		二丙酸倍他米松乳膏、软膏	0.05
		戊酸倍他米松乳膏	0.1
		醋酸氟轻松软膏、乳膏、凝胶及溶液	0.05
		糠酸莫米松软膏	0.1
		丙酸氟替卡松软膏	0.05
		曲安奈德软膏	0.1
		曲安奈德乳膏	0.5
弱效	中效	糠酸莫米松乳膏、洗剂	0.1
		丁酸氢化可的松软膏、乳膏及洗剂	0.1
		丙酸氟替卡松乳膏	0.05
		曲安奈德乳膏及洗剂	0.1
		戊酸倍他米松泡沫剂	0.12
		氟轻松软膏、乳膏	0.025
		戊酸氢化可的松乳膏	0.2
		二丙酸倍他米松洗剂	0.05
		戊酸倍他米松乳膏、洗剂	0.1
		丁酸氯倍他松软膏	0.05
	弱效	地奈德软膏、乳膏、凝胶、泡沫剂及洗剂	0.05
		氟轻松乳膏	0.01
		氟轻松溶液	0.05
		曲安奈德乳膏、水剂	0.025
		醋酸氢化泼尼松软膏	0.5
		醋酸地塞米松软膏	0.05
		醋酸氟氢可的松软膏	0.025

3. 五级分类法　包括超强Ⅰ、最强Ⅱ、强Ⅲ、中Ⅳ、弱Ⅴ五级外用糖皮质激素（表6-5）。

表6-5　外用糖皮质激素强度五级分类法

五级分类	常用制剂	常用浓度（%）
超强Ⅰ	丙酸氯倍他索	0.05
	氟轻松乳膏	0.1
	丙酸倍他米松软膏	0.1
	双醋二氟松软膏	0.05
	甲泼尼龙醋丙酯	0.05
	卤米松	0.05
最强Ⅱ	醋酸氟轻松	0.05
	丙酸氟替卡松	0.05
强Ⅲ	戊酸倍他米松	0.1
	糠酸莫米松	0.1
	哈西奈德	0.1
	地奈德	0.05
中Ⅳ	曲安奈德	0.1
弱Ⅴ	醋酸地塞米松软膏	0.05
	氢化可的松丁酯	0.1
	醋酸氢化可的松	1

4. 七级分类法　包括超强效、高强效、强效、中强效、弱强效、弱效及最弱效外用糖皮质激素类药物（表6-6）。

表6-6　外用糖皮质激素七级分类法

七级分类	常用制剂	常用浓度（%）
超强效	丙酸氯倍他索凝胶、软膏、乳膏及泡沫剂	0.05
	丙酸卤倍他索软膏、乳膏	0.05
	强化倍他米松二丙酸酯	0.05
	双醋二氟松软膏	0.05
高强效	安西奈德软膏	0.1
	二丙酸倍他米松软膏、乳膏	0.05

续表

七级分类	常用制剂	常用浓度（%）
高强效	糠酸莫米松软膏	0.1
	醋酸氟轻松软膏、乳膏、凝胶	0.05
	去羟米松软膏、乳膏	0.25
	二丙酸倍他米松乳膏	0.05
强效	曲安奈德软膏	0.1
	戊酸倍他米松乳膏	0.1
	丙酸氟替卡松软膏	0.05
	哈西奈德软膏	0.1
	醋酸氟轻松	0.05
中强效	糠酸莫米松乳膏	0.1
	曲安奈德乳膏及洗剂	0.1
	氟轻松乳膏	0.025
	戊酸氢化可的松软膏	0.2
弱强效	丙酸氟替卡松乳膏	0.05
	氢化可的松丁酯	0.1
	氟轻松乳膏	0.025
	戊酸倍他米松乳膏	0.1
	倍他米松二丙酸酯洗剂	0.05
	曲安奈德洗剂	0.1
	氢化可的松戊酸酯乳膏	0.2
弱效	地奈德乳膏	0.05
	氟轻松乳膏、洗剂	0.1
	戊酸倍他米松洗剂	0.05
最弱效	氢化可的松软膏、乳膏	1、2.5
	泼尼松龙、地塞米松、甲泼尼龙等	

　　超强效激素和强效激素适用于重度、肥厚性皮损，用药量<50 g/周，连续用药<2～3周，尽量不用于12岁以下儿童，一般不应用于面部、乳房、外阴及皱褶部位。常用于银屑病、扁平苔藓、盘状红斑狼疮、肥厚性湿疹、神经性皮炎、足部干裂、硬化萎缩性苔藓、斑秃、大疱性皮肤病等。中效激素适用于轻中度皮损，连续应用可达4～6周，12岁以下儿童，疗程2周以内。

常用于特应性皮炎、盘状湿疹、乏脂性湿疹、淤积性皮炎、脂溢性皮炎等。弱效激素适用于轻中度皮损，包括面部、薄嫩部位及儿童皮肤病，可短时较大面积使用，必要时可长期使用。常用于尿布皮炎、间擦疹及面部皮炎等。

参考文献

[1] Emile F, Dubois L.Clinical potencies of glucocorticoids：What do we really measure? Curr Respir Med Rev, 2005, 1 (1): 103-108.

[2] Imbimbo B, Milani S.Potency ratio, clinical equivalence, and wasting ratio estimate of different glucocorticoids.Calcif Tissue Int, 1991, 49 (6): 367-368.

[3] 赵辨. 中国临床皮肤病学. 2 版. 南京：江苏科学技术出版社，2010.

[4] 李邻峰. 肾上腺糖皮质激素类药物在皮肤科的应用. 北京：北京大学医学出版社，2004.

[5] 张建中. 糖皮质激素皮肤科规范应用手册. 上海：上海科学技术出版社，2011.

[6] 严发敏. 激素及其副作用. 上海：同济大学出版社，1992.

[7] 中国中西医结合学会皮肤性病专业委员会环境与职业性皮. 规范外用糖皮质激素类药物. 中华皮肤科杂志，2015，48（02）：73-75.

[8] 李邻峰，顾恒，温海. 规范外用糖皮质激素类药物专家共识. 中华皮肤科杂志，2015，48（2）：73-75.

[9] 晋红中，吴超. 如何选择外用糖皮质激素类药物. 中华全科医师杂志，2015，14（7）：505-508.

[10] 窦侠，刘玲玲，朱学骏. 外用糖皮质激素在皮肤科的应用. 临床药物治疗杂志，2006（4）：32-36.

[11] 郑志忠. 外用糖皮质激素效能分级的临床意义. 中华皮肤科杂志，2007，40（9）：583-584.

[12] 糖皮质激素类药物临床应用指导原则. 中华内分泌代谢杂志，2012，28（2）：171-202.

（路雪艳　张春雷）

第七章
用于局部注射的糖皮质激素

糖皮质激素药物种类很多，目前在临床工作中常用于局部注射的糖皮质激素有以下几种：地塞米松磷酸钠注射液，曲安奈德注射液，醋酸泼尼松龙注射液，注射用甲泼尼松琥珀酸钠，倍他米松磷酸钠注射液及复方制剂如复方倍他米松注射液。复方倍他米松注射液和曲安奈德注射液在皮肤科局部注射中使用最为广泛。几种局部注射用糖皮质激素的种类、浓度及效能比较见表 7-1。

表 7-1　局部注射用糖皮质激素的种类、浓度及效能比较

通用名	浓度	抗炎效价	作用持续时间
醋酸泼尼松龙注射液	5 ml：醋酸泼尼松龙 0.125 g	4	1 周
曲安奈德注射液	1 ml：曲安奈德 40 mg	5	1～2 周
注射用甲泼尼松琥珀酸钠	1 ml：甲泼尼龙琥珀酸钠 40 mg	5	NA
地塞米松磷酸钠注射液	1 ml：地塞米松棕榈酸酯 4.0 mg	30	NA
复方倍他米松注射液	1 ml：二丙酸倍他米松（以倍他米松计）5 mg 与倍他米松磷酸钠（以倍他米松计）2 mg	35	3～4 周

NA，暂缺相关资料

第一节　复方倍他米松注射液

一、药物成分

本品为复方制剂，其组分为：二丙酸倍他米松及倍他米松磷酸钠，并含有灭菌缓冲剂和防腐剂。非活性成分包括二水磷酸氢二钠、氯化钠、依地酸二钠、吐温 80、苯甲醇、对羟基苯甲酸甲酯、对羟基苯甲酸丙酯、羧甲基纤维素钠、聚乙二醇 3350 及注射用水。

二、药物规格

白色混悬液，1 ml：二丙酸倍他米松（以倍他米松计）5 mg 与倍他米松磷酸钠（以倍他米松计）2 mg。

三、用法及用量

所需剂量有所不同，必须按疾病性质、严重程度及患者反应来达到剂量个体化。起始剂量应维持或加以调节，直至取得满意疗效。若经适当时间治疗后未能取得满意的临床疗效，则应停用本品，并采用其他适宜的治疗方法。本产品可以全身给药和局部给药。

对于符合系统性治疗的患者，在全身给药时，对于大多数疾病，全身治疗的起始剂量为 1～2 ml，必要时可重复给药。给药方法是臀部深部肌内注射（IM），给药剂量和次数取决于病情的严重程度和疗效。对于严重疾病，初始剂量可能需要 2 ml。多种的皮肤病经肌内注射本品 1 ml 治疗后起效。可根据病情选择重复给药。治疗呼吸道疾病时，肌内注射本品后数小时内症状得以缓解。对于支气管哮喘、枯草热、过敏性支气管炎和过敏性鼻炎，注射治疗急性或慢性滑膜囊炎时，肌内注射本品 1～2 ml 疗效极佳，必要时可重复给药。

局部注射用药：一般不需要合用局麻药，如要合用，可将本品与 1% 或 2% 盐酸普鲁卡因或利多卡因在注射器内（不可在药瓶内）混合，使用时应使用不含尼泊金类防腐剂的制剂。也可使用类似的局麻药，但不可用含有尼泊金甲酯、尼泊金丙酯及苯酚等的局麻药，使用时须先将药瓶中的混悬注射液适量抽入注射器内，然后抽入局麻药，振摇片刻。药物的配置浓度根据皮损的性质决定：对于严重增殖的皮损，如肥厚性瘢痕及瘢痕疙瘩，要使用相当于 15～20 mg/ml 的泼尼松浓度；对于轻度增殖的皮损，如痤疮瘢痕，要使用相当于 10 mg/ml 的泼尼松浓度；对于增殖不明显的炎症性皮损，如苔藓化的接触性皮炎、顽固的钱币型湿疹，使用相当于 5～10 mg/ml 的泼尼松浓度；对于无明显增殖及炎症的皮损，如斑秃、白癜风等，使用相当于 2～5 mg/ml 的泼尼松浓度，防止注射部位的皮肤萎缩。皮损内注射本品治疗时推荐剂量均为 0.1 ml/cm^2，用结核菌素注射器或 26 号针头注射。原药在所有部位的注射总量每周不应超过 1 ml。

四、适应证

皮损内局部注射糖皮质激素疗法是皮肤科一种辅助治疗的常用疗法，皮损内局部注射可以直接将药物注入皮损内部，极大地提高药物的治疗效能，充分发挥药物的抗炎、抗增殖作用。该疗法适用于治疗对糖皮质激素敏感的急性和慢性疾病，如：血管神经性水肿、药物反应、血清病、昆虫叮咬、异位性皮炎（钱币状湿疹）、神经性皮炎（局限性单纯苔藓）、接触性皮炎、重症日光性皮炎、荨麻疹、肥大性扁平苔藓、糖尿病脂性渐进性坏死、斑秃、盘状红斑狼疮、银屑病、瘢痕疙瘩、天疱疮、疱疹样皮炎、囊肿性痤疮、播散性红斑狼疮、硬皮病、皮肌炎、结节性血管周围炎、Wells 综合征、肛周瘙痒症、婴幼儿真性血管瘤等，有非常广泛的皮肤科临床适应证。

五、不良反应

疼痛及对注射的恐惧是最常见的不良反应，注射前应与患者做充分的沟通，解除紧张情绪，减少恐惧同时也可以不同程度地减少疼痛。其他与皮损局部注射糖皮质激素有关的不良反应包括因注射部位选择不当或注射方法错误及过量注射导致的麻痹、失明等偶发、罕见反应。色素沉着或色素减退是局部注射后较为常见的不良反应，发生率与外用糖皮质激素接近，无需特殊处理。皮下和皮肤萎缩的出现主要是对药物浓度的把握及局部注射的剂量控制不好，按照皮损的大小、位置及性质配置适当浓度的注射液可以极大限度地减少这类不良反应的发生。无菌性脓肿、关节内注射后潮红及 Charcot 关节样病变也有可能发生。出现这些情况的原因多与注射时的操作相关，严格执行无菌操作，坚持一针头一注射，这类不良反应同样可以大大减少。

六、禁忌证

系统性感染、对倍他米松或其他糖皮质激素类药物或注射液中任一成分过敏的患者禁用。感染性（细菌、真菌、病毒）皮损，在活动期禁用。对于已经控制感染的深部真菌病患者出现的增殖性瘢痕样皮损，在做好评估的前提下可以进行局部注射，抑制增殖。

七、注意事项

1. 本品含苯甲醇，系统性使用有可能影响儿童患者的神经生长发育，禁止用于儿童肌内注射。

2. 本品不得供静脉注射。

3. 使用本品时必须严格执行无菌操作规定。

4. 本品含有两种倍他米松酯，倍他米松磷酸钠为其中之一，此药很快在注射部位分散。为此使用本品时应考虑到其中所含的可溶性成分有可能引起全身性作用。

5. 给特发性血小板减少性紫癜患者肌内注射本品时应慎重。

6. 肌内注射糖皮质激素类药物时，为避免局部组织萎缩，应将药物注入大块肌肉的深部软组织，尽可能预防萎缩的发生。皮损内和关节内注入糖皮质激素有可能因为系统性吸收可引起局部和全身作用。

7. 患者病情发生缓解或恶化，患者对药物各自的反应及患者面临情绪或身体应激状态如严重感染、手术或外伤，这时需调整药物剂量。对于长期或大剂量使用糖皮质激素的患者，在停药后需观察一年。

8. 糖皮质激素类药物可掩盖某些感染征象，在使用这类药物时可出现新的感染，同时可见机体抵抗力减弱和不能将感染控制于局限范围内导致感染的扩散，在临床治疗时务必高度关注。

9. 长期系统性使用糖皮质激素可产生后囊下白内障（特别是小儿）和可能损伤视神经的青光眼，同时可促使眼部发生继发性真菌或病毒感染。常量和大剂量糖皮质激素类药物可引起血压升高、水钠潴留及排钾增多。对于合成衍生物如果不是大剂量使用，则较少可能发生上述反应。可考虑限制饮食中的盐和补充钾。糖皮质激素类药物均可促使钙排泄。

10. 在系统性糖皮质激素用药期间，患者不应接种天花疫苗。使用糖皮质激素类药物特别是大剂量的患者，不应接受其他免疫疗法，因可能发生神经并发症和缺乏抗体反应。但对于接受糖皮质激素作为替代疗法的患者，如艾迪生病，则可进行免疫疗法。

11. 以免疫抑制剂量使用糖皮质激素类药物的患者，应警惕避免接触水痘或麻疹，如已接触，应向专业医师咨询，这对小儿患者特别重要。

12. 对于活动性结核，糖皮质激素疗法应限于暴发性或播散性结核患者。这时糖皮质激素应与适宜的抗结核疗法同时使用。

13. 系统性糖皮质激素类药物用于静止期结核或结核菌素反应的患者时，由于结核可能恢复活动性，故需严密观察。长期使用糖皮质激素治疗的患者应接受预防性化疗。如果在化疗方案中采用利福平，则应考虑该药对糖皮质激素类药物代谢中肝清除的促进作用，可能需要调节糖皮质激素的剂量。

14. 无论是系统性还是局部使用糖皮质激素，治疗期间，为了控制病情应使用最小剂量，在控制症状后，都应尽可能及时减量至逐步停用。

15. 对于甲状腺功能减退或肝硬化患者，糖皮质激素类药物的代谢可能受到影响，导致药物蓄积及作用有所增强，对此类患者应考虑调整剂量。

16. 对于眼部单纯疱疹的患者，由于可能发生角膜穿孔，因而建议慎用糖皮质激素类药物。

17. 采用系统性糖皮质激素疗法时可见精神错乱。糖皮质激素类药物可加重原有的情绪不稳或精神病倾向。

18. 存在下列情况者应慎用系统性糖皮质激素类药物：有可能发生穿孔、脓肿或其他脓性感染的非特异性溃疡性结肠炎，憩室炎，新近进行过小肠吻合术，活动性或隐匿性胃溃疡，肾功能不全，高血压，骨质疏松症及重症肌无力。

19. 由于糖皮质激素疗法的并发症取决于用药剂量和持续时间，因此须对每一患者权衡利弊来作出决定。

20. 对于某些敏感的患者，糖皮质激素类药物可改变精子活动力与数目，必要时做好相关的生殖能力监测。

21. 运动员慎用。

第二节　曲安奈德注射液

一、药物成分

本品主要成分为曲安奈德，辅料为：苯甲醇、羧甲基纤维素钠、聚山梨酯 80、氯化钠、注射用水。规格为 1 ml，含曲安奈德 40 mg。该药物为混悬剂，药物用前摇匀。用注射器抽吸药物后立即注射防止药物沉淀。注意防止感染，不得静脉注射。

二、药物规格

为微细颗粒的混悬液，静置后微细颗粒下沉，振摇后成均匀的乳白色混悬液。1 ml：40 mg。

三、用法及用量

本品可全身用药和局部用药。系统性用于成人和大于 12 岁的儿童时，初次推荐剂量是 60 mg。根据患者的反应程度，应用的剂量可在 40～80 mg。但是在一些患者中给药剂量 20 mg 或更低时也可有效控制病情。对于 6～12 岁的儿童初次推荐剂量时 40 mg，但同时需要考虑患者的病情，而不只是根据患者的年龄和体重考虑给药剂量。由于药物作用持续时间的差别，后续给药应是在症状重新出现时。注射时应深入臀部肌肉以使药物有效吸收。对于成人推荐针头的最小长度为 4 cm，对于肥胖患者针头长度应加长。每次注射不得在同一位置。

局部可用于关节腔、囊内、腱鞘内注射，剂量依赖于病情的程度和病情部位的大小。一般对于成人，小剂量给药 10 mg，大剂量给药 40 mg 即可以有效减轻症状。对于多关节病变的进行性疾病可以分部位给药，总剂量可达到 80 mg 而不产生不良反应。通常曲安奈德一次局部给药就可以有效缓解症状，但是有时需要多次给药。在连续给药后症状缓解的持续时间可以延长，因此推荐病情发作后再次重复给药，而不是根据预先制定的时间间隔给药。通常对于关节腔、囊内、腱鞘内注射需要局部麻醉，可在注射部位周围的软组织给予麻醉剂，也可以在关节部位注射少量麻醉剂溶液。由于在关节部位有丰富的渗出物，在给药前可以抽出部分滑膜液，注意不要抽出全部液体。这样既可以减轻症状，也不会过分稀释注射的药物。注射部位麻醉后，应用相应的关节腔内注射技术于关节内给药。腱囊内给药，药物可以直接注射入囊腔。对于腱炎、腱鞘炎的治疗，应将药物注射入鞘内而不是肌腱内。治疗腱鞘炎、肩部关节周炎、风湿性结节、纤维组织炎、创伤性囊肿和膝盖韧带损伤（如侧部肌腱充血肿胀），可同时在疼痛部位浸润给药。

局部注射用药：曲安奈德注射液在皮肤科也广泛地应用于皮损局部注射，但是在使用前一定要评估临床症状，决定药物的使用浓度及剂量。药物的配置浓度根据皮损的性质决定，具体配置方法参照复方倍他米松注射液局部注射配制方法。

四、适应证

曲安奈德（曲安奈德注射液）肌内注射给药用于需皮质类固醇类药物治疗的疾病，例如变态反应性疾病（用于患者处于严重虚弱状态，使用传统药物无效时）、皮肤病、弥漫性风湿性关节炎、其他结缔组织疾病。当口服皮质类固醇药物不可行时，肌内注射给药对于以上疾病疗效显著。

曲安奈德可经关节内注射或囊内注射，还可直接进行腱鞘或关节囊给药。这种给药方式能够对疼痛、关节肿胀、僵直给予有效的局部、短期治疗。在治疗弥漫性关节疾病时，可关节内注射曲安奈德辅助传统方法的治疗。

另外，在关节创伤或黏液囊炎等治疗条件受限制的条件下，关节内注射曲安奈德为治疗疾病提供了一种新的选择。

　　局部注射适用于严重增殖的皮损，如肥厚性瘢痕及瘢痕疙瘩；轻度增殖的皮损如痤疮瘢痕；增殖不明显的炎症性皮损，如苔藓化的接触性皮炎，顽固的钱币型湿疹，及无明显增殖、炎症的皮损，如斑秃、白癜风等。对于顽固性的肛周瘙痒、阴囊瘙痒及女性的外阴瘙痒也具有良好的治疗作用。必须重点关注的是药物浓度的控制、注射剂量及注射部位的选择。

五、不良反应

　　本品属于肾上腺皮质激素类药物。有肾上腺皮质激素类药可能产生的不良反应。①皮肤及其附件损害：皮疹、瘙痒、皮肤变色、局部皮肤反应、皮肤色素减退、皮肤发红、多汗等。②全身性损害：胸闷、疼痛、乏力、发热、寒战、疼痛加重、面色苍白、水肿等。③消化系统损害：恶心、呕吐、腹痛、呃逆等。④神经系统损害：头晕、头痛、局部麻木等。⑤免疫功能紊乱：过敏反应、过敏样反应、过敏性休克等。⑥呼吸系统损害：呼吸困难等。⑦精神障碍：失眠、焦急不安等。⑧生殖系统损害：月经紊乱等。⑨血管损害和出凝血障碍等。

　　局部注射用药可能引起局部不良反应：注射部位疼痛、局部红肿、注射部位瘙痒、色素变化等。

六、禁忌证

　　本品应用系统性治疗时，不得用于活动性胃溃疡、结核病、急性肾小球肾炎或任何未经抗生素控制的系统性感染患者。由于其系统性的免疫抑制，有可能引起系统性感染的进一步扩散。

　　局部注射治疗时对感染性（细菌、真菌、病毒）皮损，在活动期禁用。对于已经控制感染的深部真菌病患者出现的增殖性瘢痕样皮损，做好评估可以进行局部注射，抑制增殖。

七、注意事项

　　用药期间应多摄取蛋白。对于感染性疾病应与抗生素联合使用。虽然很少有病例报道对注射糖皮质激素过敏，但对于有药物过敏史的患者，在使用本品时，也应该用适当的方法防止过敏。给药期间患者禁止接种天花疫苗。对于肺结核的治疗应限制于传染性或暴发性肺结核，给予皮质类固醇药物时应同时进行抗肺结核的治疗。当患者有潜伏性肺结核或肺结核检验呈阳性，给予皮质类固醇药物时应密切观察，防止肺结核复发。糖皮质激素会造成对代谢的干扰：可使血糖、血胆固醇和血脂肪酸、血钠水平升高，使血钙、血钾下降；对外周血象的影响为淋巴细胞、真核细胞及嗜酸、嗜碱细胞数下降，多核白细胞和血小板增加，后者也可下降；长期大剂量使用糖皮质激素可使皮肤试验结果呈假阴性，如结核菌素试验、组织胞浆菌素试验和过敏反应皮试等；长期大剂量使用糖皮质激素可使甲状腺 ^{131}I 摄取率下降，减弱促甲状腺激素对 TSH 释放素刺激的反应，使 TSH 释放素兴奋实验结果呈假阳性，干扰促黄体生成素释放素兴奋试验的结果；可使同位素脑和骨显像减弱或稀疏。

　　局部注射治疗时应选择适应证，严格控制药物的使用浓度、剂量及注射部位和方法。其余注意事项同复方倍他米松相似。

第三节 地塞米松棕榈酸酯注射液

一、药物成分

每安瓿 1 ml 本品含有效成分 4.0 mg 地塞米松棕榈酸酯，相当于 2.5 mg 地塞米松，其余添加物成分包括 100 mg 精制大豆油、12 mg 精制蛋黄卵磷脂、22.1 mg 浓甘油和适量的氢氧化钠及盐酸。

二、药物规格

本品为稍带黏性的白色乳浊液，稍有特臭。1 ml：4 mg。

三、用法及用量

静脉注射：成人患者 2 周静注一次。每次用量 1 支（以地塞米松计 2.5 mg）。注射时可用葡萄糖或生理盐水先行稀释。根据患者年龄、体重和症状用量可适当增减。关节腔注射：按关节大小每次用量为 0.5～2 支，必要时隔 2～4 周可再加强注射一次以巩固疗效。

局部注射用药：地塞米松棕榈酸酯注射液在皮肤科也有一定的应用，包括皮损局部注射及穴位注射，但是因为释放半衰期短，治疗效能比较差，在应用频率方面低于复方倍他米松及曲安奈德注射液这些专门为皮损局部治疗设计的制剂。地塞米松棕榈酸酯注射液在使用前一定要评估临床症状，决定药物的使用浓度（参照泼尼松的等量浓度）及剂量。药物的配置浓度根据皮损的性质决定，具体配置方法参照复方倍他米松注射液局部注射配制方法。

四、适应证

系统性应用多用于类风湿性关节炎。

局部注射治疗：与以上几种同类制剂相似，对感染性（细菌、真菌、病毒）皮损，在活动期禁用。对于已经控制感染的深部真菌病患者出现的增殖性瘢痕样皮损，做好评估可以进行局部注射，抑制增殖。由于地塞米松棕榈酸酯注射液释放半衰期短，治疗效能比较差，临床治疗效果低于复方倍他米松及曲安奈德注射液。

五、不良反应

①休克、类过敏性症状（两者发生率尚不明确）：可能会出现休克、类过敏性症状（呼吸困难、荨麻疹、喉头水肿等），故应充分观察，发现异常时中止用药，并给予适当处理。②青光眼、后囊白内障（两者发生率尚不明确）：连续用药会引起眼压增高、青光眼、白内障等，故需要进行定期检查。

局部注射用药可能引起皮损部位反应：包括注射部位疼痛、瘙痒、局部红肿、色素变化等不良反应，基本与其他同类药物的局部注射反应相似。

六、禁忌证

对本品有过敏史的患者禁用本品。下列患者原则上禁止系统性用药，但在特别需要的情况下，可慎重使用：无有效抗生素治疗的感染性疾病及全身真菌性疾病患者、消化性溃疡患者、精神病患者、结核病患者、单纯疱疹性角膜炎患者、后囊白内障患者、青光眼患者、高血压患者、电解质平衡紊乱患者、血栓症患者、近期施行过内脏手术的患者、急性心肌梗死患者（有发生心脏破裂的报道）。

七、注意事项

下列疾病患者谨慎系统性用药：感染性疾病、糖尿病、骨质疏松症、肾功能不全、甲状腺功能低下、肝硬化、脂肪肝、脂肪栓塞、重症肌无力症（在开始使用本品时可能会一过性地加重病情）。

本品为溶入于脂肪乳糜微粒之中的合成肾上腺皮质激素制剂，用药过程中，有可能导致感染、继发性肾上腺皮质功能不全、消化性溃疡、糖尿病、精神障碍等严重的不良反应，故使用本品时应注意适应证的选择，密切注意使用过程中出现的不良反应，并给予充分及妥善的处理，同时避免患者处于应激状态。使用本品一段时期后，若突然停止使用，有时会出现因撤药而引起的发热、头痛、食欲不振、无力感、肌肉痛、关节痛、休克等症状，故如需停止用药时，应逐渐减少用量。一旦发生上述症状，应立即重新用药及增加用量。

在使用本品时如感染水痘或麻疹，可能会导致生命危险，故应注意下列事项：使用本品前应确认是否有水痘或麻疹史及预防接种；对于没有水痘或麻疹史的患者，为了防止感染水痘或麻疹，应密切观察；怀疑被感染及已经感染时，应立即就诊，给予适当处置；对于有水痘或麻疹史及接受预防接种的患者，使用本品可能会诱发水痘或麻疹，应充分观察。

第四节　醋酸泼尼松龙注射液

一、药物成分

本品主要成分为醋酸泼尼松龙。辅料为聚山梨酯 80（供注射用）、羧甲纤维素钠、氯化钠、硫柳汞钠、注射用水。化学名称：11β，17α，21- 三羟基孕甾 -1，4- 二烯 -3，20- 二酮 -21- 醋酸酯。分子式：$C_{23}H_{30}O_6$，分子量：402.49。

二、药物规格

本品为微细颗粒的混悬液，静置后微细颗粒下沉，振摇后成均匀的乳白色混悬液。5 ml：0.125 g。

三、用法及用量

肌内注射或关节腔注射：一日 10 ~ 40 mg，必要时可加量。

局部注射用药：醋酸泼尼松龙注射液注射液在皮肤科也有一定的应用，包括皮损局部注射及穴位注射。与地塞米松一样，因为释放半衰期短，治疗效能比较差，使用频率低于复方倍他米松及曲安奈德注射液这些专门为皮损局部治疗设计的制剂。醋酸泼尼松龙注射液注射液在使用前一定要评估临床症状，决定药物的使用浓度（参照泼尼松的等量浓度）及剂量。药物的配置浓度根据皮损的性质决定，具体配置方法参照复方倍他米松注射液局部注射配制方法。

四、适应证

系统性治疗主要用于过敏性与自身免疫性炎症疾病。现多用于活动性风湿、类风湿性关节炎、红斑狼疮、严重支气管哮喘、肾病综合征、血小板减少性紫癜、粒细胞减少症、各种肾上腺皮质功能不全症、严重皮炎、急性白血病等，也用于某些感染的综合治疗。

局部注射治疗：与以上几种同类制剂相似，对感染性（细菌、真菌、病毒）皮损，在活动期禁用。对于已经控制感染的深部真菌病患者出现的增殖性瘢痕样皮损，做好评估可以进行局部注射，抑制增殖。由于醋酸泼尼松龙注射液释放半衰期短，治疗效能比较差，临床治疗效果低于复方倍他米松及曲安奈德注射液。

五、不良反应

糖皮质激素在应用生理剂量替代治疗时无明显不良反应，不良反应多发生在药理剂量时，而且与疗程、剂量、用药种类、用法及给药途径等有密切关系，如本品关节腔内注射引起的全身性不良反应较少、较轻。

长程系统性使用可引起以下副作用：医源性库欣综合征面容和体态、体重增加、下肢水肿、紫纹、易出血倾向、创口愈合不良、痤疮、月经紊乱、肱骨头或股骨头缺血性坏死、骨质疏松及骨折（包括脊椎压缩性骨折、长骨病理性骨折）、肌无力、肌萎缩、低钾血症、胃肠道刺激（恶心、呕吐）、胰腺炎、消化性溃疡或穿孔、儿童生长受到抑制、青光眼、白内障、良性颅内压升高综合征、糖耐量减退和糖尿病加重。患者可出现精神症状：欣快感、激动、谵妄、不安、定向力障碍，也可表现为抑制。精神症状尤易发生于患慢性消耗性疾病的人及有精神疾病史者。

并发感染为肾上腺皮质激素的主要不良反应。以真菌、结核菌、葡萄球菌、变形杆菌、铜绿假单胞菌和各种疱疹病毒为主。

糖皮质激素停药综合征。有时患者在停药后出现头晕、昏厥倾向、腹痛或背痛、低热、食欲减退、恶心、呕吐、肌肉或关节疼痛、头痛、乏力、软弱，经仔细检查如能排除肾上腺皮质功能减退和原来疾病的复发，则可考虑为对糖皮质激素的依赖综合征。

局部注射用药可能引起皮损部位反应：注射部位疼痛、瘙痒、局部红肿、色素变化等不良反应，基本与其他同类药物的局部注射反应相似。

六、禁忌证

对本品及甾体激素类药物过敏者禁用。以下疾病患者一般不宜使用，特殊情况下应权衡利弊使用，注意病情恶化的可能：正患有严重的精神病或有相关病史、癫痫、活动性消化性溃疡病、新近胃肠吻合手术、骨折、创伤修复期、角膜溃疡、肾上腺皮质功能亢进症、高血压、糖尿病、孕妇、抗菌药物不能控制的感染、较重的骨质疏松症等。

醋酸泼尼松龙局部注射治疗时对感染性（细菌、真菌、病毒）皮损，在活动期禁用。对于已经控制感染的深部真菌病患者出现的增殖性瘢痕样皮损，做好评估可以进行局部注射，抑制增殖。其余禁忌证与其他同类药物的局部注射应用禁忌相似。

七、注意事项

诱发感染：在激素作用下，原来已被控制的感染可活动起来，最常见者为结核感染复发。在某些感染时应用激素可减轻组织的破坏、减少渗出、减轻感染中毒症状，但必须同时用有效的抗生素治疗、密切观察病情变化，在短期用药后，即应迅速减量、停药。对诊断的干扰：糖皮质激素可使血糖、血胆固醇和血脂肪酸、血钠水平升高，使血钙、血钾下降；对外周血象的影响为淋巴细胞、真核细胞及嗜酸、嗜碱细胞数量下降，多核白细胞和血小板增加，后者也可下降；长期大剂量服用糖皮质激素可使皮肤试验结果呈假阴性，如结核菌素试验；还可使甲状腺 ^{131}I 摄取率下降、减弱促甲状腺激素（TSH）对 TSH 释放素（TRH）刺激的反应，使 TRH 兴奋实验结果呈假阳性，干扰促黄体生成素释放素（LHRH）兴奋试验的结果；使同位素脑和骨显像减弱或稀疏。下列情况应慎用：心脏病或急性心力衰竭、糖尿病、憩室炎、情绪不稳定和有精神病倾向、全身性真菌感染、青光眼、肝功能损害、眼单纯性疱疹、高脂蛋白血症、高血压、甲状腺功能减退、重症肌无力、骨质疏松、胃溃疡、胃炎或食管炎、肾功能损害或结石、结核病等。

随访检查：长期应用糖皮质激素者，应定期检查以下项目：血清电解质和大便隐血、血糖、尿糖或糖耐量试验，尤其是糖尿病或糖尿病倾向者。小儿应定期检测生长和发育情况。眼科检查注意白内障、青光眼或眼部感染的发生。老年人还需要注意完善高血压和骨质疏松的检查。

第五节 注射用甲泼尼龙琥珀酸钠

一、药物成分

本品主要成分为：甲泼尼龙琥珀酸钠。化学名称：11β，17α，21- 三羟基 -6α- 甲基孕甾 -1，4- 二烯 -3，20 二酮 -21- 琥珀酸钠。

二、药物规格

本品 40 mg 规格，每只 1 ml 双室瓶上室含稀释液（苯甲醇 9 mg 及注射用水），下室为甲泼尼龙琥珀酸钠及辅料：一水磷酸二氢钠、磷酸氢二钠（无水）、乳糖、10% 氢氧化钠溶液和注射用水。

三、用法及用量

作为对生命构成威胁的情况的辅助药物时，推荐剂量为 30 mg/kg，应至少用 30 min 静脉注射。根据临床需要，此剂量可于 48 h 内每隔 4~6 h 重复一次。冲击疗法，用于疾病严重恶化和（或）对常规治疗（如非甾体抗炎药、金盐及青霉胺）无反应的疾病。

局部注射用药：甲泼尼龙琥珀酸钠注射液注射液在皮肤科也有一定的应用，包括皮损局部注射及穴位注射。与地塞米松一样，因为释放半衰期短，治疗效能比较差，使用频率低于复方倍他米松及曲安奈德注射液这些专门为皮损局部治疗设计的制剂。甲泼尼龙琥珀酸钠注射液在使用前根据临床症状和皮损性质决定药物的浓度（参照泼尼松的等量浓度）及剂量，具体配置方法参照复方倍他米松注射液局部注射配制方法。

四、适应证

除非用于某些内分泌疾病的替代治疗，糖皮质激素仅仅是一种对症治疗的药物。风湿性疾病：作为短期使用的辅助药物（帮助患者度过急性期或危重期），用于：①创伤后骨关节炎、骨关节炎引发的滑膜炎、类风湿性关节炎、上踝炎、急性非特异性腱鞘炎、急性痛风性关节炎、银屑病关节炎、强直性脊柱炎；②免疫复合物疾病：用于系统性红斑狼疮（和狼疮性肾炎）、急性风湿性心肌炎、全身性皮肌炎（多发性肌炎）、结节性多动脉炎、古德帕斯丘综合征（Good Pasture's Syndrome，又称肺出血肾炎综合征）疾病危重期或维持治疗；③皮肤疾病：天疱疮、严重的多形红斑（Stevens-Johnson 综合征）、剥脱性皮炎、大疱性皮炎、严重的脂溢性皮炎、严重的银屑病、蕈样真菌病、荨麻疹；④过敏状态：用于控制如下以常规疗法难以处理的严重的或造成功能损伤的过敏性疾病，如支气管哮喘、接触性皮炎、异位性皮炎、血清病、季节性或全年性过敏性鼻炎、药物过敏反应、荨麻疹样输血反应、急性非感染性喉头水肿。

局部注射治疗：与以上几种同类制剂相似，对感染性（细菌、真菌、病毒）皮损，在活动期禁用。对于已经控制感染的深部真菌病患者出现的增殖性瘢痕样皮损，做好评估可以进行局部注射，抑制增殖。由于甲泼尼龙琥珀酸钠注射液释放半衰期短，治疗效能比较差，临床治疗效果低于复方倍他米松及曲安奈德注射液的临床疗效，在皮肤病临床治疗方面相对较少应用。

五、不良反应

尽管在短期治疗时很少出现，但仍可能会观察到全身性副反应，使用时应仔细随访。可能的不良反应为：

（一）感染

感染和侵袭：掩盖感染的症状、潜在感染发作、机会性感染、腹膜炎。

（二）免疫系统异常

药物过敏（包括类似严重过敏反应或严重过敏反应，伴有或不伴有休克、心脏停搏、支气管痉挛）。

（三）内分泌异常

出现类库欣状态、垂体功能减退症、类固醇停药综合征。

（四）代谢和营养异常

代谢性酸中毒、钠潴留、液体潴留、血钾降低、低钾性碱中毒、尿钙增加、葡萄糖耐量下降、糖尿病患者对胰岛素或口服降糖药的需求增加、血脂异常、食欲增加（可能会导致体重增加）。蛋白质分解造成的负氮平衡、血尿素氮升高。相对于可的松或氢化可的松，甲泼尼龙较少发生盐皮质激素作用。限钠、补钾的饮食可能是必要的。硬膜外脂肪过多症，脂肪过多症（频率不详）。

（五）血液和淋巴系统异常

白细胞增多（频率不详）。

（六）精神异常

情感障碍（包括情绪不稳定、情绪低落、欣快、心理依赖、自杀意念）、精神病性异常（包括躁狂、妄想、幻觉、精神分裂症加重、意识模糊状态、精神障碍、焦虑、人格改变、情绪波动、行为异常、失眠、易激惹）。

（七）神经系统异常

颅内压增高（可能出现视神经乳头水肿）、良性颅内高压症、惊厥、健忘、认知障碍、眩晕、头痛。

（八）眼部异常

眼内压升高、眼球突出、后囊下白内障、脉络膜视网膜病变、视物模糊。长期应用糖皮质激素可引起青光眼（可能累及视神经），并增加眼部继发真菌或病毒感染的机会。为防止角膜穿孔，糖皮质激素应慎用于眼部单纯疱疹患者。

（九）心脏异常

易感人群中的充血性心力衰竭、心肌梗死后心肌破裂、心律失常。据报道，短时间内静脉注射大剂量甲泼尼龙（10 min 内所给的量超过 0.5 g）会引起心律失常和（或）循环性虚脱和（或）心脏停搏。也有报道在大剂量注射甲泼尼龙的过程中或用药后会出现心动过缓，并且可能与给药速度或滴注时间无关。另有报道大剂量糖皮质激素会引起心动过速。

（十）血管异常

高血压、低血压、瘀点、血栓性事件（频率不详）。

（十一）呼吸系统、胸和纵隔异常

较大剂量糖皮质激素给药时伴发的持续性呃逆。

（十二）耳和迷路异常

眩晕。

（十三）胃肠道异常

胃出血、肠穿孔、消化道溃疡（可能出现消化性溃疡穿孔和消化性溃疡出血）、胰腺炎、腹膜炎、溃疡性食管炎、食管炎、腹痛、腹胀、腹泻、消化不良、恶心、呕吐。

（十四）肝胆疾病

肝炎、肝酶升高。

（十五）皮肤和皮下组织异常

血管性水肿、瘀斑、瘀点、皮肤萎缩、皮肤色素减退、多毛、红斑、荨麻疹、痤疮、多汗症。局部注射用药可能引起皮损部位反应：包括注射部位疼痛、瘙痒、局部红肿、注射部位色素变化等，基本与其他同类药物的局部注射反应相似。

（十六）肌肉骨骼和结缔组织异常

骨坏死、病理性骨折、发育迟缓、肌肉萎缩、肌病、骨质疏松症、神经病性关节病、关节痛、肌肉痛、肌无力、类固醇肌病、肌腱断裂（特别是跟腱）。

（十七）生殖系统和乳房异常

月经失调。

六、禁忌证

在下列情况下禁止使用甲泼尼龙琥珀酸钠：全身性真菌感染的患者、已知对甲泼尼龙或者配方中的任何成分过敏的患者、已知或疑似对牛乳过敏的患者。

相对禁忌证   对属于下列特殊危险人群的患者应采取严密的医疗监护并应尽可能缩短疗程：儿童；糖尿病患者；高血压患者；有精神病史者；有明显症状的某些感染性疾病，如结核病；或有明显症状的某些病毒性疾病，如波及眼部的疱疹及带状疱疹。为避免相容性和稳定性问题，应尽可能将本品与其他药物分开给药。本品禁用于已明确对牛乳过敏的患者。

鞘内注射、硬脑膜外注射已报道引起蛛网膜炎、功能性胃肠疾病、膀胱功能障碍、头痛、脑膜炎、轻瘫、截瘫、惊厥、感觉障碍等不良反应，因此禁用于鞘内注射、硬脑膜外注射。

甲泼尼龙琥珀酸钠局部注射治疗时对感染性（细菌、真菌、病毒）皮损，在活动期禁用。其他应用禁忌与其他同类药物的局部注射应用禁忌相似。

七、注意事项

1. 牛乳过敏   注射用甲泼尼龙琥珀酸钠 40 mg 规格含有牛源性乳糖作为辅料，因此可能含有微量的牛乳蛋白（牛乳过敏原）。据报道，对牛乳蛋白过敏的患者在使用本品治疗急性过敏性疾病时曾发生严重的变态反应，包括支气管痉挛和严重过敏反应。已知或疑似对牛乳过敏的患者不得使用本品。

2. 本品适用苯甲醇作为溶媒，禁止用于儿童肌内注射   苯甲醇可能导致过敏反应。在新生儿中，苯甲醇静脉给药与严重不良事件和死亡有关（"喘息综合征"）。苯甲醇可能产生毒性的最低剂量未知。除非医生建议，苯甲醇不得用于新生儿（4 周以下）。由于幼儿体内蓄积导致风险增加，除非医生或药剂师建议，苯甲醇在幼儿（3 岁以下）中的使用时间不得超过一周。大剂量使用时应谨慎，并只在必要时使用，特别是孕妇或哺乳期妇女或伴有肝或肾损伤的患者，因为有蓄积和毒性的风险（代谢性酸中毒）。

3. 对驾驶和使用机器能力的影响   皮质类固醇对驾驶或使用机器能力的影响尚未做出系统性评价。使用皮质类固醇治疗后可能出现不良反应，例如，头晕、眩晕、视觉障碍和疲劳感。患者如果受到影响不应驾车或操作机器。

参考文献

[1] 张帅，李振鲁. 皮损内注射复方倍他米松治疗 Wells 综合征一例. 实用皮肤病学杂志，2017，10（2）：127–128.

[2] 殷克，宫爱民，董毅，等. 药物局部封闭注射疗法治疗肛周瘙痒症 60 例的临床疗效. 中国肛肠病杂志，2011，31（4）：41–42.

[3] 袁斯明，姜会庆，汪军，等. 复方倍他米松局部注射控制性治疗婴幼儿真性血管瘤. 中国美容整形外科杂志，2009，20（5）：292–294.

第八章
糖皮质激素局部注射的作用机制

糖皮质激素的作用广泛而复杂，可以调控生长、发育、代谢和行为等多种生物学过程，参与各种应激反应，具有多方面的抗炎作用，包括抑制促炎级联反应，减少炎症病灶周围免疫活性细胞，减轻血管扩张，稳定溶酶体膜，抑制吞噬作用，减轻前列腺素等炎性介质的产生等。另外还可以抑制成纤维细胞的分化及增殖，有一定的抗增生作用。无论是系统性使用、外用还是局部注射，其作用的功能都不会因用药方式不同而受到影响。皮肤科对糖皮质激素的应用除了系统性使用及外用之外还包括皮损局部及穴位局部注射等其他治疗方法。尤其在局部注射应用方面充分利用了糖皮质激素的特有的作用机制，可以极大地提高临床疗效。

一、抑制组织增生作用

糖皮质激素可使感染性和非感染性炎症早期的组织充血、液体渗出及细胞反应减轻，抗胶原增生，并抑制后期的肉芽组织形成和瘢痕过度生长。

糖皮质激素抗胶原增生作用主要通过以下两方面实现：①降低 α 球蛋白胶原酶抑制剂，增大胶原酶合成量，从而促进胶原分解，使病变组织内真皮乳头变平，使表皮层变薄、胶原纤维间隙减小；②下调成纤维细胞 mRNA，抑制氨基葡聚糖和胶原生成，明显减少基质在细胞外的堆积，明显抑制了成纤维细胞增殖，从而抑制组织增殖。

瘢痕疙瘩常被认为是在伤口愈合过程中成纤维细胞异常增生的结果，有遗传易感性。其外观呈高于皮肤的暗紫色硬质肿块，超出损伤范围且呈蟹足状生长，可能与毛细血管的扩张有关，易出现瘙痒、疼痛，继发脓腔、窦道、感染等并发症。从创伤的早期炎症反应阶段开始，到肉芽形成、机体组织的重建和最后阶段瘢痕的形成，血管内皮细胞都起到了重要的作用，故而创伤后异常的血管反应或许是导致愈合结果不同的重要原因之一。瘢痕增生的程度与瘢痕组织中微血管的密度有关，大量表达胶原基因的成纤维细胞多数聚集在瘢痕疙瘩组织中的微血管周围。

治疗瘢痕疙瘩经常采用的药物有皮质类固醇类药物、抗肿瘤类药物等，联合应用多种药物经常能够获得较好的效果。有学者采用手术切除后联合其他药物辅助治疗，如 5- 氟尿嘧啶、肉毒杆菌毒素等。也有学者使用 5- 氟尿嘧啶联合糖皮质激素治疗瘢痕疙瘩，联合使用的有效率明显高于单一药物使用的治疗效果。其他局部瘢痕疙瘩注射药物还有 IL-10、A 型肉毒毒素等。治疗瘢痕疙瘩的每种方法均有一定疗效，但存在不足，目前缺乏一种有效性、实用性较好的治疗方法。糖皮质激素局部注射可以减少胶原蛋白和糖胺聚糖的合成，减少伤口愈合的炎症过程和成纤维细胞的增殖，促进缺氧导致的瘢痕疙瘩退化现象。

采用曲安奈德局部注射治疗瘢痕疙瘩是较常见的方法，具有较好的疗效和较低的治疗成本等优点。曲安奈德是一种作用较强的中长效皮质类固醇制剂，常用于瘢痕皮损内注射治疗。目前关于曲安奈德的浓度与瘢痕增生的关系仍不十分清楚，临床应用曲安奈德进行瘢痕内注射治疗瘢痕用药浓度随意性较大，没有统一的认识。曲安奈德浓度太低，达不到治疗效果；浓度太高，易造成局部药物长期滞留，形成白斑，皮肤萎缩，色素沉着或减退，毛细血管扩张，坏死，溃疡和皮质醇增多症等并发症。

复方倍他米松注射液是超强效的糖皮质激素，是由具有高度溶解性倍他米松磷酸钠和具有低度溶解性的二丙酸倍他米松构成的复合制剂，前者能被很快吸收迅速起效，后者吸收缓慢，维持疗效，从而具有更强、更持久的抗炎、抗过敏的作用。每月仅需用药 1 次，疗效可维持 4 周。因用药间隔延长，减少了药物的用量，从而降低了副作用的发生。单纯应用复方倍他米松注射液也存在复发率高、不良反应明显的问题。联合应用曲安奈德和复方倍他米松注射液，能够降低每种药物的用量、降低药物的不良反应，并使两种药物的作用互相协同，能够获得较好的治疗效果。目前两种激素联合，可混合按不同比例一次注射，或者采用序贯疗法。序贯疗法使用较多，方法为第一周局部注射复方倍他米松，第二周注射曲安奈德。

二、抗过敏作用

糖皮质激素可稳定肥大细胞颗粒膜，减少肥大细胞组织胺、5- 羟色胺及其他活性物质的形成和释放，从而减轻组织的充血、水肿和渗出，减轻变态反应；抑制巨噬细胞对抗原的吞噬和处理。

三、抗炎作用

糖皮质激素在急性炎症初期通过增高血管的紧张性，减轻充血，降低毛细血管的通透性，从而减轻渗出、水肿，同时通过与其受体特异性结合后，采取对靶基因的调控，发挥抗炎作用。曲安奈德治疗疥疮结节，具有较强的抗炎、抗过敏及抗纤维增生的作用，能减轻机体组织对疥虫及其产物过敏而产生的病理反应。而局部注射的方法将药物直接注入病灶，使药效得到更好的发挥。

四、止痛作用

糖皮质激素有能稳定细胞膜的功能，降低毛细血管的通透性、抑制炎性细胞浸润和组织液的渗出，从而使细胞间质水肿得到控制并逐渐减退消失，也可消除自由基；同时药物直接作用于损伤神经，能发挥最大药效。神经痛多为神经受压或纤维组织炎症的刺激所致。局部注射糖皮质激素和 2% 利多卡因混悬液具有消炎及抑制成纤维细胞增殖，减轻纤维组织炎症的作用。用泼尼松龙混悬液不仅有局部作用，还可维持较长时间。泼尼松龙的水溶解度为 10 mg/L，一般肌肉或关节内可以作用 5～6 天，因此需要第二次注射，时间间隔一般是 1 周。地塞米松、复方倍他米松等水溶性的糖皮质激素局部停留时间短、吸收快、疗效不明显，且对全身不利。使用麻醉药一方面可以增加混悬液的量，以便注射较大的范围，另一方面可消除泼尼松龙混悬液刺激组织产生的疼痛，并根据疼痛消失来判定药物是否到位。带状疱疹后遗神经痛发病率高，采用曲安奈德混悬液或倍他米松、利多卡因针、维生素 B_{12} 针混合制成阻滞合剂。阻滞合剂按疼痛区域大小及部位、皮损内注射及神经干阻滞选择不同剂量，采用皮损内注射或相应节段的神经根或神经干阻滞，在该神经周围阻断疼痛的传导；同时交感神经被阻滞，解除血管痉挛。减少局部炎症物质的积聚，减少对神经的刺激，促进炎性神经的修复，有效阻止疼痛的恶性循环。

五、对血管生成的抑制作用

糖皮质激素促进血管内皮细胞凋亡而抑制其增殖。糖皮质激素可诱导胸腺细胞、B 淋巴细胞等发生凋亡，提示其可能诱导血管内皮细胞凋亡。据此推测，糖皮质激素可能通过某些调节机制下调血管瘤血管内皮细胞 B 淋巴细胞瘤 -2 基因和癌基因 myc 的表达，使血管内皮细胞凋亡增加而增殖受到抑制，从而促进血管瘤消退。糖皮质激素可使瘤体内血管收缩、血栓形成、血管闭塞，从而使得瘤体停止生长并萎缩，并能抑制毛细血管和成纤维细胞增生，减少胶原沉积等。较大的血管瘤因治疗时间长，易引起系统性不良反应。故曲安奈德适合于中小型混合型血管瘤的治疗。

六、刺激毛发生长作用

糖皮质激素类药物改善斑秃区毛囊内及毛囊周围炎症反应和局部循环，是目前临床治疗斑秃最可靠的方法之一，甚至可以富小板血浆混合皮下注射，刺激毛发生长。通过抑制毛囊周围 T 淋巴细胞活化，改善斑秃区毛囊内及毛囊周围炎症反应和局部循环，从而阻断持续性脱发，促进新发再生。局部封闭注射可提高皮损部位药物浓度，提高用药效果，降低全身用药所引发的不良反应，同时还可刺激局部皮肤血管，改善斑秃区血液循环，保障毛囊血供，增强毛球细胞分裂，加速新发生长。

参考文献

[1] 李立博，刘瑞娟. 糖皮质激素应用于疾病治疗的进展. 临床合理用药，2014，7（12）：187.

[2] 郑捷. 糖皮质激素在临床上的准确认识与合理应用. 临床皮肤科杂志，2005，34（11）：75-787.

[3] 刘文阁，张蓉，金娟娟. 药物注射治疗病理性瘢痕疗效及并发症的防治. 中华医学美学美容杂志，2012，18（6）：458-459.

[4] 杨艳清，许其军，张洁等. A 型肉毒毒素和曲安奈德治疗瘢痕疙瘩的效果比较. 中华医学美学美容杂志，2019，25（10）：431-432.

[5] 盘胜枝，陈友元. 维生素 B（12）注射液联合曲安奈德注射液治疗神经性皮炎的临床疗效. 临床合理用药杂志，2017，10（27）：42-44.

[6]   徐永兴，王贵阳. 曲安奈德乳膏、贴膏、皮下封闭治疗 160 例疖疮结节疗效分析. 中国医疗前沿，2013，7（4）：89-90.

[7]   杨灿. 化脓性肉芽肿 3 种治疗方法比较. 中国临床医学，2011，18（3）：374-375.

[8]   许凤琴，苑继承，樊永卫，等. 糖皮质激素注射治疗皮神经痛 2332 例分析. 局解手术学杂志，2010，19（2）：114-116.

[9]   冉立伟，谭升顺. 复方倍他米松联合能量合剂穴位注射治疗带状疱疹后遗神经痛临床观察. 临床皮肤科杂志，2004，33，（10）：642.

[10]   刘潜，李静，周德凯，等. 糖皮质激素瘤内注射治疗婴幼儿血管瘤机制的研究. 第四军医大学学报，2003，28（2）：198-201.

[11]   袁晋，吴文育，宋萌萌，等. 两种糖皮质激素注射液皮损内注射治疗活动期斑秃的临床疗效观察. 中华皮肤科杂志，2011，44（4）：285-287.

第九章
糖皮质激素局部注射的优缺点

第一节　糖皮质激素局部注射的特点和优势

目前最常用的糖皮质激素注射剂有醋酸泼尼松龙混悬液、曲安奈德混悬液和复方倍他米松注射液等。这些溶解度较低的糖皮质激素制剂的作用特点是在药物注射部位缓慢释放，致使局部组织吸收很慢，相当于在皮损局部提供了一种药物储存库，在皮损局部逐渐释放、吸收而发生效应，不断引起局部病损的改善，在病变局部发挥最大的治疗作用。由于药物主要是在皮损局部产生作用，全身的系统性吸收很少，对全身其他器官和组织以及系统性代谢的影响非常低，用药比较安全。临床医学上采用这种治疗方法的有很多专科，如风湿科及外科的关节腔内注射，可很好地缓解水肿、疼痛、关节积液等临床症状，不少的轻症患者可获得理想的临床治愈。虽然这些方法主要是对症治疗，不能从根本上去除病因，但能起到减轻甚至消除症状和预防并发症的作用，对改善患者生活质量有非常重要的意义。皮肤科有不少疾病适用于外用药物及局部注射，用药方便，可及性高。在皮肤科应用局部糖皮质激素的特点和优势有如下几个方面。

　　1. 药物可及性及应用效率高　皮肤病的特点就是大部分病变表现在体表，皮损内药物局部注射可以将药物直接、快速、准确地分布于损害区域，极大地提高了药物在皮损区域的可及性及药物作用效率，而且药物的缓释效应可以持续地发挥治疗作用，有效地改善症状。

　　2. 技术简单，便于操作，方便普及应用　皮损内局部注射方法技术简单，便于操作，各级医院都可以使用，只要确定好药物浓度、注射剂量及选择好注射部位，注射治疗过程非常简单，一般的护士均可完成治疗。由于药物的缓释作用，注射治疗后几乎可以不用外用药物。

　　3. 剂量灵活，极小剂量就可以解决部分临床问题　根据皮损的大小及性质确定剂量，无须像系统性药物应用根据体重计算使用剂量，局部注射的应用剂量远远低于对同等级疾病系统性糖皮质激素的使用剂量。按体重计算的系统性药物使用剂量比较恒定，按照皮损特征计算的局部注射使用剂量差异很大，十分灵活，极大地提高了药物的使用效率，减少对患者的不良影响。

　　4. 系统性吸收很少，无系统性糖皮质激素的全身不良反应　药物局部注射的剂量很小，大部分注射浓度都在 10 mg/ml 左右，注射点一般不超过 20 个，每点注射 0.1 ml，总剂量大约相当于等量泼尼松 20 mg，1~2 周注射一次，相当于每周 10~20 mg 泼尼松剂量，一般无系统性吸收引起的糖皮质激素全身不良反应，治疗比较安全。

第二节　糖皮质激素局部注射的缺点

糖皮质激素局部注射是一种常见且高效的治疗方法，已成功应用于多种皮肤科疾病、风湿科疾病和骨科疾病，包括银屑病、斑秃、痤疮、瘢痕疙瘩、肥厚性瘢痕、类风湿性关节炎和退行性关节病等。糖皮质激素也可用于其他难治和罕见疾病，如多发性硬化症、神经瘤等。

药物在注射部位缓慢释放并且主要作用在局部，因此对全身的激素影响较低，基本无系统吸收后引起的全身不良反应。局部注射的大多数缺点是由糖皮质激素的不良反应引起，分为急性不良反应，如疼痛、出血、感染和过敏反应，以及亚急性和慢性不良反应，包括肉芽肿反应、局部钙化、局部皮肤萎缩、毛细血管扩张、糖皮质激素痤疮、月经紊乱、色素沉着。更严重的不良反应可能包括局部皮肤坏死、溃疡和库欣综合征。

一、疼痛

为皮损内注射最显著的不良反应，尤其在部分皮损面积较大、注射点较多的患者更为明显。疼痛不耐受患者易发生一过性晕厥、血压降低、心悸等，用药前务必做好治疗前的医患沟通，消除患者的恐惧，有助于疼痛的减轻和缓解。治疗后注射部位可出现肿胀疼痛，一般小面积可在短时间或数小时内缓解并消失，极少超过一天。若疼痛持续存在，应考虑是否存在急性感染，应及时就诊评估，对症处理。

较多皮肤疾病常需多次重复注射，患者可能因疼痛而停止治疗。如皮损面积较大或皮损数目较多时，可分批注射。利多卡因与糖皮质激素合用，既可作为稀释溶媒，又可有效减轻患者注射时的疼痛。

二、局部皮肤萎缩

局部皮肤萎缩指表皮、真皮甚至皮下组织变薄，表现为皮肤苍白光亮，可伴有毛细血管扩张、紫癜和瘀斑。糖皮质激素可促进蛋白质的分解，而抑制上皮细胞、成纤维细胞的分解，导致皮肤发生萎缩。局部皮肤萎缩发生部位常见于面部、手背和皱褶间擦部位，主要与局部用药强度、浓度、注射深度等有关。为避免出现局部皮肤萎缩，应根据患者病情及注射部位合理选择浓度及剂量，并且熟练掌握皮损内注射给药方法，注意注射间隔及注射过程中皮损反应。部分患者发生局部皮肤萎缩，停药后症状可得到缓解甚至恢复，但时间较长。对于症状未改善者，可予激光、药物等治疗，刺激胶原重塑。若发生萎缩纹，则为不可逆副作用。

三、感染

局部糖皮质激素注射产生免疫抑制反应可能导致局部感染概率增加，如继发局部皮肤的细菌、真菌及病毒等感染，或注射过程中消毒不严格，常引起局部组织感染破溃及坏死。因此需要严格按照无菌操作，并且在皮损凹陷隐匿部分进行重点消毒，每注射一个部位换一个针头；若发生局部皮肤感染，视病情严重程度予外用或系统抗感染治疗。

四、色素改变

糖皮质激素局部封闭后导致色素减退的发病率在 1.3%～4%，其机制尚不清楚，是否与局部注射损伤或激素量增高造成局部炎症或黑素细胞功能受损有关尚值得探讨。Venkatesan 等报道发现糖皮质激素导致的色素减退皮损中的黑素细胞是完整的，黑素细胞数目正常，推测可能是黑素细胞的功能受损。糖皮质激素可阻止各种表皮细胞产生前列腺素或细胞因子，并抑制黑素细胞分泌代谢产物释放。

有学者利用共聚焦显微镜检查，发现色素减退区均有不同程度的表皮变薄，皮突变短或消失，基底层色素细胞数量减少直至消失，与白癜风患者的共聚焦显微镜表现不同，提出激素局部封闭导致色素减退可能是一类具有明确诱因、伴皮肤萎缩的色素减退性疾病，推测局部色素减退主要与长期使用或者用药过量以及患者个体素质有关。糖皮质激素局部注射的一个特殊而罕见的副作用是线性色素减退和萎缩，这可能是糖皮质激素药物沿淋巴管或血管扩散的表现，亦可能与透明质酸酶破坏结缔组织屏障，促进淋巴管吸收糖皮质激素等有关。有学者予窄谱紫外线或 308 nm 准分子激光治疗，皮损得到缓解。部分患者停药后皮肤色素减退可逐渐消退。

五、注射反应

常见注射反应为晕厥，原因多为精神性晕厥、药物反应性晕厥、低血糖性晕厥、心源性晕厥等。因皮损内注射疼痛明显，故患者接受注射多因精神紧张、疼痛或空腹低血糖、血容量不足而引起过多换气导致意识模糊。心脏病患者多因注射时疼痛刺激诱发心脏搏出量减少或心脏骤停引起脑缺血出现晕厥反应。

对严重高血压、胃肠溃疡、糖尿病、精神病等患者应慎重使用。用药前详细询问患者有无药物过敏史。局部封闭治疗不宜空腹注射，应嘱患者在餐后进行治疗。注射过程中及注射后严密观察患者有无过敏反应和其他不良反应。若发生晕厥反应，应让患者平卧，保持呼吸道通畅，快速行血糖检查，监测生命体征，必要时予吸氧、开放静脉通道等。

六、其他

其他皮肤改变，长期治疗可发生如多毛、痤疮、萎缩纹、毛细血管扩张、毳毛增加等；可引发创伤和溃疡的延迟愈合；部分女性患者发生月经紊乱，一般停药后 1～2 个月可恢复正常。

皮损内注射糖皮质激素治疗对许多外用治疗疗效不佳的局限性皮肤疾病常有很好的疗效。对于其产生的不良反应，只要及时针对原因进行治疗，均可获得良好的预后。

参考文献

[1] Shaffer J J, Taylor SC, Cook-Bolden F. Keloidal scars: a review with a critical look at therapeutic options. J Am Acad Dermatol, 2002, 46: 63-97.

[2] Jang, W S, Park J, Yoo KH, et al. Branch-shaped cutaneous hypopigmentation and atrophy after intralesional triamcinolone injection. Annals of Dermatology, 2011, 23 (1): 111-114.

[3] Pace C S, Blanchet NP, Isaacs JE. Soft tissue atrophy related to corticosteroid injection: review of the literature and implications for hand surgeons. J Hand Surg Am, 2018, 43 (6): 558-563.

[4] Venkatesan P, Fangman WL. Linear hypopigmentation and cutaneous atrophy following intra-articular steroid injections for de Quervain's tendonitis. J Drugs Dermatol, 2009, 8 (5): 492-493.

[5] Magri F, Iacovino C, Vittori J, et al. Linear cutaneous hypopigmentation and atrophy associated with intralesional steroid injection: A rarely described adverse reaction. Dermatol Ther, 2019, 32 (4): e12941.

[6] Milani C, Lin C. Proximal linear extension of skin hypopigmentation after ultrasound-guided corticosteroid injection for de quervain tenosynovitis: a case presentation. PMR, 2018, 10 (8): 873-876.

[7] 顾安康，张峻岭，刘玉洁，等. 注射糖皮质激素致色素减退 26 例分析. 中华皮肤科杂志，2016，49（9）：655-657.

第十章
糖皮质激素局部注射临床应用

糖皮质激素局部注射已成为皮肤科常用的治疗方法之一，适当应用可以补充局部外用疗法治疗效能不足的缺点，甚至可以代替全身糖皮质激素的应用。糖皮质激素局部注射除单独使用外，还可以与外用药物联合应用，比如：与糖皮质激素软膏联合治疗神经性皮炎，与甲氧沙林溶液联合治疗白癜风等；可以与氟尿嘧啶、A型肉毒素等联合注射治疗瘢痕疙瘩，以达到更优的治疗效果；可以联合激光、手术等治疗难治性瘢痕；还可以联合系统药物治疗，如曲安奈德囊肿内注射联合口服异维A酸治疗重度痤疮等。

第一节　单独局部注射应用

目前最常用的糖皮质激素制剂有曲安奈德混悬液和复方倍他米松注射液、醋酸泼尼松龙混悬液等，之前的章节已经做了比较详细的介绍。这些溶解度较低的缓释型糖皮质激素制剂局部释放和吸收很慢，相当于在皮损区域提供一种药物储存库，在局部逐渐发生效应，皮损的改善主要是药物局部的而非全身的系统性作用。大部分患者常用的治疗剂量，不会引起全身的作用。

糖皮质激素局部皮损内注射的适应证包括皮损局限的斑秃、瘢痕疙瘩和增生性瘢痕、甲疾患（甲板营养不良、银屑病甲损害等）、单发的囊肿性痤疮、局限性盘状红斑狼疮、局限性神经性皮炎、钱币样湿疹、结节性痒疹、线状苔藓等。

此外，除糖皮质激素局部皮损内注射疗法之外，采用中西医结合的穴位注射疗法（根据皮损部位行曲池、足三里和内关穴等穴位注射），对手足湿疹、掌跖脓疱病、进行性指掌角皮症等也有较好的症状缓解效果，且药物用量较小，较安全。

第二节　联合外用药物

一、联合复方丙酸氯倍他索治疗神经性皮炎

神经性皮炎是临床常见病，很多患者因为瘙痒反复搔抓，导致皮损肥厚、苔藓样变，致使

治疗较为困难，病情迁延不愈。对于面积较大，增生及苔藓化比较明显的皮损，可将曲安奈德注射液和 2% 利多卡因注射液混合为等量泼尼松 10 mg/ml 的浓度，沿着皮损肥厚边缘，间隔 2 cm 的距离围绕区域局部注射。为加快疗效，可联合复方丙酸氯倍他索外用，能够快速缓解患者的瘙痒，并使皮损逐渐消退，且能够维持较长时间不复发。

二、联合甲氧沙林治疗白癜风

白癜风是一种常见的后天色素脱失性皮肤黏膜病，由于其发病原因及机制不清，治疗比较困难，治疗方法较多，但疗效不能令人满意。有研究表明曲安奈德局部注射联合甲氧沙林外用治疗白癜风有较好的临床疗效。予曲安奈德注射液、利多卡因注射液、维生素 B_{12} 注射液混合，皮损内注射 1 cm 的皮丘，同时外用甲氧沙林溶液，每隔 10 日治疗 1 次，4 次为 1 个疗程，共用 4 个疗程。有效率为 79.49%，优于单纯甲氧沙林外用治疗。

三、联合维 A 酸乳膏治疗瘢痕疙瘩

维 A 酸软膏具有抗分化、抗增生及抗炎作用，可干扰瘢痕疙瘩成纤维细胞 DNA 合成，抑制其增殖，阻止其合成胶原，对瘢痕疙瘩的形成及发展有一定的抑制作用。对于面积较大，增生明显的皮损，可将曲安奈德注射液和 2% 利多卡因注射液混合为等量泼尼松 20 mg/ml 的浓度，沿着皮损肥厚边缘，间隔 1 cm 的距离围绕区域局部注射。联合外用维 A 酸软膏可增强治疗作用，促进瘢痕软化、缩小。

四、联合 5% 咪喹莫特治疗瘢痕疙瘩

复方倍他米松注射液皮损内注射联合 5% 咪喹莫特外涂治疗瘢痕疙瘩的具有良好的临床疗效和安全性，将复方倍他米松注射液皮损内注射，每 2 周 1 次，同时外涂 5% 咪喹莫特隔日 1 次，总疗程为 8 周。3 个月随访时，改善率显著高于单纯复方倍他米松皮损内注射治疗。不良反应为注射部位轻中度疼痛感，偶见轻度萎缩，轻度毛细血管扩张及多毛。

第三节　联合其他药物局部注射

一、联合 5- 氟尿嘧啶局部注射治疗瘢痕疙瘩

有报道曲安奈德（25 mg/5 ml）、氟尿嘧啶（0.25 g/10 ml）和 2% 利多卡因按 1∶1∶1 的体积比例配制成复合液，注射于瘢痕处，注入药量根据皮损大小而定，一般至皮损苍白为止，每隔 10 天治疗 1 次，一般皮损直径小于 3 cm 者连续治疗 3 次，大于 3 cm 者连续治疗 5 次。结果治愈率达 60.0%，有效率达 94.3%。

孙岩伟等对比了小剂量 5- 氟尿嘧啶联合曲安奈德治疗瘢痕疙瘩与曲安奈德单独注射治疗瘢痕疙瘩的临床效果，结果表明联合治疗瘢痕疙瘩的疗效较曲安奈德单独注射治疗明显提高，复发率明显降低。

二、联合 A 型肉毒素局部注射治疗瘢痕疙瘩

A 型肉毒素是肉毒杆菌分泌的细菌内毒素，作用于胆碱能运动神经的末梢，可拮抗钙离子，干扰乙酰胆碱从运动神经末梢的释放，使肌纤维不能收缩致使肌肉松弛以达到除皱美容的目的。研究表明，肉毒素用于手术切口边缘，可以促进伤口愈合，减少瘢痕增生。有研究将糖皮质激素联合 A 型肉毒素皮损内注射用于治疗瘢痕疙瘩，结果表明在缓解瘢痕痒痛症状上，优于单纯糖皮质激素注射治疗。

三、联合平阳霉素局部注射治疗瘢痕疙瘩

董鸣研究了平阳霉素联合曲安奈德治疗瘢痕疙瘩的临床疗效，优于单独注射曲安奈德治疗和单独注射平阳霉素治疗。具体注射方法为：患者取仰卧位，对患者局部皮肤进行常规消毒，将 8 mg 平阳霉素和 40 mg 曲安奈德注射液进行稀释，稀释用药为 2% 利多卡因 4 ml。根据病灶大小，用注射器抽取药液进行注射。注射的过程要稳、慢，减轻患者疼痛。小皮损注射至瘢痕疙瘩发白，约 0.3 ml 即可。大面积瘢痕疙瘩则需要调整注射方式。1 个月治疗 1 次，根据患者情况治疗 1～2 次。

四、联合抗生素局部注射治疗头部脓肿性穿凿性毛囊周围炎

头部脓肿性穿凿性毛囊周围炎是发生于头皮部位的慢性化脓性皮肤病，常规抗生素、手术及激光治疗等效果欠佳，是临床上较为难治的皮肤病之一。有研究采用皮损内注射糖皮质激素加抗生素联合治疗 22 例患者，取得满意疗效。具体方法如下：1 ml 复方倍他米松注射液 +2 ml 林可霉素（0.6 g）+1～2 ml 2% 利多卡因，混匀，将药物最大限度注入皮损内。每 3～4 周注射 1 次，如皮损较多，可选择较严重的皮损先进行治疗，然后再分批进行治疗。大部分皮损经过 1～3 次治疗（1～3 个月）即可取得满意疗效，疼痛明显减轻，脓液显著减少，窦道闭锁，皮损消退。

五、联合伐昔洛韦治疗老年带状疱疹

带状疱疹老年人发病率高，且易留下带状疱疹后遗神经痛，给部分患者带来较大的困扰。有研究将伐昔洛韦联合复方倍他米松镇痛液（含复方倍他米松注射液 0.5 ml，2% 利多卡因 5 ml，甲钴胺注射液 500 μg 及生理盐水 10 ml）皮内注射治疗老年带状疱疹，在疼痛持续时间、止疱时间、结痂时间、后遗神经痛发生率、痊愈率方面均优于口服伐昔洛韦和曲马多。表明伐昔洛韦联合激素皮内注射治疗老年带状疱疹可以及时控制病情，镇痛迅速，提高治愈率及减少后遗神经痛的发生率，且应用方便安全。

第四节　联合其他物理治疗

一、联合激光治疗增生性瘢痕

有研究表明585 nm+1064 nm双波长脉冲激光联合曲安奈德皮损内注射治疗增生性瘢痕疗效肯定。具体方法：采用醋酸曲安奈德皮损内局部注射2周后结合585 nm+1064 nm双波长脉冲激光治疗123例增生性瘢痕患者。结果：经3个月随访，接受该方案治疗的123例患者中，治愈32例，显效89例，无效2例，总有效率98.37%。有8例患者（6.50%）发生不良反应，主要为注射局部皮损有轻度萎缩和周围皮肤轻微脱色，其余患者未见明显不良反应。姚庆君等用1064 nm长脉冲激光联合曲安奈德治疗瘢痕疙瘩，有效率及痊愈率均高于单纯曲安奈德局部注射。

二、联合超脉冲 CO₂ 点阵激光治疗增生性瘢痕

林玲等采用CO_2点阵激光联合曲安奈德局部注射治疗24例增生性瘢痕患者。具体方法为：曲安奈德注射液和2%利多卡因注射液混合为等量泼尼松20 mg/ml的浓度，沿着皮损肥厚边缘，间隔1 cm的距离围绕区域局部注射，注射后15 min内立即予超脉冲CO_2点阵激光，能量密度为60~150 mJ/cm，光斑大小为5 mm，密度为1%~10%，每个疗程注射3次，每次间隔1个月，治疗次数为3个疗程。结果表明超脉冲CO_2点阵激光联合曲安奈德治疗增生性瘢痕疗效确切，安全性高且创伤小。

三、联合手术切除治疗增生性瘢痕

郭光东等选取了35例患有瘢痕及瘢痕疙瘩的烧伤整形及美容整形患者，采用手术切除联合注射曲安奈德结合的方法进行治疗。首先，对于瘢痕增生范围进行手术切除，并于术后使用5-0尼龙线进行缝合，同时保证皮下不存在任何死腔和线结。然后，一定时间后拆线处理，并于切口下用按1∶1比例混合的曲安奈德和2%利多卡因混悬液进行分点注射，直至肤色变浅、苍白。术后，25例患者效果满意，且未发生任何不良反应；9例效果满意，但不同程度地出现了一些不良反应，包括瘢痕周围组织凹陷萎缩等；1例复发。

四、联合 308 nm 准分子激光治疗白癜风

308 nm准分子激光属于紫外线B段（UVB），免疫作用最强，可以通过抑制朗格汉斯细胞表面复合体Ⅱ的表达和三磷酸腺苷（adenosine triphosphate，ATP）酶的活性，进而抑制T细胞活化，此外，还可以促进角质形成细胞和真皮巨噬细胞释放IL-10、IL-4、TNF-α等多种因子参与免疫调节，刺激毛囊外毛根鞘黑素细胞的增生分化，产生黑素并移行到表皮色素的脱失部位恢复色素。复方倍他米松注射液是一种强效且长效的糖皮质激素，有抑制成纤维细胞DNA合成和毛细血管增生，阻碍胶原沉积，抑制肉芽组织形成的药理作用。复方倍他米松注射液和2%

利多卡因注射液混合为等量泼尼松 5 mg/ml 的浓度，沿着皮损边缘，间隔 2 cm 的距离围绕区域局部注射，每点 0.1 ml，联合 308 nm 准分子激光皮损区域照射，每周两次，治疗节段型白癜风有效率为 90%。联合治疗白癜风临床疗效高，值得临床应用和推广。

五、联合强脉冲光治疗异物肉芽肿伴红斑

近年来，注射填充术因见效快、创伤小、痛苦少、安全有效、操作简便，不影响正常工作和生活，广受求美者欢迎。由于注射药物（或生物材料）的成分、特性不同，以及受注者的体质差异，它可能出现一些不良反应及并发症。有报道采用强脉冲光（IPL，波长 560 nm）结合局部封闭成功治疗 1 例注射填充面部除皱术后致异物肉芽肿并发红斑。方法：在患者皮损部位先采用复方倍他米松注射液局部封闭治疗，随后以 IPL 治疗红斑。结果：患者局部肉芽肿封闭注射 3 次，IPL 治疗 4 次后，局部丘疹、结节消退，皮肤平整，面部红斑变浅。治疗完成后随访 6～10 个月，红斑结节已全部消退，未复发。IPL 结合封闭治疗该例注射填充致异物肉芽肿并发红斑疗效确切。

六、联合梅花针治疗斑秃

梅花针疗法的历史悠久，源远流长。早在两千多年前的医学著作《黄帝内经》里就有记载，而且内容丰富。糖皮质激素局部注射和梅花针治疗都是临床上治疗斑秃的有效手段。注射治疗为复方倍他米松注射液和 2% 利多卡因注射液混合为等量泼尼松 5 mg/ml 的浓度，沿着皮损边缘，间隔 2 cm 的距离围绕区域局部注射，每点 0.1 ml，联合中医梅花针治疗。有研究将糖皮质激素局部注射和梅花针治疗联合起来治疗轻中度斑秃，获得较好的临床疗效和安全性。有部分患者术后出现短期淤青、皮肤萎缩、色素沉着、毛囊炎等局部不良反应，可自行缓解，未见发生严重的不良反应。

七、联合 5- 氨基酮戊酸光动力治疗重度痤疮

5- 氨基酮戊酸（5-aminolevulinic，ALA）光动力疗法（photodynamic therapy，PDT），简称艾拉光动力疗法（ALA-PDT），是一种联合应用光敏剂及相应光源，通过光动力学反应选择性破坏病变组织的技术。近年来，ALA-PDT 治疗为重度痤疮患者带来全新高效的途径，ALA-PDT 治疗痤疮是让光敏剂（如 ALA）充分渗透到皮损处的毛囊皮脂腺和异常角质形成细胞中，光敏剂经血红蛋白合成途径代谢为具有活性游离基团的原卟啉IX，后者被光线激活产生单线态氧和自由基，产生光化学反应，抑制皮脂腺的分泌并破坏皮脂腺，同时杀灭痤疮丙酸杆菌，可迅速消除丘疹、脓疱、囊肿、结节等症状，并减轻痤疮后瘢痕及色素沉着。但 ALA-PDT 治疗痤疮均有不同程度的疼痛、水肿性红斑等不良反应，ALA-PDT 联合泼尼松龙皮损内注射，可以增强抗炎效果，同时减轻 ALA-PDT 治疗后疼痛、肿胀等不良反应。

第五节　联合系统性药物治疗

一、联合口服异维 A 酸治疗囊肿结节性痤疮

有研究表明，糖皮质激素皮损内注射联合异维 A 酸口服，治疗囊肿结节性痤疮见效快，复发率低，疗效肯定，值得临床借鉴。具体方法为口服异维 A 酸 20 mg 每日 2 次，连用 4 周，后改为 10 mg 每日 2 次，再用 4 周。同时于皮损内注射曲安奈德或复方倍他米松注射液，将药物和 2% 利多卡因注射液混合为等量泼尼松 5～10 mg/ml 的浓度，沿着皮损边缘，间隔 2 cm 的距离皮损区域内局部注射，每点 0.1～0.2 ml，每 2 周 1 次，共 4 次。联合治疗痊愈率为 76%，有效率为 90%，优于单纯口服异维 A 酸。

二、联合雷公藤多苷治疗囊肿性痤疮

囊肿性痤疮是痤疮中的炎症类型，细菌感染和免疫异常是其主要发病原因。雷公藤多苷具有抗炎及免疫抑制作用，能减少炎症介质的产生和释放，抑制肉芽组织的增生，有报道在常规抗生素（盐酸多西环素，每次 0.1 g，2 次 / 日）基础上服用雷公藤多苷（每次 20 mg，3 次 / 日）联合曲安奈德皮损内注射治疗囊肿性痤疮。皮损内注射曲安奈德或复方倍他米松注射液，将药物和 2% 利多卡因注射液混合为等量泼尼松 5～10 mg/ml 的浓度，沿着皮损边缘，间隔 2 cm 的距离皮损区域内局部注射，每点 0.1～0.2 ml，每 2 周 1 次，有效率达 95.7%，且极大地缩短了疗程，不良反应少。

三、联合复方甘草酸苷和液氮冷冻治疗斑秃

复方甘草酸苷可有效消除毛囊周围炎症细胞浸润，调节机体免疫，抑制自身抗体产生，从而抑制斑秃发展，促进毛发再生，且甘草酸苷与糖皮质激素有协同作用。梁国雄等观察复方甘草酸苷联合曲安奈德皮损内注射和液氮冷冻治疗斑秃的临床疗效，将曲安奈德注射液和 2% 利多卡因注射液混合为等量泼尼松 5 mg/ml 的浓度，沿着皮损边缘，从秃发斑边缘斜行进针刺入皮内，间隔 2 cm 的距离皮损区域内局部注射，每点 0.1 ml，每次不超过 2 ml 混合液，注射药液至表面发白略隆起，迅速拔针并压迫针孔数分钟，以防药液外渗和出血，每 4 周注射一次。较大面积皮损和皮损多者，采用多点和分次注射，用药量根据皮损大小多少而异。注射 10 min 后给予冷冻治疗，用棉签蘸液氮后，直接涂于皮损表面，并快速反复摩擦 5 s 左右，使皮损表面结一层薄霜，自然复温后再涂擦，每个皮损冷冻 3 次为一次治疗量，每周治疗 1 次。同时口服复方甘草酸苷片，每次 75 mg，每天 3 次。总疗程为 8 周，每 2 周观察和记录皮损内头发生长情况和不良反应，共观察 12 周。结果表明复方甘草酸苷联合曲安奈德皮损内注射和液氮冷冻治疗斑秃，疗效显著且疗程短，安全性高。

四、联合口服阿维 A 治疗掌跖角化性湿疹

掌跖角化性湿疹病程长，病因复杂，角质层较厚，虽然外用皮质类固醇有效，但停药易复发，且长期使用有较多不良反应，临床治疗上较为棘手。复方倍他米松注射液具有较强的抗炎、抗过敏、抗增生的作用，可快速和较为持久地改善掌跖角化性湿疹的症状。冉立伟等采用口服阿维 A 胶囊（初始剂量为 10～20 mg/d，根据症状、皮疹消退情况酌情递减至 10 mg/d、隔日 10 mg）联合穴位注射复方倍他米松注射液治疗掌跖角化性湿疹，复方倍他米松注射液 0.5 ml 和 2% 利多卡因注射液 2.5 ml 混合后于双侧合谷穴位局部注射，每点 1.0～1.5 ml，每 2～3 周注射一次，取得满意疗效。

五、联合羟氯喹治疗口腔扁平苔藓

口腔扁平苔藓以口腔黏膜珠光白色损害为特点，同时可能伴有黏膜充血糜烂，易反复发作，迁延不愈。倍他米松具有抗炎、免疫抑制等作用，可减轻患者口腔内炎症症状；羟氯喹具有抗炎、免疫抑制和诱导外周血淋巴细胞凋亡的作用，可用于扁平苔藓的治疗。有研究发现羟氯喹和复方倍他米松联用具有协同作用，能显著提高复方倍他米松单独治疗口腔扁平苔藓的有效率，且并未增加倍他米松单独治疗的风险，安全性高。具体治疗方法为：沿病变黏膜损害周边处，间隔 1.5 cm 作多点注射，药物配制为复方倍他米松注射液 1 ml 加入 2% 利多卡因 4 ml，1～2 周 1 次；同时口服硫酸羟氯喹片，0.2 g/ 次，2 次 / 日。口服羟氯喹联合复方倍他米松皮损局部注射显示了良好的临床疗效。

参考文献

[1] 顾有守. 顾有守皮肤病诊断和治疗精选. 广州：广东科技出版社，2009.

[2] 蒋建荣. 曲安奈德局部注射联合甲氧沙林外用治疗白癜风效果观察. 右江民族医学院学报，2009，31（6）：1053.

[3] 邵银红，任虹，匡薇薇，等. 曲安奈德皮损内注射联合维 A 酸乳膏外用治疗瘢痕疙瘩疗效观察. 中国美容医学，2010（2）：241-242.

[4] 邵拓. 局部注射药物治疗瘢痕疙瘩 35 例疗效观察. 中国皮肤性病学杂志，2003，17（2）：81-81.

[5] 孙岩伟，李亮，王宁，等. 小剂量 5- 氟尿嘧啶联合曲安奈德治疗瘢痕疙瘩的临床效果. 中华医学美学美容杂志，2016，22（6）：352-354.

[6] 李静，吴晓琰，陈晓栋. 糖皮质激素联合 A 型肉毒素皮损内注射治疗瘢痕疙瘩临床疗效观察. 临床皮肤科杂志，2017，46（9）：629-632.

[7] 姚庆君，卢宁，涂增烽，等. 1064 nm 长脉冲激光联合曲安奈德治疗瘢痕疙瘩. 中华医学美学美容杂志，2012，18（6）：410-412.

[8] 郭光东. 手术切除结合注射曲安奈德治疗瘢痕增生临床疗效. 中国医疗美容，2014（5）：5.

[9]　顾兰秋，刘兰，雷雯霓，等．复方倍他米松注射液皮损内点状注射联合 308 nm 准分子激光治疗节段型白癜风 2 例疗效观察．2018 全国中西医结合皮肤性病学术年会论文汇编，2019，179-180.

[10]　王艳春，高天文，刘斌，等．强脉冲光联合糖皮质激素皮损内注射治疗异物肉芽肿伴红斑．临床皮肤科杂志，2012，41（12）：765-766.

[11]　张元文，曹桓，徐军，等．糖皮质激素局部注射联合梅花针治疗高加索人种斑秃 32 例临床观察．中国皮肤性病学杂志，2014，28（10）：1018-1020，1023.

[12]　张雪梅，陈俊芳，姚战非，等．皮损内注射泼尼松龙联合 ALA-PDT 治疗重度痤疮临床观察．中国美容医学，2018，27（6）：72-74.

[13]　吴燕燕，孙世宏．皮损内注射联合异维 A 酸治疗重症痤疮的疗效观察．中外医疗，2009，28（20）：106.

[14]　苏春华，郝瑞红．雷公藤多苷联合曲安奈德皮损内注射治疗囊肿性痤疮．华西医学，2010，25（3）：473.

[15]　梁国雄，余嘉明，王俊秀，等．复方甘草酸苷联合曲安奈德皮损内注射和液氮冷冻治疗斑秃的疗效．实用医学杂志，2012，28（14）：2429-2431.

[16]　冉立伟，谭升顺，雷小兵，等．阿维 A 口服联合复方倍他米松注射液穴位注射治疗掌跖角化性湿疹疗效观察．临床皮肤科杂志，2003（12）：746.

[17]　陈捷，费立龙，郜罕，等．羟氯喹联合复方倍他米松注射液治疗口腔扁平苔藓的临床研究．现代药物与临床，2018，33（1）：110-113.

第十一章
糖皮质激素局部注射患者的筛选及在特殊人群中的应用

第一节　糖皮质激素局部注射患者的筛选

患者对接受局部注射治疗的忧虑主要在于对不良反应的考虑。要明确糖皮质激素的禁忌证，先回顾一下糖皮质激素的主要不良反应，主要有对药物成分的过敏反应以及涉及全身多个系统的不良反应，如免疫系统（继发感染、普通及条件感染）、消化系统（溃疡、出血、少数患者可诱发胰腺炎或脂肪肝）、心血管系统（高血压）、内分泌系统（糖尿病）、精神和神经系统（异常兴奋、精神病）、代谢方面（水肿、低钾、库欣综合征、肌肉萎缩、伤口愈合迟缓、骨质疏松），以及虚弱综合征、应激危象等其他方面，对孕妇偶可引起畸胎。

由于基本医学知识普及不足，人们普遍对使用糖皮质激素存在过度的恐惧，不仅对系统性使用过分担忧，即使是局部外用、局部皮损内注射同样存在疑虑。做好医患沟通，解除患者疑虑，提高治疗的顺应性，是临床医师的责任。对适应证的选择方面，临床医师应该认真考虑，绝不可不顾患者病情随意扩大适应证，应严格筛选，保证医疗安全。

糖皮质激素的禁忌证与不良反应是息息相关的，在临床应用过程中，主要包括对全身系统性的不良反应以及局部注射部位的不良反应，与之对应的禁忌证则有全身系统性的禁忌证及局部注射部位的禁忌证。

糖皮质激素局部注射的系统性禁忌证在临床应用中又分为绝对禁忌证和相对禁忌证。绝对禁忌证包括对该药的成分过敏、严重精神疾患和癫痫、活动性消化性溃疡、大手术、新近胃肠吻合术、骨折修复期、角膜溃疡、严重高血压、糖尿病、抗生素不能控制的严重感染。相对禁忌证包括糖尿病、高血压、结核、精神病史、银屑病等。但绝对禁忌证与相对禁忌证又并非一成不变的，在疾病治疗过程中经常会发生重症药疹，经过临床医师的慎重评估，确保在采取有效预防措施可以应对可能出现不良反应的情况下，可以系统使用糖皮质激素，说明禁忌证根据临床需求有可能发生变化。

糖皮质激素局部注射的局部禁忌证还要考虑皮损及附近皮肤的情况，有感染病灶未得到良好控制者，应不予使用。局部注射部位曾有过手术，未完全愈合或局部疼痛等症状的需避免局部注射。患者的凝血功能异常，应尽量避免局部注射以免引起局部血肿等难以控制的不良反应。

第二节　糖皮质激素在特殊人群中的应用

对于大部分成年患者，严格根据疾病状态做好临床评估，综合考虑患者的治疗需求以及是否符合治疗的适应证筛选，满足这些考量因素后，使用糖皮质激素局部注射基本都是安全的。特殊人群由于生理状态的不同，需要更为严格地筛选糖皮质激素使用的适应证。

一、孕期及哺乳期妇女

糖皮质激素在孕妇系统性使用应慎重考虑，糖皮质激素对早期胎儿的发育及生长是否存在影响尚有争议，孕前期 3 个月有致畸可能，孕后期影响胎儿发育或可致胎儿 HPA 轴功能不全。有报道因严重哮喘的孕妇，使用吸入性糖皮质激素控制哮喘的急性发作，其分娩的胎儿出现唇裂、早产和低体重儿。因此有慢性肾上腺皮质功能减退症及先天性肾上腺皮质增生症的孕妇、严重的哮喘、严重的妊娠疱疹、妊娠性类天疱疮及系统性红斑狼疮等系统性疾病，不能间断系统性糖皮质激素治疗的特殊患者，医师需认真评估病情，权衡对胎儿及孕妇利弊后方可考虑系统性使用糖皮质激素。哺乳期妇女系统性糖皮质激素的使用主要考虑经乳汁输送给婴幼儿，有可能影响生长发育，哺乳期妇女是否使用系统性糖皮质激素治疗，也应当权衡对婴幼儿生长发育的影响之后酌情使用。哺乳期妇女在应用糖皮质激素进行中等剂量、中程治疗时，应停止哺乳。但由于目前还未在人体进行过外用激素对妊娠影响的研究，且尚不知道外用激素后是否通过乳汁排除，故妊娠期与哺乳期应当谨慎使用。

孕期及哺乳期妇女外用糖皮质激素的主要考量是对皮肤及身体的系统性影响，为保证安全，尽量使用中、弱效糖皮质激素，同时应尽量避免乳房、乳头、外阴等皮肤比较薄嫩的区域及全身大量长期外用。

外用激素在 FDA 被列入妊娠 C 类药，在欧洲（2011）妊娠妇女外用激素指南中有以下几项推荐：①在妊娠时使用外用激素应该选择弱效和中效激素；②强效和超强效激素仅作为二线用药且只能短期使用；③避免使用含抗生素的复方外用激素，这可能会增加胎儿生长受限和死胎的风险。

糖皮质激素局部注射在孕期及哺乳期妇女的应用主要考虑对皮肤局部及身体的系统性影响，这些考虑因素与糖皮质激素的系统性使用原则一致。糖皮质激素局部注射用于孕妇时，还要考虑疼痛刺激对孕妇宫缩及胎儿的影响，为保证孕妇及胎儿的安全，一般不建议在妊娠期间进行糖皮质激素局部注射治疗，可以使用外用药、湿敷、光疗等其他刺激性小的替代治疗。哺乳期妇女相对安全，评估病情后，可以进行局部注射治疗。

二、老年人

老年人指年龄为 60 周岁以上的人群，对该类人群系统性使用糖皮质激素治疗应考虑肝肾功能衰减，影响药物代谢的问题。激素主要通过肝和肾分解和排泄，对肝肾功能减退者应酌情慎用。系统性使用糖皮质激素时老年人需警惕骨质疏松、骨折或骨坏死发生的可能。

老年人皮下组织有萎缩倾向，外用糖皮质激素应该充分考虑衰老导致的皮肤薄脆，应尽量避免使用强效及含卤素的激素。老年人骨质脱钙、骨质软化及流失较多，应尽量避免长期、大面积外用糖皮质激素，预防老年人骨质脱钙、骨质软化及流失的加重。老年人外用糖皮质激素尽量选择弱效，小面积、短时间使用。

老年人在应用糖皮质激素局部注射时同样需警惕骨质疏松、骨折或骨坏死发生的可能。充分评估病情，尽量减少局部注射的部位，减少药物的不良反应及疼痛刺激。

该类人群还需注意糖皮质激素有可能加重肌萎缩所致的肌无力、局部注射的疼痛刺激和诱发心律失常等并发症，同时在应用激素时可能会诱发或加重高血压、糖尿病、老年性支气管炎等。因此，对于老年人的治疗，无论是系统性使用还是局部外用及皮损内局部注射都应该做全面评估谨慎使用，做好用药监测，保证治疗安全。

三、儿童

糖皮质激素在儿童皮肤病患者中的系统应用，应把握好以下几个原则：①不宜长期、大量系统使用糖皮质激素类药物；②病原学不明确的感染性疾病及停药可能引起反跳加重的慢性炎症性疾病（轻中度特应性皮炎，寻常性银屑病）等不建议系统使用糖皮质激素类药物治疗；③确因病情需要，必须使用糖皮质激素治疗时，应谨慎评估病情，根据患儿病情、年龄、体重或体表面积、疾病严重程度和患儿对治疗的反应，科学、准确地制订儿童的给药方案，同时必须密切观察不良反应。

儿童系统使用糖皮质激素，与成人一样，常见的副作用包括导致类肾上腺皮质功能亢进症（向心性肥胖、痤疮、多毛、水肿、高血压、低血钾与低血钙、血糖及血脂增高），诱发或加重感染，诱发或加重胃十二指肠溃疡，致骨质疏松、病理性骨折、股骨头坏死，眼白内障，伤口愈合延迟，皮肤瘀斑，出现精神失常、兴奋失眠甚至癫痫等，伤口愈合延迟，停药反应（长期大量应用后突然停药）等。此外，对于儿童，除上述不良反应以外，特别要注意糖皮质激素对生长发育的影响。由于糖皮质激素易致骨形成障碍、破坏增加，同时抑制生长激素分泌，因此最为明显的就是对骨骼发育及身高的影响。

目前有可靠数据报道的主要集中于对吸入糖皮质激素的哮喘儿童生长发育的影响：一项针对 8471 例每日吸入中小剂量糖皮质激素治疗哮喘儿童的研究发现，该治疗降低了入组儿童年均的生长速度，这种影响在首年最明显；而另一项研究针对 1041 例哮喘儿童，随机分组，吸入布地奈德、奈多罗米或安慰剂 4~6 年后继续随访，发现药物对儿童身高的影响可持续至成年期。除此以外，糖皮质激素还可以在垂体水平通过对性腺的直接作用而改变性腺功能以致延缓性腺发育，从而使性征发育延迟。由于儿童患者长期系统使用糖皮质激素治疗对生长发育有可能产生不可逆的影响，儿童系统使用糖皮质激素应认真评估病情，科学制订方案，尽量短期、小剂量使用，一旦病情控制，尽量减量维持，使用其他药物替代，最大限度地减少系统使用糖皮质激素治疗对患儿生长发育的影响等其他医源性损害。

局部外用糖皮质激素是治疗儿童过敏性皮肤病的主要方法。由于儿童皮肤薄嫩，体表面积相对较大，药物经皮吸收量较成人为多，如果连续外用时间过长、面积过大，则较成人更易产生 HPA 轴抑制。故强效、超强效和含卤素的激素不应用于 12 岁以下的儿童，婴儿及儿童应使用弱效激素，对于特应性皮炎儿童严重、肥厚的皮损可短期使用中强效激素（1~2周），皮损好转后不宜立即停药，应换用弱效激素，减少用药次数或用量，逐步停药。同时需注意以下几点：①连续性治疗不超过2周，婴儿尿布皮炎尤应慎用；②2岁以下儿童治疗不超过7天；③敷药面积不大于体表面积的10%；④不密闭包扎。

糖皮质激素局部注射在儿童患者使用的主要考量是对皮肤及身体的系统性影响，这些考虑因素与糖皮质激素的系统性使用原则一致。在糖皮质激素局部注射用于儿童时，还要考虑儿童患者的自制力是否可以容忍局部注射的疼痛刺激，一般不建议对14岁以下儿童患者进行糖皮质激素局部注射治疗，可以选择外用药、光疗等其他刺激性小的替代治疗。

第十二章
糖皮质激素局部注射浓度配制及注射方法

第一节　糖皮质激素局部注射浓度配制

皮肤科常用于皮肤局部注射治疗的糖皮质激素有醋酸泼尼松龙、醋酸曲安奈德和复方倍他米松、氢化可的松（副作用大，应用较少）、泼尼松（强的松）等。

1. 曲安奈德注射液　作用强而持久，风湿科多用于关节腔内注射，长期多次应用可能引起关节损害。皮肤科也用于一些严重过敏性疾病的急性期治疗，可以用于深部肌内注射，对严重过敏性疾病的急性期症状缓解有很好的作用。曲安奈德也常用于一些顽固性皮肤病的皮损局部注射治疗。本产品的局部治疗刺激作用较大，原液 1 ml 含曲安奈德 40 mg（相当于等量泼尼松 66.7 mg），浓度很高，无论是肌内注射还是皮损内局部注射都有很强的刺激性，可引起注射部位疼痛。由于药物原液浓度很高，如果不经稀释直接以原液在皮损部位局部注射后，往往出现皮肤萎缩、血管扩张、皮肤色素改变等多种不良反应。为了减少不良反应的发生，有必要对药物原液进行合理的稀释。适当的药物浓度不仅不会影响药物的疗效，反而可以提高治疗效能，极大地减少不良反应的发生。

2. 地塞米松　作用强，几乎没有盐皮质激素样作用。其棕榈酸酯几乎无组织刺激性，临床可应用于各种途径的给药方式。

3. 复方倍他米松注射液　本品是由倍他米松磷酸钠 2 mg 与二丙酸倍他米松 5 mg 组成的复方制剂。倍他米松磷酸钠可以快速起效，注射后 30 min 即可发挥作用，产生快速的治疗效果。二丙酸倍他米松则在体内缓慢释放，持续发挥作用，持续时间可长达 2～3 周。复方倍他米松注射液临床效果好，主要在于其抗炎作用强、起效迅速、疗效持久，患者依从性高。每 2～4 周只需使用 1 次，每日的代谢药量小，对机体的水盐代谢影响小，对 HPA 轴的影响很小。倍他米松磷酸钠和二丙酸倍他米松在注射部位被吸收并发挥治疗作用，因系统性吸收产生的全身药理作用很小。倍他米松磷酸钠可溶于水，在组织中代谢为倍他米松。2.63 mg 倍他米松磷酸钠的生物效应与 2 mg 倍他米松相当。二丙酸倍他米松使药物可持久发挥作用。因该成分微溶于水，药物逐渐释放使吸收减慢，从而可长久地减轻症状、维持疗效。倍他米松磷酸钠很快在注射部位分散，发挥快速的治疗效果。两种不同效应的药物成分组成的复合制剂形成了速效、长效及强效的药物制剂，在皮肤科临床被广泛应用。

复方倍他米松原液 1 ml 含倍他米松 7 mg（相当于等量泼尼松 58.3 mg），原液的浓度很高，无论是肌内注射还是皮损内局部注射都有很强的刺激性，不仅可引起注射部位刺激性疼痛，还是容易引发不良反应的主要原因。由于药物原液浓度很高，如果不经稀释直接以原液在皮损部位局部注射后，往往出现皮肤萎缩、血管扩张、皮肤色素改变等多种不良反应。为了提高疗效，充分发挥药物的治疗作用，减少不良反应的发生，在每一次局部注射之前有必要对药物原液进行合理的稀释。适当的药物浓度不仅不会影响药物的疗效，反而可以提高治疗效能，极大地减少不良反应的发生。

一、发挥抗炎作用的药物浓度

糖皮质激素有强大的抗炎作用，能对抗下述各种原因引起的炎症：①物理性损伤，如烧伤、创伤等；②化学性损伤，如酸、碱损伤；③生物性损伤，如细菌、病毒感染；④免疫性损伤，如各型变态反应；⑤无菌性炎症，如缺血性组织损伤等。

在各种急性炎症的早期，应用糖皮质激素可减轻炎症早期的渗出、水肿、毛细血管扩张、白细胞浸润和吞噬等反应，从而改善炎症早期出现的红、肿、热、痛等临床症状；在炎症后期，应用糖皮质激素可抑制毛细血管和成纤维细胞的增生，抑制胶原蛋白、黏多糖的合成及肉芽组织增生，从而防止炎症后期的粘连和瘢痕形成，减轻炎症的后遗症。但必须注意，炎症反应是机体的一种防御功能，炎症后期的反应也是组织修复的重要过程，故糖皮质激素在抑制炎症、减轻症状的同时，也降低了机体的防御和修复功能，可导致感染扩散和延缓创口愈合。糖皮质激素抗炎特性具体强度见表 12-1。

表 12-1   糖皮质激素抗炎特性

药物	抗炎特性[*]
短效	
氢化可的松（hydrocortisone）	1
可的松（cortisone）	0.8
中效	
泼尼松（prednisone）	4
泼尼松龙（prednisolone）	4
甲泼尼龙（methylprednisolone）	5
曲安西龙（triamcinolone）	5
长效	
对氟米松（paramethasone）	10
地塞米松（dexamethasone）	30
倍他米松（betamethasone）	35

[*]注：以氢化可的松的参考值为 1 时，其他糖皮质激素的相对强度

糖皮质激素抗炎作用机制包括：①抑制炎症部位炎症早期白细胞的黏附、迁移和聚集，防止炎性反应进一步发生；②抑制中性粒细胞、巨噬细胞的吞噬作用、酶释放以及炎症前细胞因子（尤其是白细胞介素 -1 以及肿瘤坏死因子）的释放；③诱导脂调素的产生；脂调素能够抑制磷脂酶 A2 产生，进而使花生四烯酸的合成下降；在炎症级联反应中使对应的白三烯、前列腺素产生减少；糖皮质激素抑制环氧化酶 2 的产生；④ T 细胞增殖以及白细胞介素合成和分泌的下降；⑤通过抑制 NF-κB 抑制因子 α 基因的转录活性抑制黏附因子（ICAM-li）以及细胞因子（IL-1，TNF-α）的分泌，从而抑制核转录因子 NF-κB 的产生；⑥干预激活蛋白 1（Ap-1）、NF-AT 转录因子的活性；⑦诱导淋巴细胞的凋亡。

经过多年的临床实践，对于皮损内局部注射的药物浓度，一般控制在相当于等量泼尼松10 mg/ml 左右即可充分发挥良好的抗炎作用（表 12-2），对轻度的炎症浸润及组织增殖也有较好的抑制作用。注射局部的不良反应包括皮肤萎缩、毛细血管扩张及色素改变等也可以大大减少。无论是甲泼尼龙、曲安奈德或复方倍他米松注射液均参照这样的浓度水平予以适当的稀释。为了减轻注射时的疼痛刺激，一般可以选择 2% 利多卡因作为稀释溶媒，即使多点注射，也可以适度减少疼痛感受。

表 12-2　局部注射用糖皮质激素发挥抗炎作用浓度（建议浓度）

药品名	发挥抗炎作用时的浓度（mg/ml）	泼尼松等效剂量（mg/ml）	作用持续时间
醋酸泼尼松龙注射液	8	10	1 周
醋酸曲安奈德注射液	6～8	9～12.5	1～2 周
复方倍他米松注射液	1～1.5	8.5～12.75	2～4 周

二、治疗斑秃、白癜风的药物浓度

斑秃、白癜风的发生机制与机体免疫异常相关，但确切的作用机制尚待进一步研究。斑秃及脱发皮损部位基本没有肉眼可见的炎症与增殖，皮肤外观貌似基本正常，仅仅是局部脱发及色素丢失。对于这些疾病的治疗，局部注射糖皮质激素联合外用药物、光照等物理疗法可以加快疾病的恢复过程。治疗白癜风及脱发面积较小的稳定期成人患者，如轻度或中度的单发型和多发型斑秃，以及局限性白癜风，首选皮损内注射糖皮质激素联合其他的物理治疗。临床常用的药物有复方倍他米松注射液和曲安奈德注射液。注射时需适当稀释药物，如复方倍他米松浓度稀释至相当于等量泼尼松 4.25～5.1 mg/ml，曲安奈德浓度稀释至相当于泼尼松 3.8～5 mg/ml。治疗方法是在皮损内多点注射，每点间隔约 1～1.5 cm，注射深度为真皮深层至皮下脂肪浅层，每点注射量约 0.1 ml。每次局部注射剂量复方倍他米松 ≤ 6 mg，曲安奈德 ≤ 40 mg。复方倍他米松注射液每 2～4 周 1 次，曲安奈德注射液每 2～3 周 1 次，可重复数次，如 3 个月内仍无毛发生长或无色素生成，即应停止注射。局部注射于眉毛区域时，浓度应低于头皮。局部皮损内注射糖皮质激素的不良反应主要为局部皮肤萎缩、毛囊炎及色素减退等，大部分可自行缓解。斑秃及脱发皮损部位基本没有肉眼可见的炎症与增殖，皮肤外观貌似基本正常。使用相当于泼尼松 3～5 mg/ml 的较低浓度作皮损区域局部注射，一般不会出现皮肤萎缩、毛细血管扩张等相关不良反应。注射剂量也非常小，即使每次局部注射 30~40 个点，一次的泼尼松总用量也仅仅在20 mg 以内，几乎没有系统性吸收，不会出现系统性不良反应。

三、抗增生作用的药物浓度

糖皮质激素是目前公认治疗增生性瘢痕有效的激素类药物，其中最具有代表性和最常用的药物是曲安奈德及复方倍他米松，已成为临床治疗增生性瘢痕的一线用药。同时糖皮质激素对角化性肥厚皮损、苔藓化皮损及增生性组织结节均有很好的治疗作用。研究报道，局部注射糖皮质激素可有效减少增生性瘢痕的厚度和体积，减少增生性瘢痕的疼痛和瘙痒感，并使瘢痕更柔软，逐渐萎缩吸收，达到临床治愈的目的。糖皮质激素对于过度增殖性皮损的治疗机制在于皮质类固醇可以调节成纤维细胞、角质形成细胞的分化与增殖，且可促进胶原酶形成，减少胶原合成，促使胶原降解。这一系列作用机制可有效抑制增生性瘢痕形成，对结节性痒疹、神经性皮炎、角化性湿疹等具有不同程度增殖的慢性顽固性皮肤病具有很好的治疗作用。

复方倍他米松及醋酸曲安奈德注射液可抑制胶原 α- 肽链脯氨酸羟化酶合成，进而减少胶原合成，且可促进胶原酶形成，降解胶原；可降低成纤维细胞和角质形成细胞的增殖能力；通过血管收缩减少氧和营养物质输送；通过激活伤口内的胶原酶来增强胶原降解；抑制转化生长因子 -β 表达并抑制免疫调节细胞的迁移和吞噬作用。此外其对多种细胞因子具有一定抑制作用，减少白介素等细胞因子释放，延缓瘢痕增生。文献指出，曲安奈德的注射浓度为 10~40 mg/ml，与利多卡因联合使用可以减轻与注射有关皮损部位的疼痛，对于体积较大的增殖性瘢痕或瘢痕疙瘩，需多次治疗才能达到预期的效果。主要的不良反应包括色素减退、皮肤和皮下脂肪萎缩、毛细血管扩张、反跳和无效。对于增殖性皮损的治疗则需比较高的糖皮质激素浓度，充分发挥药物的抗增殖作用，基本不考虑注射区域的局部萎缩等不良反应的问题，其治疗浓度相当于泼尼松 10~20 mg/ml 的浓度。具体的浓度考虑，需根据患者皮损的增殖情况决定。轻中度增殖可以选择泼尼松 10~15 mg/ml 浓度，如局限性钱币样湿疹、苔藓化的接触性皮炎、顽固的神经性皮炎等可选择这一治疗浓度。中重度增殖可以选择等量泼尼松 15~20 mg/ml 浓度，如局限性增殖性瘢痕、瘢痕疙瘩、肉芽肿性的皮肤病。严重的瘢痕疙瘩必要时可使用更高的治疗浓度，具体选择应结合临床实际考虑（表 12-3）。

表 12-3　局部注射用糖皮质激素抗增殖作用浓度（建议浓度）

药品	药物浓度（mg/ml）	泼尼松等效剂量（mg/ml）	作用持续时间
醋酸泼尼松龙注射液	8~16	10~20	1 周
醋酸曲安奈德注射液	8~15	10~22.75	1~2 周
复方倍他米松注射液	1.5~3	12.5~25	2~4 周

四、免疫调节作用及其他治疗的药物浓度

糖皮质激素对免疫反应有多方面的抑制作用，能缓解许多过敏性疾病的症状，抑制因过敏

反应而产生的病理变化，如充血、水肿、渗出、皮疹、平滑肌痉挛及细胞损害等，能抑制组织器官的移植排异反应，对于自身免疫性疾病也能发挥一定的近期疗效。糖皮质激素免疫抑制作用与下述因素有关：①抑制吞噬细胞对抗原的吞噬和处理；②抑制淋巴细胞的 DNA、RNA 和蛋白质的生物合成，使淋巴细胞死亡、解体，也可使淋巴细胞移行至血管外组织，从而使循环中淋巴细胞数减少；③诱导淋巴细胞凋亡；④干扰淋巴细胞在抗原作用下的分裂和增殖；⑤干扰补体参与的免疫反应。动物实验表明，小剂量糖皮质激素主要抑制细胞免疫；大剂量可干扰体液免疫，这可能与大剂量糖皮质激素抑制了 B 细胞转化成浆细胞的过程，使抗体生成减少有关。近年研究还认为糖皮质激素可抑制某些与慢性炎症有关的细胞因子（IL-2，IL-6 和 TNF-α 等）的基因表达。上述作用对于部分与免疫异常反应相关的皮肤病如移植物抗宿主病（GVHD）、坏疽性脓皮病、化脓性肉芽肿、皮肤红斑狼疮等均有很好的治疗效果，尤其是皮损内局部注射技术的应用，可以明显改善这一系列患者的临床症状，提高生活质量。

曲安奈德及复方倍他米松属于长效糖皮质激素，其主要的临床治疗作用是减轻局部组织的免疫反应和炎症反应，在皮肤科、风湿免疫科、骨关节科、眼科等领域应用广泛。临床观察显示糖皮质激素对毛细血管瘤也有一定的治疗效果。早期的毛细血管瘤组织学上病变由毛细血管小叶混杂疏松纤维性间隔组成，部分早期不成熟病变显示为肥大内皮细胞。使用曲安奈德在瘤体内局部注射，作用可维持 2~3 周，对毛细血管瘤有一定疗效。其主要的作用机制是通过诱导血管内皮细胞凋亡及抑制其增殖而促进血管瘤自然消退，使间质纤维化，纤维隔增厚，毛细血管腔最后完全闭塞。病变内注入曲安奈德可使瘤体变小。注入曲安奈德一般多选择向血管瘤内注射或者口服糖皮质激素。有学者使用曲安奈德混悬液注射，认为这类固体沉着物可直接堵塞毛细血管，也可能诱导血栓形成并起到药物性血管结扎作用从而导致瘤体局部缺血。有研究表明，曲安奈德局部注射治疗儿童眼睑毛细血管瘤，方法有效、安全，局部注射还可减少皮质类固醇的副作用。但局部注射也有引起眶内出血、视网膜中央动脉阻塞等并发症的风险，本组病例无严重并发症，注射方法规范可明显减少并发症的发生。局部注射曲安奈德治疗儿童毛细血管瘤虽然有一定的疗效，但短期内很难使较大肿瘤消退。如果毛细血管瘤治疗后无改变或继续增长者引起视力障碍、上睑下垂、弱视、斜视等并发症时，应采取手术治疗。对这一类需要进行免疫调节及抗炎作用及其他治疗目的的药物浓度，应考虑介于等量泼尼松 10~20 mg/ml 的较高浓度，充分利用其免疫调节及炎症抑制作用，具体的浓度选择，需根据患者皮损的性质、炎症状态及增生情况综合考虑。

第二节　糖皮质激素局部注射方法

糖皮质激素局部注射方法在不同的临床科室都有广泛的应用，常用的局部注射技术包括关节腔内注射、局部皮损内注射，以及运用中医学理论的中西医结合的穴位注射。本章节所介绍的主要是在皮肤科常用于多种皮肤病治疗的局部注射技术，以局部皮损内注射及穴位注射为主。

一、糖皮质激素皮损内局部注射技术

（一）适应证

糖皮质激素局部皮损内注射适用于具有明显的炎症、增生、经系统性或外用药物治疗无改善，皮损长期持续，严重影响患者生活质量的慢性、顽固性皮肤病，如瘢痕疙瘩、肥厚性瘢痕、囊肿性痤疮、环状肉芽肿、结节性痒疹、盘状红斑狼疮、顽固性肥厚性湿疹、硬斑病、局限性白癜风及斑秃等小面积皮肤损害的多种皮肤疾病。具体的适应证选择，必须由临床皮肤科医师根据患者的病情及治疗需求综合考虑，在本书的以后章节也有具体描述。

（二）制剂的选择及制备

临床常用的局部注射液包括 2.5% 醋酸氢化可的松混悬液（25 mg/ml）、2.5% 醋酸泼尼松龙混悬液（25 mg/ml）、复方倍他米松及 4% 曲安奈德混悬液（10 mg/ml）等。具体的药物品种选择及药物浓度需求，由医师依据患者的病情需要确定，由执行护士按要求配制为适当的浓度。为了减轻注射时对患者的疼痛刺激，多选用 2% 利多卡因作为稀释溶媒，注射护士应该认真阅读医师处方用量，按照选择的药物原液的药物含量，配制为适当的注射用药，确认浓度含量无误后备用。

（三）注射方法

使用前将药液混合均匀。先确认需要局部注射治疗的皮损区域，设计好需要注射的位点，可以用记号笔做出标记，明确治疗区域后按护理操作规程对注射部位进行全面的消毒，完成消毒后即可开始局部注射治疗。对增生明显的、炎症较重的皮损区域，可以将适当浓度稀释液直接注射进入皮损内部及真皮层，如苔藓化的神经性皮炎、接触性皮炎等，注射点间隔 1.5～2.0 cm，每点注射 0.1～0.2 ml；无增生性、无明显炎症的皮损区域，如白癜风，可以将适当浓度稀释液注射进入皮损周边区域表皮内，注射点间隔 1.5～2.0 cm，每点注射 0.1 ml；斑秃可以将适当浓度稀释液注射进入皮损及周边区域真皮浅层。

二、糖皮质激素穴位注射技术

（一）适应证

糖皮质激素穴位注射适用于慢性湿疹、神经性皮炎、皮肤淀粉样变、结节性痒疹、日光性皮炎、掌跖角化症等顽固性、大面积皮肤损害，尤其是出现在四肢的广泛皮损，不适宜使用皮损内局部注射的患者。

（二）制剂的选择及制备

临床常用的穴位注射液与皮损内注射制剂的选择相同，包括 2.5% 醋酸氢化可的松混悬液（25 mg/ml）、2.5% 醋酸泼尼松龙混悬液（25 mg/ml）、复方倍他米松及 4% 曲安奈德混悬液

（10 mg/ml）等。具体的药物品种选择及药物浓度需求，由医师依据患者的病情需要确定，由执行护士按要求配制为适当的浓度。具体配制方法如前所述。

（三）注射方法

首先确认需要局部注射治疗的穴位区域，临床多选择上肢的合谷及下肢的足三里作为穴位注射点，也可选择内关和曲池穴位。确认穴位，设计好需要注射的位点，可以用记号笔做出标记，明确注射位点后按护理操作规程对注射部位进行全面的消毒，完成消毒后即可开始局部注射治疗。使用前将药液混合均匀。注射角度与深浅：根据穴位所在部位选择适度深度，同一穴位可从不同的角度刺入；也可按病情需要决定注射深浅度，如内关、足三里穴位在表皮有触痛点，可在皮内注射成一皮丘；也可以在穴位深部适当深刺等。根据所选穴位及用药量的不同选择合适的注射器和针头。用无痛快速进针法将针刺入皮下组织，然后缓慢推进或上下提插，探得酸胀等"得气"感应后，回抽一下，如无回血，即可将药物缓慢推入。

三、糖皮质激素局部注射疗程

糖皮质激素局部注射治疗的疗程根据患者的疾病种类、皮损大小、增殖程度及炎症浸润状态等皮损性质确定。

皮损有明显增殖及炎症浸润的疾病，如苔藓化的神经性皮炎、接触性皮炎、结节性痒疹等，多在3～5天出现症状改善，两周效果达到高峰，炎症及增殖反应明显改善，一般可维持3～4周；必要时可在2～4周重复治疗，大部分患者多在3～4次治疗后达到临床痊愈。

皮损增殖程度较为明显的疾病，如肥厚性瘢痕、瘢痕疙瘩，视患者的情况多在1～2周之后出现部分或明显改善，可在2～4周内重复治疗，再次治疗由于皮损软化减少了注射的难度，同时也减轻了患者治疗时的疼痛刺激。大部分皮损面积局限的患者多在3～4次治疗后达到临床痊愈，小部分皮损面积较大的患者，则需要接受连续10次左右的局部注射治疗。

皮损无明显增殖及炎症浸润的疾病，如白癜风、斑秃等需要色素恢复及毛发生长的疾病，对治疗反应相对较慢，多在2～4周表现出症状的逐步改善，需要多次重复治疗，间隔治疗周期与其他疾病治疗相同，多在2～4周重复治疗。如果联合外用药物或光疗，可促进疗效，缩短病程。

四、糖皮质激素局部注射注意事项

1. 糖皮质激素局部注射应严格遵守无菌操作、防止感染。大部分感染都与没有严格执行无菌操作规程相关。注射时最好每注射一个位/穴点换一个注射针头。避免交叉感染。护理人员在实施注射前应认真阅读医师的处方及医嘱，注意药物的品种、有效期、原药含量，计算好所需的原液量及溶媒量，确保现场配制的药物浓度符合治疗需求。不要使用过期药。并注意检查药液有无沉淀变质等情况，如已变质即应停止使用。

2. 临床医师在处方之前务必注意药物的性能、药理作用、剂量、配伍禁忌、副作用和过敏反应。选择适宜患者使用的品种，根据病情及皮损特征，确定用药浓度、剂量及注射位点。

3. 糖皮质激素局部注射药液不能注入血管内。注射时如回抽有血，必须避开血管后再注射。尤其是部分结构复杂的部位，如内关穴位处于手腕神经血管密集分布的区域，需要避开神经、血管，谨慎注射，如误入关节腔可引起关节红、肿、热、痛等异常反应，实施治疗时务必注意。

4. 在神经干旁注射时，必须避开神经干，或浅刺以不达神经干所在的深度。如神经干较浅，可超过神经干之深度，以避开神经干。如针尖触到神经干，患者有触电感，就须退针，改换角度，避开神经干后再注射，以免损伤神经，带来不良后果。

5. 年老体弱者，注射部位不宜过多，用药剂量和注射位点可酌情减少，以免疼痛刺激引起晕针。孕妇的下腹、腰骶部和三阴交、合谷等穴位为禁针部位，一般不宜局部注射，以免引起流产。

参考文献

[1] Almawi W Y, Melemedjian O K. Molecular mechanisms of glucocorticoid antiproliferative effects：antagonism of transcription factor activity by glucocorticoid receptor. J Leukoc Biol, 2002, 71 (1): 9–15.

[2] Chinenov Y, Gupte R, Rogatsky I. Nuclear receptors in inflammation control: repression by GR and beyond. Mol Cell Endocrinol, 2013, 380 (1–2): 55–64.

[3] Whiting K P, Restall C J, Brain P F. Steroid hormone–induced effects on membrane fluidity and their potential roles in non–genomic mechanisms. Life Sci, 2000, 67 (7): 743–757.

[4] 中华医学会皮肤性病学分会毛发学组. 中国斑秃诊疗指南（2019）. 临床皮肤科杂志, 2020, 49（2）: 69–72.

[5] 李林峰. 肾上腺糖皮质激素类药物在皮肤科的应用. 北京：北京大学医学出版社, 2004.

[6] 张建中. 糖皮质激素皮肤科规范应用手册. 上海：上海科学技术出版社, 2011.

[7] 李鑫, 杨蕊, 臧强, 等. 糖皮质激素的药理作用机制研究进展. 国际药学研究杂志, 2009, 36（1）: 27–30.

[8] 尹志瑜. CO_2 点阵激光联合糖皮质激素注射治疗增生性瘢痕的疗效观察. 临床合理用药, 2017, 10（8）: 119–120.

[9] 邓武全, 吴绮楠, 姜友昭, 等. 局部免疫调节治疗甲状腺相关性胫前黏液水肿的临床观察. 第三军医大学学报, 2011, 33（22）: 2433–2434.

[10] 辛增桃, 田朦, 靳林昊, 等. 增生性瘢痕局部注射治疗新进展. 中国医疗美容, 2020, 10（2）: 126–129.

[11] 卢慧娜, 何素蓉, 曹霞, 等. 推拿联合局部注射糖皮质激素治疗小儿先天性斜颈的效果及对彩超结果的影响. 湖南中医药大学学报, 2019, 39（3）: 385–389.

[12] 孙蕾. 糖皮质激素在慢性疼痛治疗中的效果. 中国现代医生, 2016, 54（16）: 114–116.

[13] 张元文, 曹桓, 徐军, 等. 糖皮质激素局部注射联合梅花针治疗高加索人种斑秃 32 例临床观察. 中国皮肤性病学杂志, 2014, 28（10）: 1018–1023.

[14] 周伟, 王明刚, 褚燕军, 等. 术后早期放疗联合 5-Fu 和糖皮质激素注射治疗预防瘢痕疙瘩复发的疗效观察. 安徽医学, 2014, 35（4）: 473–475.

[15] 吴洲. 曲安奈德局部注射治疗儿童眼睑毛细血管瘤. 中国实用医药，2013，8（3）：146.

[16] 陈戈，黄妃凤，黄华佑. 曲安奈德局部注射后出现带状疱疹3例. 按摩与康复医学. 2019，10（17）：33-34.

[17] 曾庆雯，彭思斯，白新娜，等. 局部注射醋酸曲安奈德致迟发过敏反应1例. 中南大学学报（医学版），2020，45（2）：216-220.

第十三章
糖皮质激素局部注射的皮肤科适应证

第一节 炎症增殖性皮肤病

一、神经性皮炎

神经性皮炎（neurodermatitis）又名慢性单纯性苔藓（lichen simplex chronicus），是一种常见的以阵发性剧痒和皮肤苔藓样变为特征的慢性炎症性皮肤神经功能障碍性皮肤病。

（一）病因和发病机制

本病病因及发病机制尚不清楚。一般认为与大脑皮质兴奋和抑制功能失调有关。可能与神经精神因素（如性情急躁、思虑过度、紧张、劳累、忧郁、睡眠不佳等）、胃肠道功能障碍、内分泌紊乱、饮食（如饮酒、进食辛辣食物和鱼虾等）、局部刺激（如硬质衣领、毛织品、化学物质、感染病灶、汗水浸渍）等内外因素有关。搔抓及慢性摩擦可能是主要诱因或加重因素，病程中形成的"瘙痒－搔抓－瘙痒"恶性循环可造成本病发展并导致皮肤苔藓样变。

（二）临床表现

本病依其受累范围的大小，可分为局限性及播散性。

1. 局限性　多见于青年或中年，常发生于颈部、双肘部伸侧、腰骶部、股内侧、女阴、阴囊和肛周区等易搔抓部位，多局限于一处或两侧对称分布。典型皮损为针头至米粒大小的多角形扁平丘疹，淡红、淡褐色或正常肤色，质地较坚硬而有光泽，表面光滑或有少量鳞屑。多数丘疹密集成片，形成钱币至掌心大小，边界清楚，类圆形或不规则形苔藓样变，皮损边缘可见散在的扁平丘疹。自觉阵发性瘙痒。

2. 播散性　多见于成年人及老年人。皮疹分布广泛，除在局限性神经性皮炎中所述及的部位外，皮损广泛分布于眼睑、头皮、躯干及四肢等处，多呈苔藓样变，散布全身多处。自觉阵发性剧烈瘙痒，夜间为甚，病程迁延，长期难愈，治愈后易复发，可因搔抓继发毛囊炎及淋巴结炎等。

（三）诊断

典型的皮肤苔藓样变，皮损好发于颈部、双肘部伸侧、腰骶部、股内侧、女阴、阴囊和肛周区等易搔抓部位部位，阵发性瘙痒，丘疹密集成片，形成钱币至掌心大小，境界清楚，类圆形或不规则形苔藓样变的皮损特征，大部分皮损长期持续存在，根据患者病史及临床表现不难诊断。

（四）治疗

治疗的根本目的是止痒。避免搔抓、摩擦等各种刺激，阻断"瘙痒－搔抓－瘙痒"恶性循环。治疗方法包括系统性用药，主要改善瘙痒及焦虑引起的睡眠障碍，外用药物治疗以糖皮质激素类为主，严重的皮损可以使用糖皮质激素皮损内局部注射治疗。

1. 局部治疗

（1）糖皮质激素软膏、霜剂或溶液外用，每日早晚使用，疗效不佳时可使用封包治疗加强疗效。注意眼周神经性皮炎，外用激素制剂要谨慎，尽量使用弱效或中效糖皮质激素，应用时间要短。

（2）糖皮质激素局部注射治疗。可选用曲安奈德注射液 1 ml：40 mg，加入适量的 1% 或 2% 利多卡因注射液，推荐使用 1：5 比例混合。对皮损处及周围皮肤予以碘伏消毒，注射针头倾斜 45° 刺入皮损基底部，根据皮损面积注射混合液，沿皮损边缘注射，注射点间隔 1.5～2.0 cm，每点注射 0.1 ml 左右。间隔 1～2 周后复诊，必要时再重复注射 1 次，通常可连续注射 2～3 次，对于增殖明显、部分皮损面积较大者可连续注射 3～4 次，并逐渐延长注射间隔时间，大部分患者可获得临床治愈，经持续观察随访，复发并不常见。对于皮损较大者，每次用量不建议超过复方倍他米松或曲安奈德原液 2 ml。复方倍他米松注射液可以按照同样比例混合后注射，每 2～4 周注射 1 次。

2. 系统治疗　可口服抗组胺药、钙剂等对症止痒，辅以 B 族维生素内服。如影响睡眠者于睡前加用镇静安眠类药物（如地西泮或多塞平等），严重者可用普鲁卡因静脉封闭，皮损泛发者口服雷公藤多苷片。

3. 物理治疗　浅层 X 线、紫外线、氦氖激光照射、矿泉治疗、补骨脂素光化学疗法（PUVA）等均能收到较好治疗效果。

（五）治疗病例

见图 13-1～图 13-7。

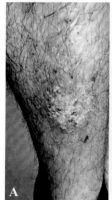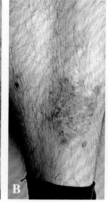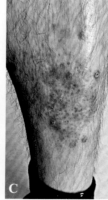

A. 治疗前，小腿部不规则红色肥厚性斑块近 3 年，上覆少量白色鳞屑，皮损长期持续，曾用多种外用药物反复治疗未见明显效果。予曲安奈德注射液（相当于等量泼尼松 12.5 mg/ml）于皮损内注射，每个标记点注射 0.1 ml，标记点间隔 1～2 cm；

B. 治疗 2 周后，红色斑块部分消退，继续按前剂量治疗；

C. 第 2 次治疗 2 周后，增殖与鳞屑基本消失，仅遗留轻度红色斑块，使用外用药物维持疗效

图 13-1　神经性皮炎——病例 1

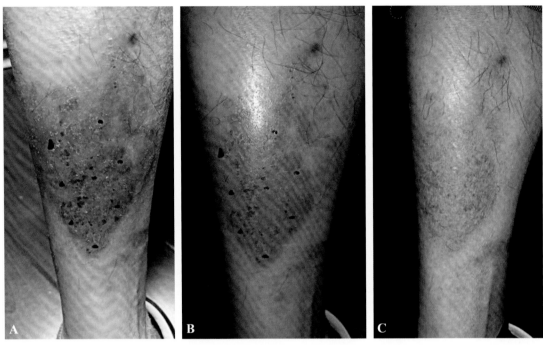

图 13-2　神经性皮炎——病例 2

A. 治疗前，小腿伸侧不规则红色斑块，呈苔藓样变，上覆少量白色鳞屑，皮损反复持续 16 年以上。患者常年生活在炎热的广东地区不能穿短裤，不能游泳，十分煎熬。反复多处求医诊治，曾用多种外用药物反复治疗未见明显效果。予曲安奈德注射液（相当于泼尼松 12.5 mg/ml）于皮损内注射，每个标记点注射 0.1 ml，标记点间隔 1～2 cm；

B. 治疗 2 周后，苔藓样变部分消退，炎症浸润减轻、鳞屑减轻、瘙痒明显改善，继续按前剂量治疗；

C. 第 2 次治疗 2 周后，原皮损及红色斑块基本消退，瘙痒消除。患者对治疗效果非常满意，持续观察未见复发

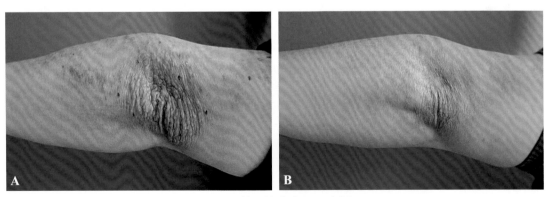

图 13-3　神经性皮炎——病例 3

A. 治疗前，肘部伸侧皮肤形成淡红色多角形扁平丘疹，病史近 1 年，曾用多种外用药物反复治疗未见明显效果。予曲安奈德注射液（相当于泼尼松 12.5 mg/ml）于皮损内注射，每个标记点注射 0.1 ml，标记点间隔 1～2 cm；

B. 治疗 2 周后，皮损明显改善，炎症与增殖明显消退，扁平丘疹样皮损基本变平，疗效满意

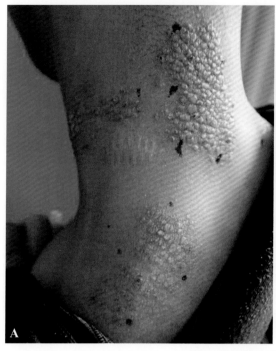
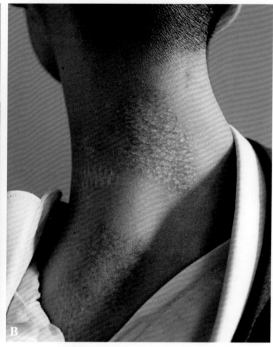

图 13-4　神经性皮炎——病例 4

A. 治疗前，颈部皮肤形成淡红色多角形扁平丘疹，病史近 2 年，明显瘙痒，严重影响患者正常生活。曾到多家医院求医诊治，用多种系统及外用药物反复治疗未见明显效果。予曲安奈德注射液（相当于泼尼松 12.5 mg/ml）于皮损内注射，每个标记点注射 0.1 ml，标记点间隔 1 ~ 2 cm；

B. 治疗 3 周后，皮损基本变平，遗留轻度的皮损及色素沉着，使用外用药物维持治疗，未见复发

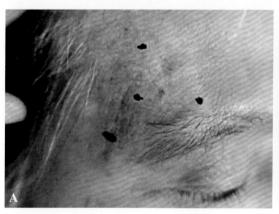
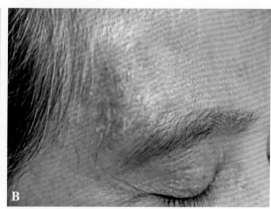

图 13-5　神经性皮炎——病例 5

A. 右侧额部红斑、瘙痒病史近 2 年，皮损持续瘙痒，不断搔抓，皮损逐渐扩大，严重影响患者正常生活。曾到多家医院求医诊治，用多种系统及外用药物反复治疗未见明显效果。治疗前，右侧额部皮肤形成不规则形淡红色斑块，轻度鳞屑，明显的增殖形成高起皮肤的斑块状损害。予曲安奈德注射液（相当于泼尼松 12.5 mg/ml）于皮损内注射，每个标记点注射 0.1 ml，标记点间隔 1 ~ 2 cm；

B. 治疗 2 周后，皮损鳞屑消失，增殖性红色斑块明显消退，瘙痒消除，遗留轻度色素沉着。随访无复发，患者对治疗效果非常满意

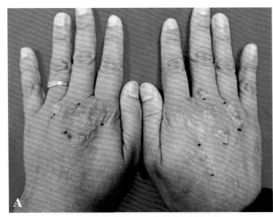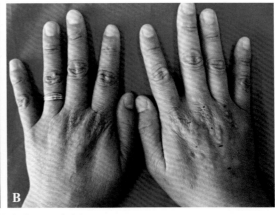

图 13-6　神经性皮炎——病例 6

A. 双手散在红色斑块、红色丘疹，上覆白色鳞屑。病史近 1 年，皮损持续瘙痒，不断搔抓，皮损面积及数量逐渐扩大，明显瘙痒，严重影响患者正常生活。曾到多家医院求医诊治，用多种系统及外用药物反复治疗未见明显效果。治疗前，双手散在红色斑块、红色丘疹，上覆白色鳞屑。予曲安奈德注射液（相当于泼尼松 12.5 mg/ml）皮损内注射，每个标记点注射 0.1 ml，标记点间隔 1～2 cm；

B. 治疗 2 周后，红色斑块、结节、丘疹，白色鳞屑基本消失，皮损基本消退、变平，仅使用润肤剂维持疗效，随访后未见复发，患者对疗效非常满意

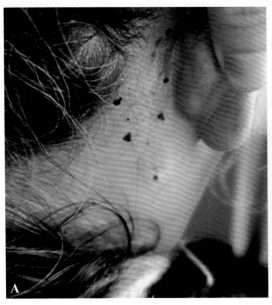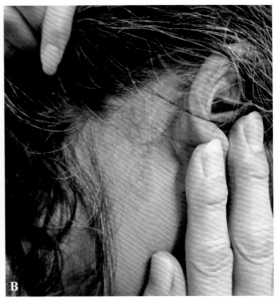

图 13-7　神经性皮炎——病例 7

A. 右侧耳后部皮肤形成不规则形淡红色斑块，病史近 2 年，皮损持续瘙痒，不断搔抓，皮损面积逐渐扩大，严重影响患者正常生活。曾用多种系统及外用药物反复治疗未见明显效果，症状持续严重影响患者生活质量。治疗前，右侧耳后部皮肤不规则形淡红色斑块，予曲安奈德注射液（相当于泼尼松 12.5 mg/ml）于损内注射，每个标记点注射 0.1 ml，标记点间隔 1～2 cm；

B. 治疗 2 周后，皮损较前消退，右侧耳后红色斑块基本消退，皮肤表面变平、光滑，仅遗留轻度潮红，使用润肤剂维持疗效，随访后未见复发

二、原发性皮肤淀粉样变

原发性皮肤淀粉样变（primary cutaneous amyloidosis）是指淀粉样蛋白沉积在既往正常的皮肤内，而无其他器官受累的一种慢性疾病。

（一）病因和发病机制

尚不清楚。可能与长期摩擦、遗传、病毒（如Epstein-Barr病毒）和环境因素等相关。摩擦、创伤、虫咬等伤害因素可引起角质形成细胞损伤并发生变性、脱落至真皮，最后形成淀粉样蛋白，沉积于真皮乳头后致病。

（二）临床表现

原发性皮肤淀粉样变传统上分为斑疹（斑状淀粉样变）、丘疹（苔藓状淀粉样变）及结节（结节型淀粉样变）型，但斑疹及丘疹两型实际上代表了临床谱的终点。有的患者可同时存在上述两型的表现，称为双相型淀粉样变。

1. 斑状淀粉样变　好发于中年以上妇女，主要见于背部的肩胛区，亦可发生在四肢，尤其在伸侧，偶尔累及胸部和臀部。皮损为褐色或紫褐色斑疹，可融合形成特征性的网状或波纹状外观。一般无自觉症状或有轻度至中度瘙痒。

2. 苔藓样淀粉样变　中年人多见，两性均可发生。常对称分布在两小腿胫前，也可发生于臂外侧和腰背部。典型褐红色丘疹，密集成片，常呈波纹状，也可融合成疣状斑块。小腿和上背的皮疹沿皮纹呈念珠状排列，具特征性。自觉瘙痒或剧痒。

3. 结节型皮肤淀粉样变　又称淀粉样瘤，也有认为是孤立性浆细胞瘤。本病罕见，好发于中年人，女性多见，单发或多发，为数毫米至数厘米大坚实的结节或斑块，表面光滑，淡红色或黄褐色，可有毛细血管扩张或瘀点；结节中央的皮肤有时萎缩和松弛，指压有疝样现象，类似斑状萎缩，或呈大疱样外观。持续数年，部分患者可转变成系统性淀粉样变。

4. 皮肤异色病样淀粉样变　简称PCA（Poikiloderma-like Cutaneous Amyloidosis）综合征，为常染色体隐性遗传，男性多见，主要发生在四肢，也可累及躯干和臀部，有萎缩、毛细血管扩张、弥漫性灰褐色色素沉着和散在豆大的色素减退斑。自觉不同程度的瘙痒或不痒。

5. 肛门、骶骨部皮肤淀粉样变　肛门、骶骨部角化过度伴暗褐色色素沉着斑，手掌大小，以肛门为中心呈放射状或扇形线条排列，类似斑马的色素性条纹。自觉瘙痒或不痒。

（三）诊断

根据典型皮损，结合组织病理证实有淀粉样蛋白沉积即可确诊。

（四）治疗

本病尚无特效疗法，要引导患者避免搔抓，护理皮损区域，使用润肤剂保湿止痒，避免长期机械性摩擦。尽管有不少的药物治疗，但疗效差异很大，大部分治疗不能满足患者需求。

1. 局部治疗

（1）外用强效糖皮质激素能缓解症状，封包或结合使用弱效的角质溶解剂如水杨酸、0.05%

或 0.1% 维 A 酸、他扎罗汀等可提高治疗效果。近年来，研究表明外用钙调磷酸酶抑制剂及维生素 D 衍生物卡泊三醇均有一定疗效。

（2）对于局限性皮损内可局部注射糖皮质激素治疗，如选用曲安奈德注射液。加入适量的 1% 或 2% 利多卡因注射液，推荐使用 1∶4 比例混合。对皮损处及周围皮肤予以碘伏消毒，注射针头倾斜 45° 刺入皮损基底部，根据皮损面积大小、增殖程度及炎症浸润程度确定药物浓度及注射剂量。一般情况多在注射治疗间隔 2 周后，再注射 1 次，通常连续注射 2~3 次，部分皮损较大，增殖及炎症浸润程度严重的患者可连续注射 3~4 次，并逐渐延长注射间隔时间。对于皮损较大者，每次用量不建议超过复方倍他米松或曲安奈德注射液 2 ml。复方倍他米松注射液可以按照同样比例混合后注射，每 2~4 周注射 1 次。

2. 系统治疗　瘙痒剧烈者可口服抗组胺药，严重者可用普鲁卡因静脉封闭减轻瘙痒。可选择口服阿维 A [0.3~0.5 mg/（kg·d）] 对部分敏感患者可明显改善增殖、炎症浸润程度及瘙痒症状，部分患者有可能改善色素沉着。有研究表明小剂量环磷酰胺（50 mg/d）可有效改善皮疹及瘙痒症状。但需要注意系统用药的副作用，权衡利弊后使用。系统性药物治疗效果与患者的个体敏感性差异相关，多数药物的治疗差强人意，必须视患者情况制订适当的个体化治疗方案，并加强随访，根据临床疗效跟进治疗方法。

3. 物理治疗　窄谱中波紫外线、PUVA 治疗、点阵 CO_2 激光、Nd：YAG 激光、脉冲燃料激光、电干燥法、皮肤磨削术都可作为治疗选择，有一定的作用，但个体疗效差异很大。由于光疗受到治疗设备及技术的可及性不高，疗效具有不确定性等多方面因素的限制，光疗对皮肤淀粉样变的治疗应用并不是常见方法。

4. 手术治疗　结节型可手术切除。

（五）治疗病例

见图 13-8~图 13-12。

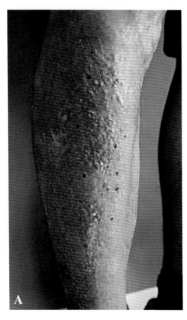

图 13-8　原发性皮肤淀粉样变——病例 1

A. 治疗前，病史 10 余年，皮损持续瘙痒，不断搔抓，皮损面积逐渐扩大逐渐融合成斑块状，明显瘙痒，严重影响患者正常生活。查体：右侧小腿胫前皮肤密集成片褐红色丘疹，呈念珠状排列，部分融合成疣状斑块。予曲安奈德注射液（相当于泼尼松 12.5 mg/ml）于皮损内注射，每个标记点注射 0.1 ml，标记点间隔 1~2 cm；

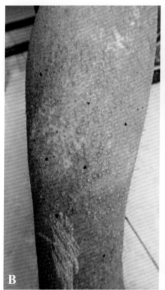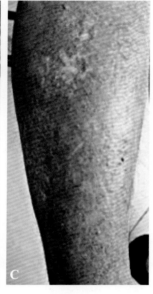

图 13-8 （续）

B. 治疗 1 个月后，增殖及浸润有部分减轻，部分斑块状皮损改善，皮损整体部分明显消退，继续按前剂量使用皮损内注射治疗；

C. 治疗 2 个月后，增殖及浸润进一步减轻，皮损大部分变平，遗留色素沉着。可见右侧小腿外侧中上部在第一次注射后出现局部萎缩及色素减退，至两个月后随访，局部萎缩及色素减退持续存在。出现的原因可能是在注射时超过了医嘱的剂量，因为在其他注射区域没有出现类似情况，说明过度的注射剂量引起了局部萎缩及色素减退等不良反应

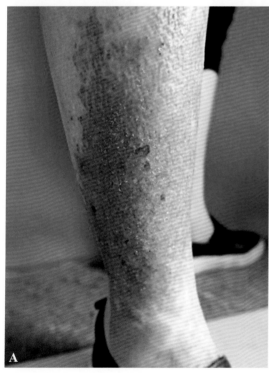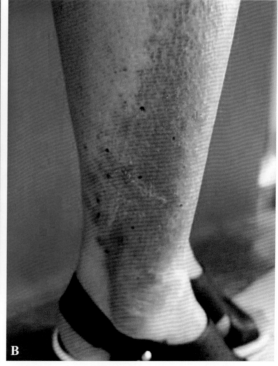

图 13-9　原发性皮肤淀粉样变——病例 2

A. 治疗前，右侧小腿胫前皮肤密集成片褐红色丘疹，部分融合成疣状斑块。病史 5 年余，皮损持续瘙痒，曾到多家医院求医诊治，用多种系统及外用药物反复治疗未见明显效果，严重影响患者生活质量。予曲安奈德注射液（相当于泼尼松 12.5 mg/ml）于皮损内注射，每个标记点注射 0.1 ml，标记点间隔 1 ~ 2 cm；

B. 治疗 2 周后，融合性斑块状变平，增殖及浸润减轻。瘙痒明显减轻，患者生活质量明显得到改善

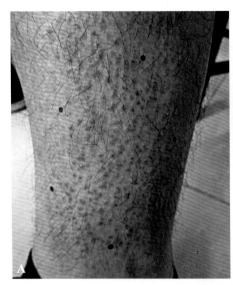
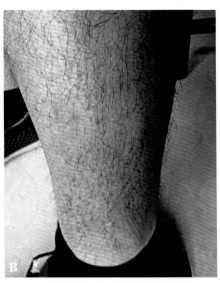

图 13-10　原发性皮肤淀粉样变——病例 3

A. 治疗前，右侧小腿胫前皮肤密集成片褐色丘疹，呈念珠状排列，部分皮损浸润、增殖融合成斑块性损害，皮损面积较大。予曲安奈德注射液（相当于泼尼松 12.5 mg/ml）于皮损内注射，每个标记点注射 0.1 ml，标记点间隔 1～2 cm；

B. 治疗 2 周后，中上部位大部分皮损消退、变平，恢复基本正常的皮肤外观，下部分皮损明显改善，继续使用外用药物维持疗效，患者对治疗效果十分满意

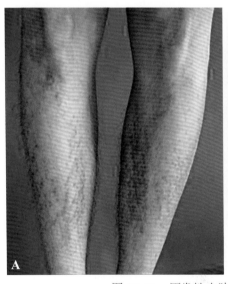
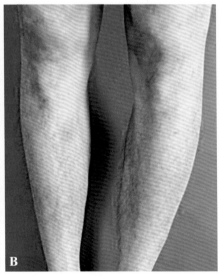

图 13-11　原发性皮肤淀粉样变——病例 4

A. 治疗前，双侧小腿胫前皮肤密集成片褐色丘疹，呈念珠状排列，部分融合成斑块，左侧皮损重于右侧，无论是皮损面积，浸润及增殖程度明显较右侧严重。予曲安奈德注射液（相当于泼尼松 12.5 mg/ml）于皮损内注射，每个标记点注射 0.1 ml，标记点间隔 1～2 cm；

B. 治疗 6 周后，原双侧小腿胫前内侧皮肤密集成片褐色丘疹，浸润融合的斑块明显改善，皮损大部分消退、变平。几乎达到基本正常的皮肤外观，经随访未发现皮损复发，患者对治疗效果非常满意

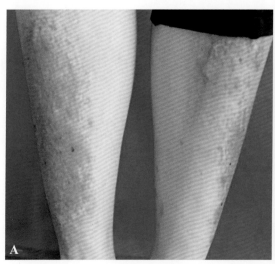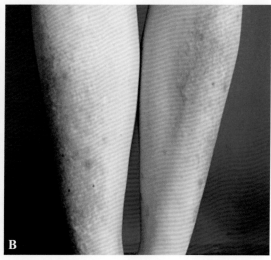

图 13-12 原发性皮肤淀粉样变——病例 5

A. 治疗前，双侧小腿皮肤密集成片褐色丘疹，部分融合成疣状斑块，左侧皮损偏重于外侧分布，右侧皮损偏重于胫前分布，两侧的皮损面积比较接近，浸润及增殖程度右侧偏重。予曲安德注射液（相当于泼尼松 12.5 mg/ml）于皮损内注射，每个标记点注射 0.1 ml，标记点间隔 1~2 cm；

B. 治疗 2 周后，双侧小腿胫前皮损面积、浸润及增殖程度显著改善，大部分皮损消退，皮肤变得平整、光滑，经随访未见复发，患者对治疗效果非常满意

三、瘢痕疙瘩

瘢痕疙瘩（keloid）为皮肤内结缔组织过度增生所引起的良性皮肤肿瘤，是皮肤结缔组织对创伤反应超过正常范围的表现，常继发于皮肤损伤。痤疮皮损在愈合的过程可以形成永久性肥厚性瘢痕（hypertrophic scar），隆起于皮面，局限于痤疮皮损边缘内，不超越原有的损伤范围，有随时间逐渐消退的倾向，其红斑消退总是先于瘢痕变平数月或数年，对治疗反应好，手术后复发趋势小。肥厚性瘢痕和瘢痕疙瘩的基本病理变化为皮肤损伤后纤维组织的过度增生。

（一）病因和发病机制

病因尚未明确，有瘢痕体质的人可发生，有色人种较易发病，部分患者有家族史，有时与皮肤张力、免疫有关。可为常染色体显性或隐性遗传。在瘢痕疙瘩中，成纤维细胞的凋亡是减少的，而 Ⅰ 型和 Ⅲ 型胶原在 mRNA 水平上合成增加。TGF-β 合成增加可能是瘢痕疙瘩形成的原因之一，TGF-β 活化成纤维细胞，使其合成更多的胶原纤维。肥大细胞增多可以刺激胶原合成，而抗组胺治疗可以消除部分瘢痕疙瘩的瘙痒症状。

（二）临床表现

好发于上胸及胸骨前区，也见于颈、肩、耳、下肢等部位，初起为小而硬的红色丘疹，逐渐增大，呈圆形、卵圆形或不规则形瘢痕，高出皮面，往往超过原皮损部位，呈蟹足状向外伸展，表面光滑发亮，耳垂皮损常继发于穿耳洞。早期皮损呈粉红或黄红色伴有触痛，呈橡皮样

硬度，常有毛细血管扩张，周围有红晕，静止期皮损颜色变淡，质地坚硬，多无自觉症状。继发于烧伤、烫伤者可形成大面积皮损，严重者可影响受累肢体功能，其恐怖外观表现严重影响患者生活质量。

（三）诊断

诊断：①瘢痕超过原有损伤范围，并向周围正常组织侵犯；②病程超过 9 个月而无自发消退的征象。依据临床表现对瘢痕疙瘩的诊断并不困难。

（四）治疗

抑制成纤维细胞增生和胶原合成，或应用手术切除联合浅层 X 线照射等综合疗法除去瘢痕组织，治疗效果是不错的。但是需要反复光照，耗时且治疗花费很高，患者对手术切除存在恐惧，因此手术疗法的应用率不是很高。其他治疗方法主要为非手术局部注射或联合的综合方案，注射药物也有不同，笔者主要介绍局部糖皮质激素注射技术。

1. 瘢痕内注射

（1）注射糖皮质激素：通常采用皮损内注射曲安奈德注射液或复方倍他米松注射液。一般初次治疗选用复方倍他米松或曲安奈德注射液，给予泼尼松等量 20～30 mg/ml 浓度，皮损内点状注射，以后随着组织变软收缩，给予泼尼松等量 10～20 mg/ml，治疗周期为每 2～4 周注射 1 次。临床治疗上为了缓解注射时的疼痛刺激，一般与 1% 或 2% 利多卡因注射液混合。对皮损处及周围皮肤予以碘伏消毒，在肥厚斑块内以平行于周围皮肤表面方向进针，分点放射状向心注射，根据皮损面积注射混合液，至皮损肿胀发白呈橘皮样外观。

（2）注射 5- 氟尿嘧啶：5- 氟尿嘧啶（5-fluorouracil，5-FU）作为一种抗癌基础药物，能够抑制细胞 DNA 的合成，一方面可通过抑制胸腺嘧啶核苷合成酶的表达，从而减少细胞增殖；另一方面，可抑制新生血管内皮细胞，减少血管的新生。在临床应用中瘢痕内注射低浓度 5- 氟尿嘧啶获得了一定的效果。研究发现 50 mg/ml 的 5-FU 病灶内局部注射，每周一次，持续 12 周，78.5% 患者有大面积改善，随访 24 周未复发。国内 5-FU 浓度相对较低（3.45～17 mg/ml）。

（3）注射 A 型肉毒素是近几年开始应用的治疗方法，主要应用于面部轻度的痤疮瘢痕治疗，对其他严重的增殖性瘢痕及瘢痕疙瘩效果不明确。

（4）联合注射糖皮质激素、抗肿瘤药物混合液或糖皮质激素、A 型肉毒素混合液有协同作用，增加疗效，减少不良反应。

2. 物理治疗　常用的物理治疗方法包括 Nd：YAG 激光；浅层 X 线；冷冻，单独使用这些物理疗法对治疗增殖性瘢痕及瘢痕疙瘩疗效甚微，大部分是作为辅助治疗方法，需要联合外科手术切除及皮损内局部注射治疗，方可获得较好的疗效。

3. 其他治疗　糖皮质激素和维 A 酸外用制剂可以试用，部分患者可以缓解症状。口服曲尼司特 0.1 g，3 次 / 日，连续半年以上；积雪苷片，每次 2～4 片，3 次 / 天。这些疗法单独对治疗增殖性瘢痕及瘢痕疙瘩效果并不理想，可以作为辅助治疗方法，联合外科手术切除及皮损内局部注射治疗及其他物理治疗，利用综合疗法有可能获得较好的疗效。

（五）治疗病例

见图 13-13～图 13-25。

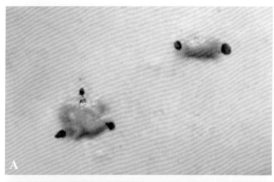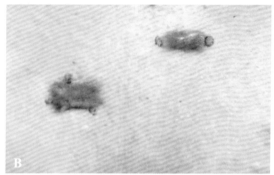

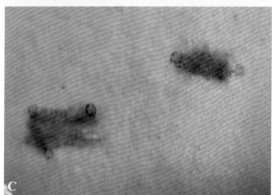

图 13-13　瘢痕疙瘩——病例 1

A. 治疗前，胸前区隆起瘢痕，皮损明显增殖，轻度炎症、潮红。予曲安奈德注射液（相当于泼尼松 25 mg/ml）于皮损内注射，每个标记点注射 0.1 ml，标记点间隔 1 cm；

B. 治疗 8 周后，瘢痕组织部分收缩、皮损变平、色泽变暗，继续按前剂量进行第 2 次皮损内注射治疗；

C. 治疗 11 周后，瘢痕组织明显变平、色泽变暗，患者基本满意

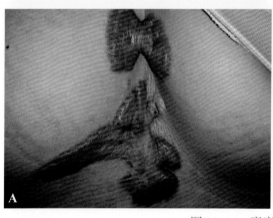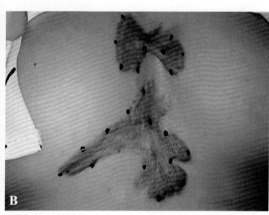

图 13-14　瘢痕疙瘩——病例 2

A. 治疗前，胸前区乳房间皮肤不规则明显增生形成严重的增殖性瘢痕，明显潮红，感觉有明显的牵张感及瘙痒，对胸部活动显著影响。无论是外观表现或牵张还是瘙痒，对患者生活质量都有严重影响，患者求助愿望十分迫切。予曲安奈德注射液（相当于泼尼松 21.5 mg/ml）于皮损内注射，每个标记点注射 0.1 ml，标记点间隔 1 cm；

B. 治疗 8 周后，严重的增殖性瘢痕变暗、变平，潮红及炎症也明显消退，牵张及瘙痒感明显改善，对胸部活动影响显著减少，与治疗前相比改善率超过 60%，患者对治疗效果比较满意，主动要求继续接受治疗

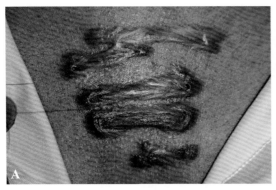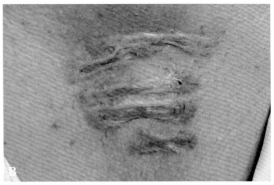

图 13-15　瘢痕疙瘩——病例 3

A. 治疗前，胸前区皮肤多条显著增殖的不规则形增殖性瘢痕，表面突起，皮损轻度炎症、潮红，明显瘙痒。予曲安奈德注射液（相当于泼尼松 25 mg/ml）于皮损内注射，每个标记点注射 0.1 ml，标记点间隔 1 ~ 2 cm；

B. 治疗 8 周后，瘢痕大部分色泽变暗、瘢痕变平，瘙痒改善，较治疗前的症状改善超过 80%，患者对治疗效果相当满意

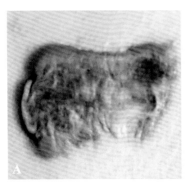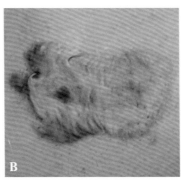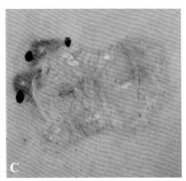

图 13-16　瘢痕疙瘩——病例 4

A. 治疗前，胸前区皮肤不规则形增殖性瘢痕，表面明显突起，皮损轻度炎症、潮红，明显瘙痒。予曲安奈德注射液（相当于泼尼松 25 mg/ml）于皮损内注射，每个标记点注射 0.1 ml，标记点间隔 1 cm；

B. 治疗半年后，增殖性瘢痕大部分变暗、变平，皮损明显收缩，炎症、潮红显著改善，瘙痒明显减轻，继续按前剂量皮损内注射治疗；

C. 治疗 1 年后，增殖性瘢痕几乎完全变平，皮损明显收缩与皮肤表面基本一致，炎症、潮红几近消除，瘙痒明显减轻，仅遗留个别部位有轻度增殖性丘疹，患者对治疗效果相当满意

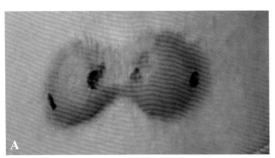

图 13-17　瘢痕疙瘩——病例 5

A. 治疗前，左侧肩部区域皮肤不规则形增殖性隆起瘢痕，表面明显突起，皮损明显潮红、瘙痒。予曲安奈德注射液（相当于泼尼松 25 mg/ml）于皮损内注射，每个标记点注射 0.1 ml，标记点间隔 1 cm；

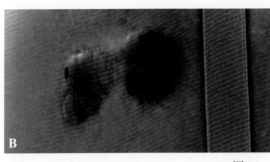
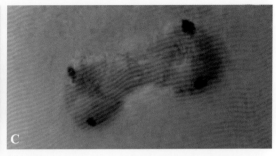

图 13-17 （续）

B. 治疗 8 周后，不规则形增殖性隆起瘢痕部分萎缩，瘢痕表面明显收缩变平，皮损轻度炎症、潮红、瘙痒明显改善，患者生活质量明显提高。继续按前剂量皮损内注射治疗；

C. 治疗 16 周后，隆起瘢痕大部分变平，皮损表面明显收缩接近于皮面，皮损炎症、潮红几乎消除，瘙痒感基本消失，患者对治疗效果十分满意

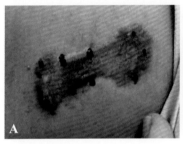
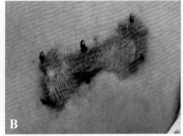
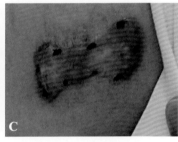

图 13-18　瘢痕疙瘩——病例 6

A. 治疗前，左侧肩部区域皮肤不规则形增殖性隆起瘢痕，表面明显突起。予曲安奈德注射液（相当于泼尼松 17.6 mg/ml）于皮损内注射，每个标记点注射 0.1 ml，标记点间隔 1 cm；

B. 治疗 7 周后，隆起瘢痕部分萎缩、变平，患者生活质量改善，继续按前剂量皮损内注射治疗；

C. 治疗 16 周后，隆起瘢痕进一步变平，瘙痒感基本消失，患者对治疗效果十分满意

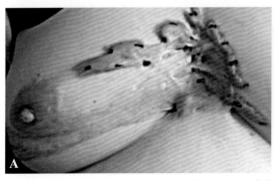
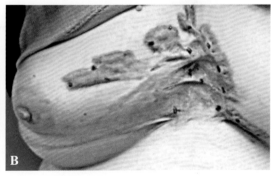

图 13-19　瘢痕疙瘩——病例 7

A. 治疗前，胸前区乳房间皮肤不规则形增殖性瘢痕，皮损明显潮红，牵张感及瘙痒明显，显著影响胸部活动。予曲安奈德注射液（相当于泼尼松 33 mg/ml）配比，于皮损内注射，每个标记点注射 0.1 ml，标记点间隔 1 cm；

B. 治疗 5 周后，严重的增殖性瘢痕部分萎缩、变平，牵张及瘙痒感改善，对胸部活动影响减少，皮损的潮红及炎症也较前消退，继续按前剂量皮损内注射治疗

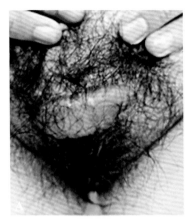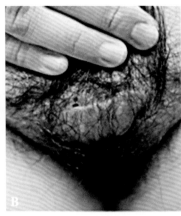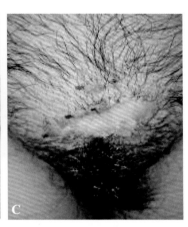

图 13-20　瘢痕疙瘩——病例 8

A. 治疗前，会阴部严重增殖性隆起瘢痕，曾经接受手术切除治疗，术后原位复发而且比术前更大，患者十分焦虑，对治疗极度恐惧。皮损高出皮面约 1 cm，皮损轻度潮红，感觉有明显的牵张感及瘙痒，严重影响正常生活，求治愿望十分迫切。予曲安奈德注射液（相当于泼尼松 33 mg/ml）配比，于皮损内注射，每个标记点注射 0.1 ml，标记点间隔 1 cm；

B. 治疗 3 个月后，患者仍感觉有较为明显的牵张感及瘙痒，无论是外观表现、牵张还是瘙痒对患者生活质量都有严重影响，患者十分愿意继续按前剂量皮损内注射治疗；

C. 治疗 11 个月后，由于不断治疗，皮损持续改善，患者的治疗信心明显提高，定期一个月左右坚持接受注射治疗，第 11 次注射后随访可见瘢痕几乎完全变平，与周边皮肤形成基本正常的皮肤外观。局部炎症、潮红几乎完全消除，牵张感及瘙痒消除，正常生活不受影响，患者对治疗效果十分满意

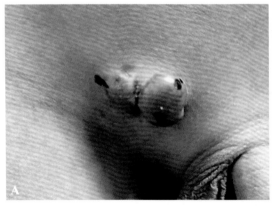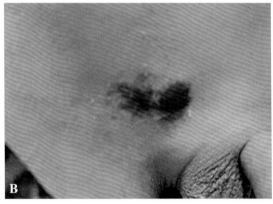

图 13-21　瘢痕疙瘩——病例 9

A. 8 岁儿童患者，发生瘢痕疙瘩前局部有感染，感染控制后出现局部组织增生，逐渐形成增殖性瘢痕，高出皮肤表面约 1.5 cm。患儿去外科就诊，建议外科手术切除，监护人恐惧手术，来皮肤科求治。综合评估后与监护人沟通，同意接受皮损内注射治疗。治疗前，右下腹部区域皮肤不规则形严重增殖性瘢痕，予曲安奈德注射液（相当于泼尼松 25 mg/ml）于皮损内注射，每个标记点注射 0.1 ml，标记点间隔 1 cm；

B. 治疗 9 周后患者复诊，瘢痕疙瘩与周围皮肤变为同一平面，增殖、炎症完全清除，仅遗留色素沉着，监护人及患儿对疗效非常满意，治疗性价比极高

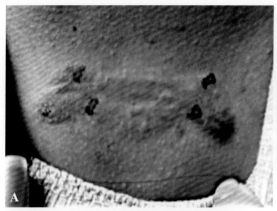
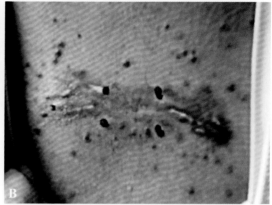

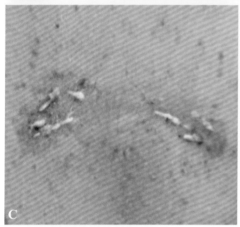

图 13-22　瘢痕疙瘩——病例 10

A. 治疗前胸前区皮肤不规则形增殖性隆起瘢痕，表面突起，皮损轻度炎症、潮红，明显瘙痒。予曲安奈德注射液（相当于泼尼松 21 mg/ml）配比，于皮损内注射，每个标记点注射 0.1 ml，标记点间隔 1 cm；

B. 治疗 8 周后，瘢痕部分萎缩、变平，色泽变暗，瘙痒改善，较治疗前的症状改善超过 60%，患者对治疗效果相当满意，继续按前剂量皮损内注射治疗；

C. 治疗 16 周后，瘢痕完全收缩变平，与皮面基本一致，皮肤外观完全改善，几乎与周围皮肤一致，症状改善率近 100%，患者对治疗非常满意

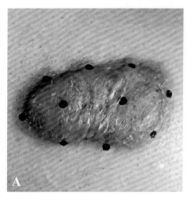
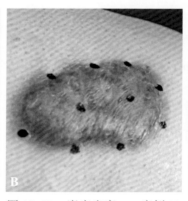
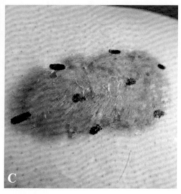

图 13-23　瘢痕疙瘩——病例 11

A. 治疗前，右侧肩部皮损，过度增殖形成明显的隆起瘢痕，且皮损面积不断增大，皮损表面轻度炎症、潮红。予曲安奈德注射液（相当于泼尼松 25 mg/ml）配比，于皮损内注射，每个标记点注射 0.1 ml，标记点间隔 1 cm；

B. 治疗 8 周后，瘢痕部分萎缩、变平，皮损炎症、潮红轻度改善，继续按前剂量皮损内注射治疗；

C. 治疗 16 周，瘢痕进一步变平，皮损收缩变小，皮损炎症、潮红显著改善，与治疗前相比改善率超过 60%

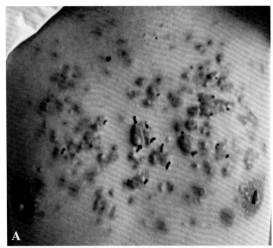
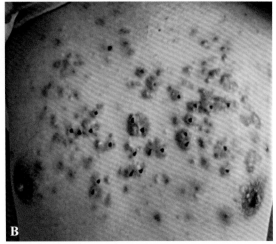
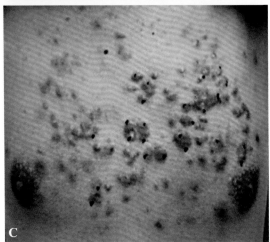

图 13-24　瘢痕疙瘩——病例 12

A. 治疗前，胸前多发瘢痕，因马拉色菌毛囊炎引起。皮损明显潮红。瘙痒，且不断增多。予曲安奈德注射液（相当于泼尼松 25 mg/ml）配比，于皮损内注射，每个标记点注射 0.1 ml，标记点间隔 1 cm，如皮损局限，小于 1.5 cm 直径就直接在皮损中心区域注射；

B. 治疗 4 周后，瘢痕部分萎缩、变平，皮损未继续扩散、增大，潮红部分改善。瘙痒减轻，继续按前剂量皮损内注射治疗；

C. 治疗 8 周后，皮损扩散、增大基本控制，瘢痕大部分收缩、变平，皮损炎症、潮红明显改善。瘙痒减轻

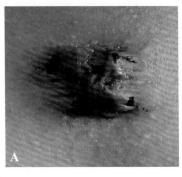
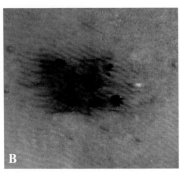
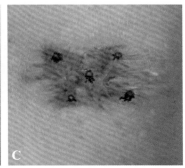

图 13-25　瘢痕疙瘩——病例 13

A. 治疗前，胸前不规则明显增殖的隆起斑块，皮损明显潮红。予曲安奈德注射液（相当于泼尼松 25 mg/ml）配比，于皮损内注射，每个标记点注射 0.1 ml，标记点间隔 1 cm；

B. 治疗 2 周后，增殖性瘢痕大部分明显萎缩、部分变平，潮红减轻。瘙痒基本消除，继续按前剂量皮损内注射治疗；

C. 治疗 8 周，瘢痕大部分萎缩、变平，大部分接近于皮肤平面，潮红明显减轻。瘙痒消除

四、湿疹

湿疹是由多种内外因素共同作用引起，多发生于躯干、四肢等部位，通常由急性期开始，表现为红斑、丘疹、水疱等，后逐渐发展为慢性期，出现鳞屑、角化过度、皲裂等改变。

（一）病因

引起湿疹的病因广泛、复杂，通常由多种内外因素共同作用所致。外源性因素包括接触刺激性物质如酸碱、肥皂、有机溶剂、洗涤剂等；接触过敏物质如蛋白质、重金属、芳香剂、染发剂、防腐剂等，其中我国最常见的致敏物有重铬酸钾、硫酸镍、芳香混合物等。机械性的损伤如擦伤、搔抓也是常见外源性因素。内源性因素则有特应性体质、吸烟、免疫功能、精神状态、激素水平以及微量元素等。另外，皮肤屏障功能的改变也是湿疹病因中不可忽视的因素之一。

（二）临床表现

湿疹的皮损通常分为急性、亚急性或慢性湿疹改变，呈小片状红斑、丘疹、丘疱疹，可融合形成斑块，边界通常不清晰，部分患者急性期可有渗液、浆痂覆盖。发展成慢性时可出现局部的浸润肥厚、脱屑及皲裂。患者通常瘙痒明显，可伴随灼热、刺痛感。

（三）诊断

主要根据皮损改变，结合患者病史以及实验室检查等进行诊断。通常需要完善真菌检查以排除真菌感染，建议对慢性手部湿疹进行斑贴试验，尤其是与职业相关的、顽固性、难治性的手部湿疹，以明确可能致敏的外源性因素。

（四）治疗

1. 基础治疗　避免任何可疑病因和加重因素，加强保护皮肤屏障，使用不含芳香剂或防腐剂的润肤剂。

2. 外用药物　局部外用糖皮质激素是湿疹的一线用药。对轻度湿疹可选择弱效激素，中度可选用中效激素，重度肥厚性湿疹则可使用强效激素，还可配合润肤剂如尿素软膏、角质松解剂如水杨酸软膏。针对轻中度湿疹需要长期治疗的患者，具有特应性体质的患者或激素治疗无效的患者，可考虑使用钙调磷酸酶抑制剂如他克莫司、吡美莫司。当湿疹合并感染时，可联合外用抗菌制剂或含有激素和抗菌药物的复合制剂进行治疗。

3. 局部注射治疗　急性或亚急性湿疹，患者瘙痒剧烈时，为缓解症状、减少反复搔抓，可考虑进行穴位注射进行抗炎、抗过敏治疗。

对于皮损面积较大，有明显瘙痒，增殖及炎症不明显的患者，可选择适当的穴位注射治疗、根据皮损受累部位可选用合谷穴、内关穴、外关穴、曲池穴进行穴位注射。

可选用醋酸泼尼松龙注射液、曲安奈德注射液或复方倍他米松注射液进行穴位注射。将其与1%利多卡因注射液（或使用灭菌注射用水稀释）1 ml以及维生素 B_{12} 注射液（1 ml : 0.25 mg）1 ml混匀，于注射的穴位垂直刺入，待出现酸胀感，回抽未见回血后局部缓慢注入，每个部位注射1.5 ml。注射完成后局部按压3～5 min止血。

慢性湿疹常出现局部的浸润肥厚、皲裂、苔藓样变，单纯使用外用药物治疗或穴位注射治疗效果欠佳，对这一类患者可考虑皮损内局部注射糖皮质激素进行治疗。

（1）曲安奈德注射液（1 ml：40 mg）和 2% 利多卡因注射液（5 ml：0.1 g），按 1:（2～5）的比例混合，具体的浓度选择以上章节已有详细论述。注射部位消毒后，针头进针角度呈 20°～30°，回抽无回血后缓慢注射至皮损内。若皮损面积较大，可沿皮损周围点状进针，每个进针部位注射约 0.1～0.2 ml，当注射部位表面轻微发白即可。一般情况每 2～3 周注射一次。

（2）醋酸泼尼松龙注射液（5 ml：0.125 g）和 2% 利多卡因注射液（5 ml：0.1 g），按要求的浓度混合配制。注射部位消毒后，针头进针角度呈 20°～30°，回抽无回血后缓慢注射至皮损内。若皮损面积较大，可沿皮损周围点状进针，每个进针部位注射约 0.2 ml，当注射部位表面轻微发白即可。醋酸泼尼松龙注射液半衰期较短，一般情况可每周注射一次。

（3）复方倍他米松注射液 1 ml 和 2% 利多卡因注射液（5 ml：0.1 g），按 1:（2～5）比例混合，具体配制浓度依病情由临床医师确定。注射部位消毒后，针头进针角度呈 20°～30°，回抽无回血后缓慢注射至皮损内。若皮损面积较大，可沿皮损周围点状进针，每个进针部位注射约 0.1～0.2 ml，当注射部位表面轻微发白即可。复方倍他米松注射液半衰期比较长，如果需要重复治疗，可每 2～4 周注射一次。

4. 系统治疗

（1）系统使用小剂量糖皮质激素仅用于急性湿疹或慢性手部湿疹急性发作期的短期治疗，通常建议 2～3 周内停用。

（2）维 A 酸类药物可用于外用强效激素效果欠佳的重度肥厚性、慢性手部湿疹患者。注意用药期间检测血脂情况，育龄期妇女慎用。

（3）免疫抑制剂：环孢素可用于其他治疗方案均无效的重度慢性湿疹，用药期间注意监测药物副作用，用药 8 周若无疗效，务必停用；硫唑嘌呤在治疗植物过敏性接触性皮炎、特应性皮炎以及汗疱疹方面有一定疗效；低剂量甲氨蝶呤对中重度湿疹也有一定的疗效，使用期间注意监测血常规、肝肾功能，及时监测药物不良反应以及严格避孕。

（4）抗组胺药物可改善患者瘙痒，减少搔抓。

5. 物理治疗　窄谱 UVB 对中重度慢性湿疹、治疗后复发的慢性湿疹有较好的疗效。局部肥厚性皮损还可给予 308 nm 准分子激光、梅花针等治疗。

（五）治疗病例

见图 13-26～图 13-53。

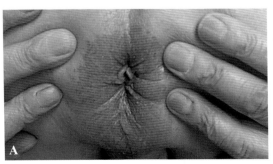

图 13-26　湿疹——病例 1

A. 62 岁男性患者，病史 15 年余，经系统性及外用治疗，临床症状无改善，严重影响患者睡眠及生活质量。治疗前，肛周皮肤可见肥厚性红斑，明显的浸润及炎症、充血、潮红反应，极度瘙痒。予曲安奈德注射液（相当于泼尼松 10 mg/ml）于皮损边缘向皮损内注射，每个标记点注射 0.1 ml，标记点间隔 1～2 cm；

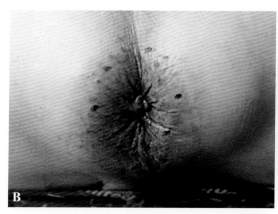
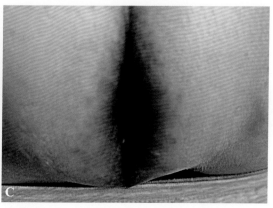

图 13-26 （续）

B. 治疗 2 周后，大部分红斑明显消退，浸润及炎症反应显著改善，皮损充血及潮红显著消退，瘙痒减轻，可正常睡眠。继续按前剂量皮损内注射治疗；

C. 治疗 12 周，红斑及增殖性皮损完全消退，瘙痒消除，外观基本正常，仅遗留色素存在，患者对治疗效果非常满意，随访半年无复发

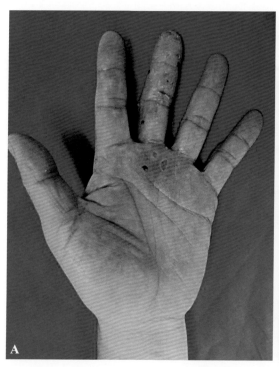
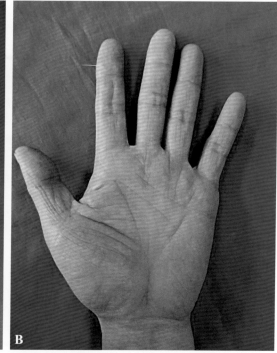

图 13-27　手部湿疹——病例 2

A. 治疗前，手掌侧皮肤局部红斑、脱屑，予曲安奈德注射液（相当于泼尼松 10 mg/ml）皮损内注射，每个标记点注射 0.1 ml，标记点间隔 1 cm；

B. 治疗 2 周后，红斑、脱屑，伴糜烂等症状基本消失，皮肤弹性恢复，活动自如，继续使用润肤剂维持疗效

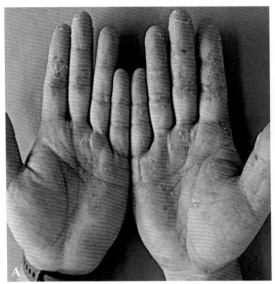
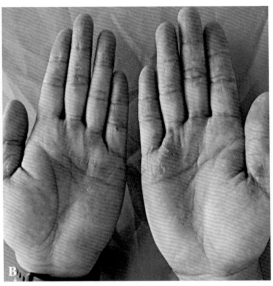

图 13-28　手部湿疹——病例 3

A. 治疗前，双手掌部皮肤局部角化性红斑、增厚、脱屑、皲裂，皮肤弹性减弱，明显瘙痒。予曲安奈德注射液（相当于泼尼松 10 mg/ml）于双侧合谷穴注射，每个穴位注射 1.5 ml；

B. 治疗 2 周后，掌部皮肤局部角化明显改善，脱屑、皲裂消失，皮肤弹性恢复，恢复基本正常的皮肤外观，瘙痒基本缓解

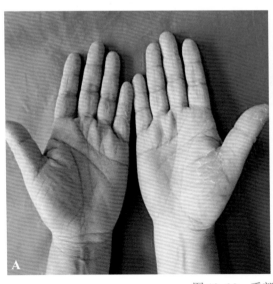
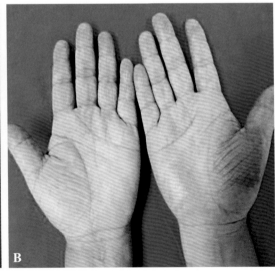

图 13-29　手部湿疹——病例 4

A. 治疗前，双手掌皮肤局部的角化、肥厚性红斑、脱屑。予曲安奈德注射液（相当于泼尼松 10 mg/ml）于双侧合谷穴注射，每个穴位注射 1.5 ml；

B. 治疗 2 周后，掌部皮肤局部角化明显改善、脱屑

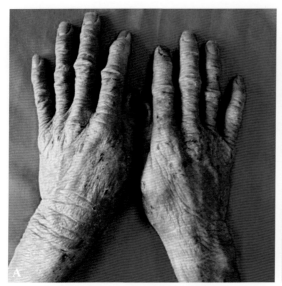
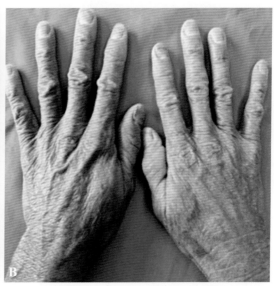

图 13-30　手部湿疹——病例 5

A. 治疗前，双手背皮肤局部浸润肥厚、皲裂、脱屑伴严重的苔藓样变，皮肤弹性减弱及伸展活动明显受限，严重影响患者正常生活。予曲安奈德注射液（相当于泼尼松 10 mg/ml）于双侧合谷穴注射，每个穴位注射 1.5 ml；

B. 治疗 2 周后，皮肤浸润肥厚、皲裂、苔藓样变基本消退。皮肤弹性及伸展活动明显改善，双手伸展活动自如，手部活动完全恢复正常

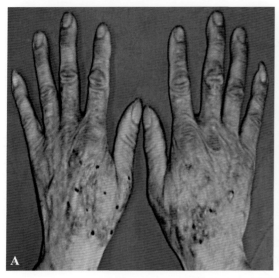
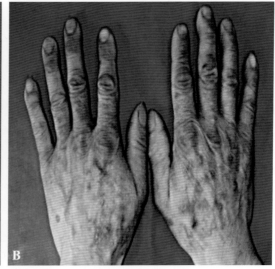

图 13-31　手部湿疹——病例 6

A. 治疗前，双侧手背皮肤局部苔藓样变，脱屑伴明显瘙痒。予曲安奈德注射液（相当于泼尼松 10 mg/ml）于皮损内注射，每个标记点注射 0.1 ml，标记点间隔 1～2 cm；

B. 治疗 2 周后，皮肤局部苔藓样变基本消退，皮肤组织浸润肥厚显著减轻，瘙痒感觉基本消除，双手皮肤呈现基本正常外观

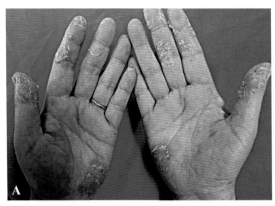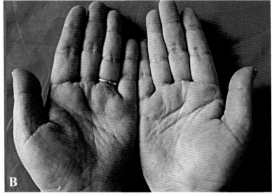

图 13-32　手部湿疹——病例 7

A. 治疗前，双手掌部皮肤局部浸润肥厚、皲裂、明显脱屑，伴瘙痒。予曲安奈德注射液（相当于泼尼松 10 mg/ml）双侧合谷穴注射，每个穴位注射 1.5 ml；

B. 治疗 2 周后，皮肤浸润肥厚、皲裂、脱屑症状基本消退，皮肤弹性恢复，瘙痒症状基本消除

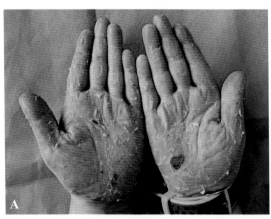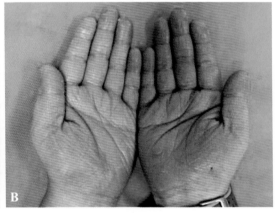

图 13-33　手部湿疹——病例 8

A. 治疗前，双侧手掌大面积皮肤局部浸润肥厚、皲裂、脱屑，明显的苔藓样变，伴明显的瘙痒。予曲安奈德注射液（相当于泼尼松 13.5 mg/ml）双手合谷穴注射，每标记点注射 1.5 ml；

B. 治疗 3 周后，双手原皮肤局部浸润肥厚、皲裂、脱屑，苔藓样变皮损显著改善，瘙痒症状基本消除，手掌皮肤外观恢复正常，遗留淡潮红，继续外用润肤剂维持疗效

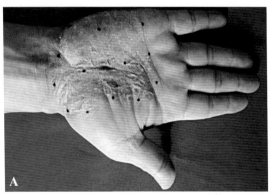

图 13-34　手部湿疹——病例 9

A. 治疗前，右手掌皮肤明显过度角化，皮肤粗糙，伴有明显皲裂及裂隙、反复脱屑，时有疼痛伴瘙痒及紧张感。予曲安奈德注射液（相当于泼尼松 13.5 mg/ml）双手合谷穴位注射，每标记点注射 1.5 ml；

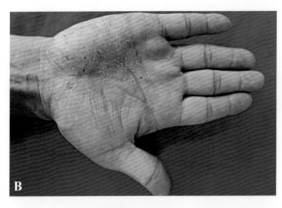

图 13-34 （续）

B. 治疗 4 周后，右手掌明显过度角化程度显著改善，皲裂及裂隙基本消失、症状脱屑基本消除，症状明显改善，右手掌皮肤外观及功能基本恢复正常

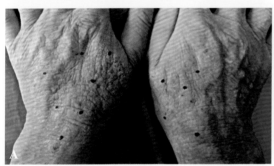
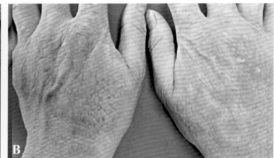

图 13-35　手部湿疹——病例 10

A. 治疗前，双侧手背皮肤局部浸润肥厚、苔藓样变，皮损明显脱屑，轻度潮红，伴明显瘙痒。予曲安奈德注射液（相当于泼尼松 12.5 mg/ml）于皮损内注射，每个标记点注射 0.1 ml，标记点间隔 1~2 cm；

B. 治疗 2 周后，双侧手背皮肤局部浸润肥厚、苔藓样变显著改善，脱屑症状基本清除，瘙痒症状基本消除，仅轻度潮红，皮肤浸润肥厚基本消退呈基本正常皮肤外观

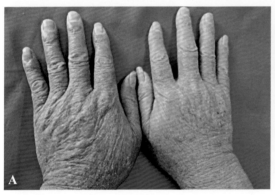
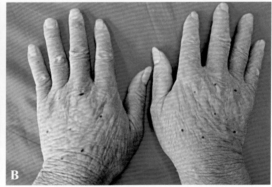

图 13-36　手部湿疹——病例 11

A. 治疗前，双侧手背皮肤呈广泛浸润，明显肥厚，形成增殖性红斑，伴轻度脱屑，明显瘙痒。予曲安奈德注射液（相当于泼尼松 12.5 mg/ml）于皮损内注射，每个标记点注射 0.1 ml，标记点间隔 1~2 cm；

B. 治疗 8 周后，双侧手背皮肤浸润肥厚明显变平，增殖性红斑苔藓样变表现明显减轻，脱屑及瘙痒症状也显著减轻

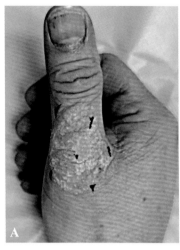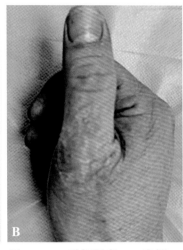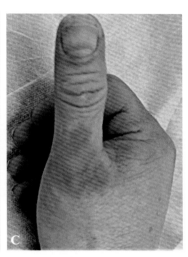

图 13-37　手部湿疹——病例 12

A. 治疗前，双侧手拇指背侧皮肤局部浸润肥厚性红斑、明显鳞屑伴剧烈瘙痒。予曲安奈德注射液（相当于泼尼松 12.5 mg/ml）配比，于皮损内注射，每个标记点注射 0.1 ml，标记点间隔 1~2 cm；

B. 治疗 2 周后，肥厚性红斑、鳞屑伴及瘙痒症状显著改善，皮损大部分消退，继续按前剂量皮损内注射治疗；

C. 治疗 4 周后，皮损所有体征及症状基本消除，皮肤外观基本正常，仅遗留轻度潮红，继续使用润肤剂维持治疗

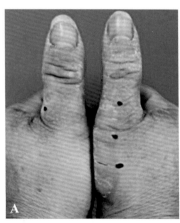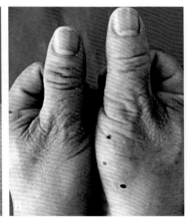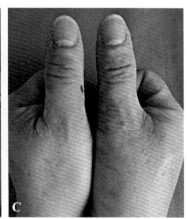

图 13-38　手部湿疹——病例 13

A. 治疗前，双侧手拇指背侧皮肤局部明显浸润肥厚、过度角化伴鳞屑、苔藓样变，皮肤弹性减弱，皮损剧烈瘙痒。予曲安奈德注射液（相当于泼尼松 12.5 mg/ml）于皮损内注射，每个标记点注射 0.1 ml，标记点间隔 1~2 cm；

B. 治疗 2 周后，皮肤局部明显浸润肥厚、过度角化症状改善，鳞屑、苔藓样变明显减轻，皮肤弹性恢复，瘙痒症状改善，皮损大部分呈消退状态，继续按前剂量皮损内注射治疗；

C. 治疗 4 周后，皮损情况显著改善，角化过度伴鳞屑、苔藓样变基本消除，皮肤弹性恢复正常，皮损瘙痒症状消除，皮损症状基本彻底消退，皮肤外观完全正常

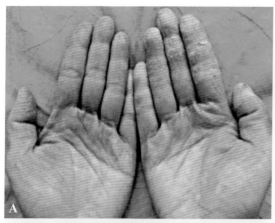
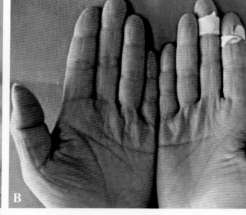
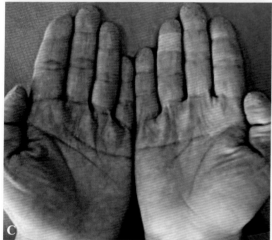

图 13-39 手部湿疹——病例 14

A. 治疗前，双侧手掌部皮肤局部浸润肥厚、过度角化，部分皲裂、伴脱屑及明显瘙痒，右手症状明显重于左手。予曲安奈德注射液（相当于泼尼松 10 mg/ml）配比，于双侧合谷穴注射，每个穴位注射 1.5 ml；

B. 治疗 2 周后，双手皮肤局部浸润、肥厚、皲裂、过度角化、鳞屑、苔藓样变等症状大部分改善，瘙痒症状明显减轻，皮损大部分呈消退状态，继续按前剂量皮损内注射治疗；

C. 治疗 5 周后，皮损基本清除，仅遗留轻度潮红，基本恢复正常外观，瘙痒症状消失，继续使用润肤剂维持疗效

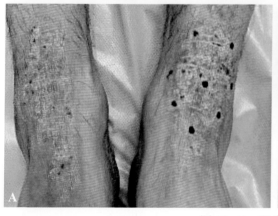
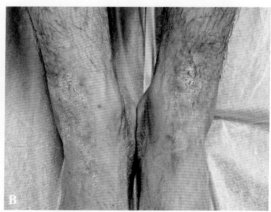

图 13-40 湿疹——病例 15

A. 治疗前，双足背部皮肤增殖明显，过度角化斑块，皮肤局部浸润肥厚、过度角化，伴脱屑及明显瘙痒，左侧症状明显重于右侧。予曲安奈德注射液（相当于泼尼松 17.6 mg/ml）于皮损内注射，每个标记点注射 0.1 ml，标记点间隔 1～2 cm；

B. 治疗 2 周后，双足背部皮肤皮损明显改善，皮肤局部浸润肥厚、过度角化显著减轻，脱屑及瘙痒基本消除，继续使用润肤剂维持疗效

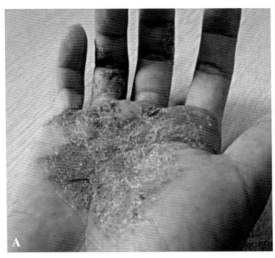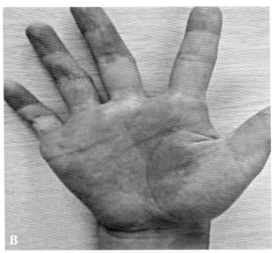

图 13-41　湿疹——病例 16

A. 治疗前，右手掌中部大面积皮肤过度角化，明显脱屑，伴剧烈瘙痒。予曲安奈德注射液（相当于泼尼松 12.5 mg/ml）于皮损内注射，每个标记点注射 0.1 ml，标记点间隔 1～2 cm；

B. 治疗 1 周后，皮肤过度角化、脱屑彻底消退，仅遗留轻度红斑，皮肤外观基本恢复正常，瘙痒症状改善，继续使用润肤剂维持疗效

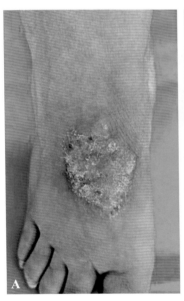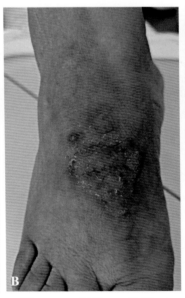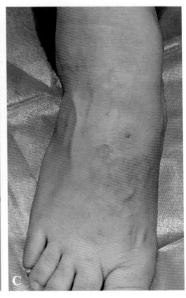

图 13-42　湿疹——病例 17

A. 治疗前，右侧足背皮肤局限性过度角化，脱屑、苔藓样变，伴明显瘙痒。予曲安奈德注射液（相当于泼尼松 12 mg/ml）于皮损内注射，注射点间隔 1.5 cm，每点注射 0.1 ml；

B. 治疗 2 周后，皮肤角化斑块变薄，脱屑大部分消退，继续按前剂量皮损内注射治疗；

C. 治疗 4 周后，皮肤角化过度斑块、苔藓样变、脱屑基本消退，皮肤外观基本恢复正常，患者对疗效相当满意

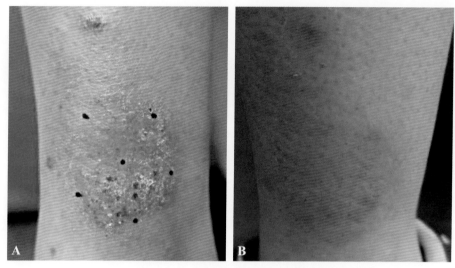

图 13-43　钱币状湿疹——病例 18

A. 治疗前，左小腿前部皮肤局限性红色增殖性斑块，轻度角化，伴鳞屑。予曲安奈德注射液
（相当于泼尼松 10 mg/ml）皮损内注射，每个标记点注射 0.1 ml，标记点间隔 1～2 cm；

B. 2 周后，皮损基本清除，仅遗留轻度潮红，鳞屑、瘙痒基本消失，继续使用润肤剂维持治疗

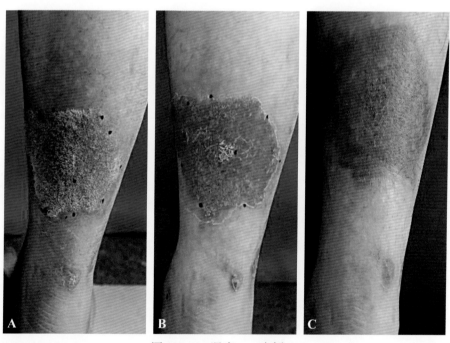

图 13-44　湿疹——病例 19

A. 治疗前，左小腿前侧皮肤大面积增厚，严重的过度角化，红斑伴脱屑伴瘙痒。予曲安奈德注射
液（相当于泼尼松 12.5 mg/ml）于皮损内注射，每个标记点注射 0.1 ml，标记点间隔 1～2 cm；

B. 治疗 2 周后，皮损增厚程度、过度角化均显著改善，脱屑、瘙痒减轻，部分红斑消退，继续
按前剂量皮损内注射治疗；

C. 治疗 4 周后，大部分皮损基本消除，部分红斑及皮肤粗糙，继续使用润肤剂维持治疗

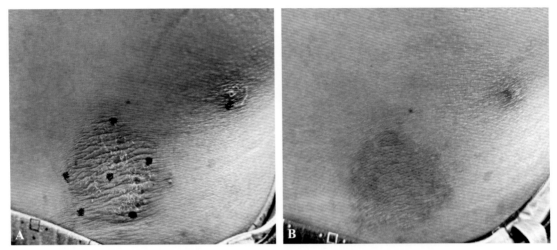

图 13-45　钱币状湿疹——病例 20

A. 治疗前，腰部皮肤局限性红斑上覆明显鳞屑，明显浸润，增殖伴剧烈瘙痒。予曲安奈德注射液（相当于泼尼松 12.5 mg/ml）于皮损内注射，每个标记点注射 0.1 ml，标记点间隔 1～2 cm；

B. 治疗 2 周后，原皮损红斑、浸润、脱屑基本消退，瘙痒缓解

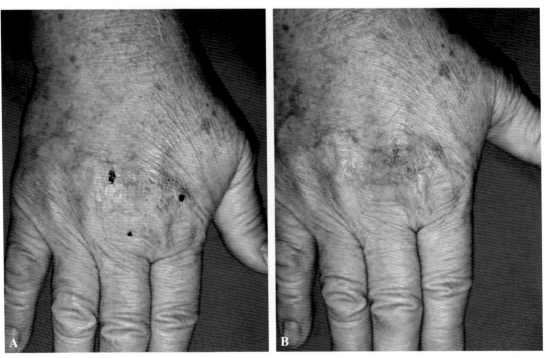

图 13-46　钱币状湿疹——病例 21

A. 治疗前，右手背侧皮肤明显浸润、增殖，红斑上覆鳞屑，伴明显瘙痒。予曲安奈德注射液（相当于泼尼松 12.5 mg/ml）于皮损内注射，每个标记点注射 0.1 ml，标记点间隔 1～2 cm；

B. 治疗 2 周后，皮损几乎完全清除，瘙痒症状消失

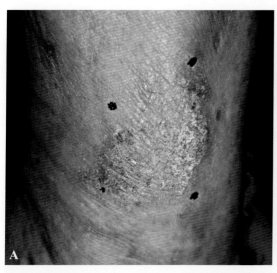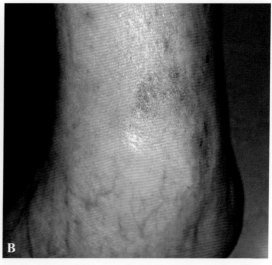

图 13-47　钱币状湿疹——病例 22

A. 治疗前，左踝关节外侧皮肤浸润、增殖，红斑皮损上覆鳞屑伴明显瘙痒。予曲安奈德注射液（相当于泼尼松 10 mg/ml）于皮损内注射，每个标记点注射 0.1 ml，标记点间隔 1~2 cm；

B. 治疗 2 周后，皮损浸润、增殖基本清除，瘙痒症状基本消失，遗留轻度潮红及局部皮肤粗糙，继续使用润肤剂维持治疗

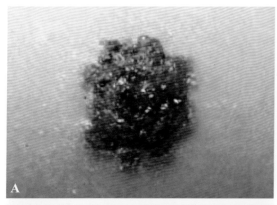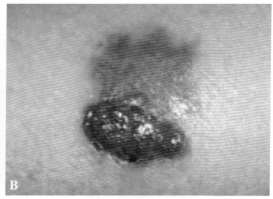

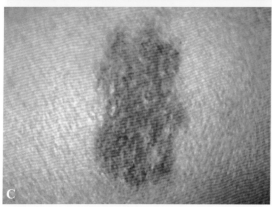

图 13-48　湿疹——病例 23

A. 治疗前，手臂红色增殖性斑块，少许渗出，明显瘙痒。予曲安奈德注射液（相当于泼尼松 12.5 mg/ml）皮损内注射，每个标记点注射 0.1 ml，标记点间隔 1~2 cm；

B. 治疗 2 周后，皮损部分消退，瘙痒改善，继续按前剂量皮损内注射治疗；

C. 治疗 6 周后，皮损完全消退，遗留轻度色素沉着

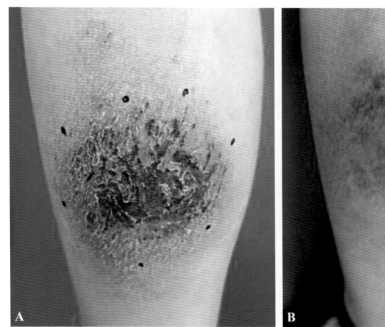
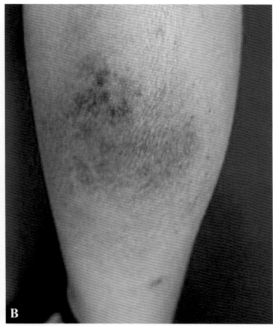

图 13-49　湿疹——病例 24

A. 治疗前，左小腿红斑伴糜烂，少许渗出，覆盖浆痂鳞屑，剧烈瘙痒。予曲安奈德注射液（相当于泼尼松 10 mg/ml）于皮损周围注射，每个标记点注射 0.1 ml，标记点间隔 1~2 cm；

B. 治疗 2 周后，皮肤红斑、糜烂基本消退，渗出、鳞屑完全清除，瘙痒症状改善，仅遗留色素沉着

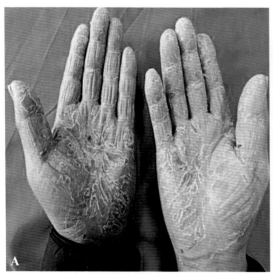
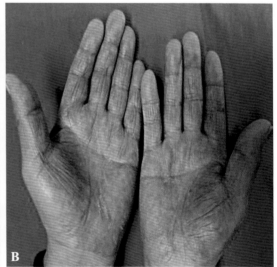

图 13-50　手部湿疹——病例 25

A. 治疗前，双手掌弥漫过度角化斑块、严重鳞屑，皮肤干燥，多发皲裂伴剧烈瘙痒。予曲安奈德注射液（浓度为等量泼尼松 15 mg/ml）双侧合谷穴位注射，每个穴位注射 1.5 ml；

B. 治疗 2 周后，过度角化斑块、鳞屑，干燥，皲裂及瘙痒症状基本消除，皮肤变软，鳞屑完全清除，遗留轻度皮肤潮红

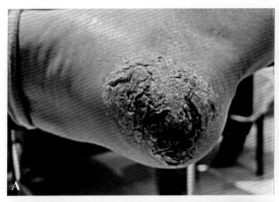

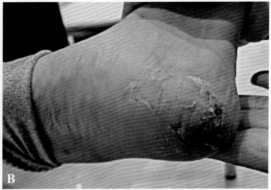

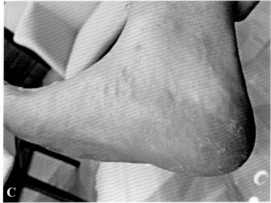

图 13-51　湿疹——病例 26

A. 病史一年余，治疗前，足跟部局限过度角化斑，伴有严重皲裂，行走疼痛，运动困难。予曲安奈德注射液（浓度约等量泼尼松 20 mg/ml）于皮损内注射，每个标记点注射 0.1 ml，标记点间隔 1 ~ 2 cm；

B. 治疗 2 周后，足跟部角化变平、变软，鳞屑明显减少，症状显著改善，继续给予曲安奈德相同剂量皮损内注射；

C. 治疗 4 周后，足跟角化及鳞屑完全消退，皲裂愈合，皮损清除

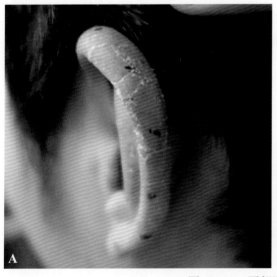

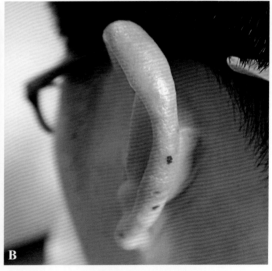

图 13-52　耳部湿疹——病例 27

A. 治疗前，左侧耳廓干燥脱屑、皲裂，剧烈瘙痒。予曲安奈德注射液（相当于泼尼松等量 10 mg/ml）于皮损内注射，每点注射约 0.1 ml，每点间隔 1.5 cm；

B. 治疗 2 周后，耳廓干燥、脱屑、皲裂症状基本消除，瘙痒明显改善

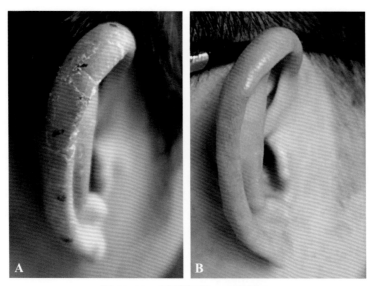

图 13-53　耳部湿疹——病例 28

A. 治疗前，右侧耳廓干燥脱屑、皲裂，明显瘙痒。予曲安奈德注射液，相当于泼尼松等量
　　10 mg/ml 于皮损内注射，每点注射约 0.1 ml，每点间隔 1.5 cm；

B. 治疗 2 周后，耳部皮损基本消除，瘙痒明显改善

五、接触性皮炎

接触性皮炎是皮肤或黏膜因接触某些刺激物质或变应原后引起的一种炎症性皮肤病。通常表现为接触部位或以外的红斑、丘疹、肿胀、渗出和水疱，伴有明显的瘙痒，甚至灼热、疼痛感。

根据不同的发病机制，可将接触性皮炎分为两种形式：刺激性接触性皮炎（约占 80%）和变应性接触性皮炎（约占 20%）。

（一）病因

1. 刺激性接触性皮炎　接触到的外界物质对皮肤或黏膜具有强烈的刺激性，引起皮肤或黏膜出现非特异性的炎症反应，任何人都可以在接触后出现，无需既往接触史。

含有强酸或强碱的物质容易引起急性刺激性接触性皮炎；蒽林、苯扎氯铵、维 A 酸、二乙醇等容易引起亚急性刺激性接触性皮炎；慢性刺激性接触性皮炎常常是由于物理因素或长期暴露于弱刺激物质如肥皂、有机溶剂等引起。

除刺激物本身，刺激性接触性皮炎还与暴露相关因素和患者个体特质有关。暴露相关因素包括刺激物的浓度、剂量、接触频率和时间等；湿度和温度也是影响角质层水分含量的重要原因，继而影响刺激物的渗透性。个体特质包括年龄、原有皮肤病等，如老年、儿童或特应性皮炎活动期的患者往往因皮肤屏障功能较弱而表现出更为严重的症状。

2. 变应性接触性皮炎　变应性接触性皮炎仅在少数人群中出现，是一种特异的获得性迟发超敏反应，多由已经致敏的皮肤再次接触该变应原所致。常见的容易引起变应性接触性皮炎的

物质有金属类物质如硫酸镍、氯化钴、重铬酸钾等；芳香类物质如芳香混合物、肉桂醛、芳樟醇氢过氧化物等；防腐剂如甲醛、异噻唑啉酮、甲基二溴戊二腈、溴硝丙醇等；以及动植物相关物质等如昆虫毒毛、植物的叶、茎、花粉等。其中最常见的变应原为镍，约占 11.4%。

（二）临床表现

接触性皮炎的临床表现可由于接触物的种类、浓度，接触持续时间以及个体差异等而出现不同的表现形态。

1. 刺激性接触性皮炎　在接触强刺激性物质如强酸强碱等时，可短时间内出现局部的红斑、肿胀、水疱，甚至可引起溃疡、坏死，通常伴有强烈的灼热感、胀痛感，比瘙痒更为明显；在接触刺激性较弱的物质时，可由于长时间的反复接触，引起局部的慢性肥厚性皮炎，表现为边界清晰的红斑、粗糙、脱屑、角化过度、皲裂等，伴瘙痒、刺痛等不适。

2. 变应性接触性皮炎　通常在接触后的 12～48 h 出现接触部位及其附近的红斑、丘疹，严重时可出现水疱、大疱等，皮损边界清晰，伴有明显的瘙痒感，可伴有局部灼热。若反复接触或处理不当，可转为慢性皮炎，形成局部的红斑、干燥、苔藓样变、皲裂。亚急性可出现急性期和慢性期皮损的混合表现。

（三）诊断

根据明确的接触史，与接触范围相符合的各种形态的皮损，界限相对较清晰，伴有瘙痒、灼热、刺痛感等，可进行临床诊断。必要时可进行斑贴试验明确致敏物质。

（四）治疗

1. 基础治疗　寻找致敏物质，避免再次接触。当接触强刺激性物质后，立即大量清水冲洗，避免搔抓、肥皂水洗以及热水烫洗。

2. 外用药物　急性皮炎有明显渗出时可使用 3% 硼酸溶液或 1∶5000 高锰酸钾溶液进行冷湿敷，红肿、水疱、渗出不多时可使用氧化锌油。慢性肥厚性皮损可局部外用糖皮质激素软膏，必要时可进行封包治疗，但不建议长期使用。并发感染者可加用抗生素类药物如莫匹罗星、夫西地酸等。

3. 局部注射治疗　急性或亚急性接触性皮炎，患者瘙痒剧烈时，为缓解症状、减少反复搔抓，可考虑穴位注射进行抗炎、抗过敏治疗。根据皮损受累部位可选用合谷穴、内关穴、外关穴、曲池穴或足三里穴进行穴位注射。

可选用醋酸泼尼松龙注射液（5 ml∶0.125 g）、曲安奈德注射液（1 ml∶40 mg）或复方倍他米松注射液进行穴位注射。将其与 2% 利多卡因注射液（或使用灭菌注射用水稀释）1 ml 以及维生素 B_{12} 注射液（1 ml∶0.25 mg）1 ml 混匀，于注射的穴位垂直刺入，待出现酸胀感，回抽未见回血后局部缓慢注入，每个部位注射 1.5 ml。注射完成后局部按压 3～5 min 止血。

慢性接触性皮炎通常因反复暴露于刺激物，以及反复搔抓引起局部皮损肥厚，出现暗红色斑块、脱屑、苔藓样变、皲裂等改变，外用药物改善欠佳，可考虑使用糖皮质激素类药物皮损内局部注射治疗。

（1）曲安奈德注射液（1 ml∶40 mg）和 2% 利多卡因注射液（5 ml∶0.1 g），按 1∶（1～4）

混合。注射部位消毒后，针头进针角度呈 20°～30°，回抽无回血后缓慢注射至皮损内。若皮损面积较大，可沿皮损周围点状进针，每个进针部位注射约 0.1～0.2 ml，当注射部位表面轻微发白即可。每 2～4 周注射一次。

（2）醋酸泼尼松龙注射液（5 ml：0.125 g）和 2% 利多卡因注射液（5 ml：0.1 g），按 2：1 混合。注射部位消毒后，针头进针角度呈 20°～30°，回抽无回血后缓慢注射至皮损内。若皮损面积较大，可沿皮损周围点状进针，每个进针部位注射约 0.1～0.2 ml，当注射部位表面轻微发白即可。醋酸泼尼松龙注射液半衰期较短，重复治疗可每周注射一次。

（3）复方倍他米松注射液 1 ml 和 2% 利多卡因注射液（5 ml：0.1 g），按 1：（1～4）混合。注射部位消毒后，针头进针角度呈 20°～30°，回抽无回血后缓慢注射至皮损内。若皮损面积较大，可沿皮损周围点状进针，每个进针部位注射约 0.1～0.2 ml，当注射部位表面轻微发白即可。每 3～4 周注射一次。

4．系统治疗

（1）急性重度接触性皮炎时，可适当口服或注射糖皮质激素，注意要早期、足量、规律减量。

（2）静脉注射 10% 葡萄糖酸钙溶液以减少组胺释放、降低血管通透性，有助于对过敏反应的抑制。

（3）瘙痒剧烈患者可适当给予抗组胺药物进行止痒。

（4）手部的慢性接触性皮炎，皮损肥厚且外用激素效果欠佳者可考虑使用维 A 酸类药物。注意用药期间检测血脂情况，育龄期妇女慎用。

（5）免疫抑制剂如环孢素、硫唑嘌呤、雷公藤等在慢性接触性皮炎（手部湿疹常见）的治疗上，可作为激素的替代方案。但需注意监测药物副作用。

（6）并发感染者可加用抗生素类药物如口服头孢类、克林霉素等。

（五）治疗病例

见图 13-54～图 13-114。

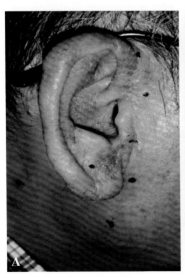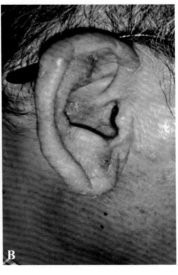

图 13-54　接触性皮炎——病例 1

A. 治疗前，右侧耳廓及周围面部红斑、水肿，轻度鳞屑，伴剧烈瘙痒。予曲安奈德注射液（相当于泼尼松 10 mg/ml）耳部及周围皮损内注射，每标记点注射 0.1 ml；

B. 治疗 2 周后，耳廓及周围面部红斑、水肿，鳞屑基本清除，渗出及瘙痒完全消失，耳部仅遗留轻度潮红

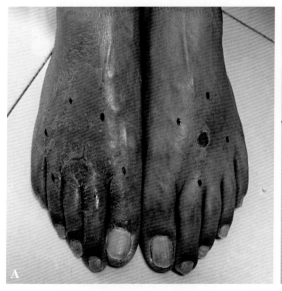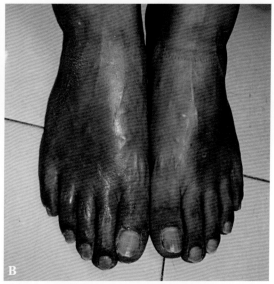

图 13-55　接触性皮炎——病例 2

A. 治疗前，双侧足背部红斑、明显水肿糜烂，伴裂隙、明显渗出，剧烈瘙痒。予曲安奈德（相当于泼尼松约 8.5 mg/ml）足背部皮损内注射，每标记点注射 0.2 ml；

B. 治疗 2 周后，足背部红斑、水肿、糜烂，裂隙、渗出等症状完全清除，瘙痒症状消失，双侧足背部仅遗留褐色色素沉着

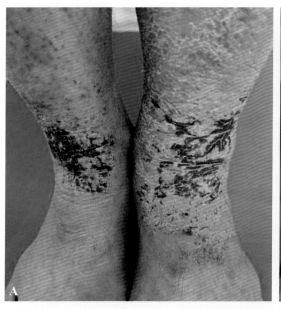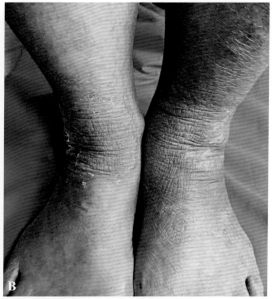

图 13-56　接触性皮炎——病例 3

A. 治疗前，足踝伸部明显增殖，过度角化，表现为增殖性红斑、严重皲裂及厚鳞屑，伴结痂。予曲安奈德（相当于泼尼松约 10 mg/ml）混合，双足三里穴位注射；

B. 治疗 2 周后，皮损增殖，过度角化明显减轻，严重皲裂及厚鳞屑、结痂基本清除，瘙痒症状显著改善，双足踝伸部仅遗留轻度潮红及皮肤粗糙，继续使用润肤剂维持治疗

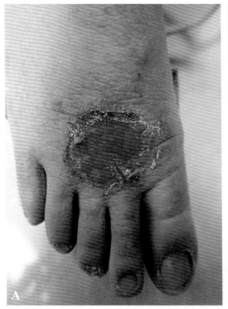
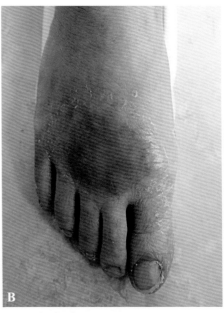

图 13-57　接触性皮炎——病例 4

A. 治疗前，右足背部圆形红斑，边界清，明显水肿伴渗出、糜烂结痂。予曲安奈德（相当于泼尼松约 12.5 mg/ml）于足背皮损内注射，每点 0.1 ml，间隔 1 cm；

B. 治疗 2 周后，红斑，水肿、渗出、结痂和糜烂等症状基本消除，仅遗留足背部淡红斑

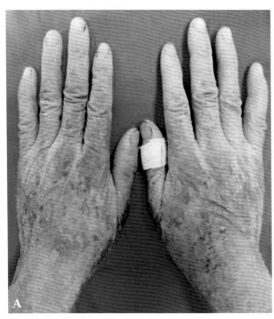
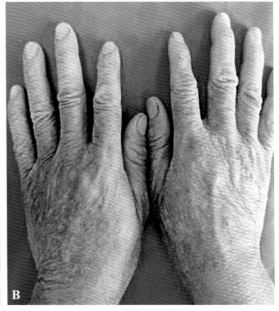

图 13-58　接触性皮炎——病例 5

A. 治疗前，双侧手背部弥漫性增殖性红斑，明显过度角化、苔藓样变、脱屑。予曲安奈德（相当于泼尼松约 8.5 mg/ml）于手背皮损内点状注射，每点 0.1 ml，间隔 1 cm；

B. 治疗 1 周后，手背部增殖性红斑变平，继续使用润肤剂维持治疗

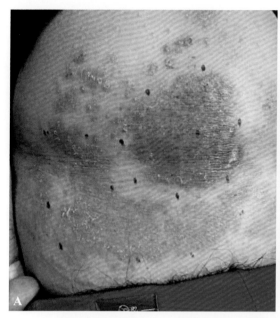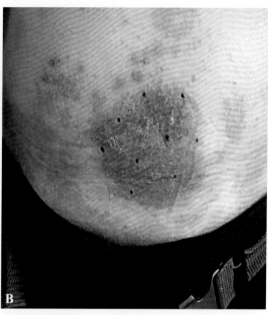

图 13-59　接触性皮炎——病例 6

A. 治疗前，腹部片状浸润、增殖性红斑、斑块，轻度水肿伴脱屑，剧烈瘙痒。予曲安奈德（相当于泼尼松约 12.5 mg/ml）腹部皮损内注射，每标记点注射 0.1 ml；

B. 治疗 2 周后，腹部浸润、增殖性红斑、斑块较前变平，水肿、脱屑等大部分症状明显消退，瘙痒症状显著减轻，原腹部周边散在皮损基本消除

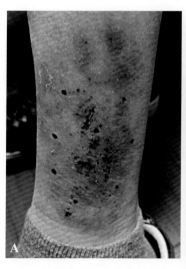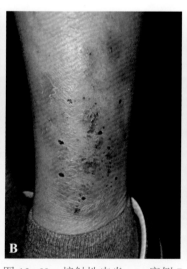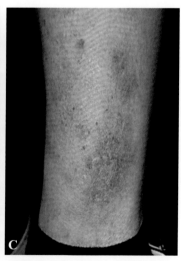

图 13-60　接触性皮炎——病例 7

A. 病史 15 年余，治疗前，左小腿外侧增殖性斑块，伴浅表糜烂，剧烈瘙痒。予曲安奈德（相当于泼尼松约 12.5 mg/ml）小腿皮损内注射，每标记点注射 0.1 ml；

B. 治疗 2 周后，患者左侧小腿外侧增殖性皮损显著改善，糜烂结痂大部分好转，瘙痒症状减轻，红斑较前变淡，斑块较前变平；

C. 治疗 5 周后，小腿外侧皮损的全部症状基本清除，瘙痒症状消失，皮损基本清除，仅遗留轻度褐色色素沉着

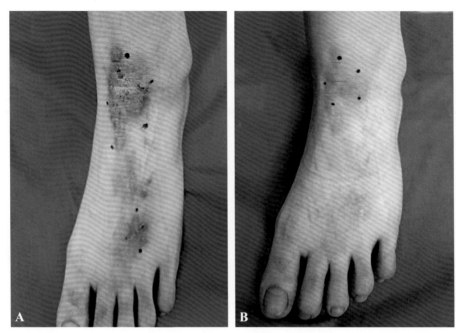

图 13-61　接触性皮炎——病例 8

A. 治疗前，左足背部增殖性斑块，轻度鳞屑，伴色素沉着，剧烈瘙痒。予曲安奈德（相当于泼尼松 12.5 mg/ml）足背部皮损内注射，每标记点注射 0.1 ml；

B. 4 周后，仅左足背部遗留淡红斑，斑块较前显著变平，瘙痒症状消失

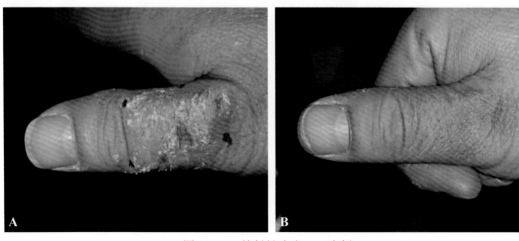

图 13-62　接触性皮炎——病例 9

A. 治疗前，右手拇指背侧皮肤增厚，过度角化，伴明显鳞屑，剧烈瘙痒。予曲安奈德相当于泼尼松约 12.5 mg/ml）右手拇指皮损内注射，每标记点注射 0.1 ml；

B. 治疗 2 周后，右手拇指背侧皮肤斑块变薄、鳞屑消退，瘙痒症状显著改善，遗留轻度潮红，继续使用润肤剂维持疗效

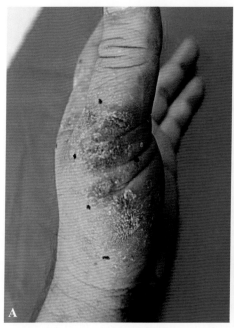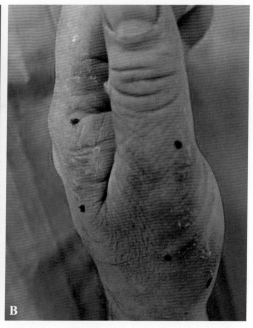

图 13-63　接触性皮炎——病例 10

A. 病史 2 年余，治疗前，左手拇指大鱼际外侧皮肤增殖、过度角化斑块，伴明显鳞屑、剧烈瘙痒。予曲安奈德（相当于泼尼松约 15 mg/ml）于大鱼际处皮损内注射，每标记点注射 0.1 ml；

B. 治疗 2 周后，左手大鱼际过度角化斑块，鳞屑等症状明显改善，瘙痒缓解，遗留轻度色素沉着及小部分角化斑片，患者主动要求继续治疗

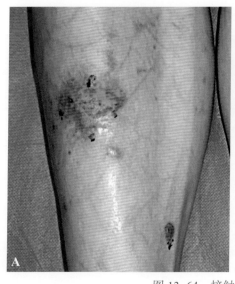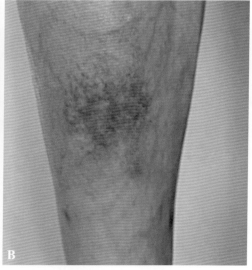

图 13-64　接触性皮炎——病例 11

A. 治疗前，小腿外侧增殖性斑块，伴剧烈瘙痒。予曲安奈德（相当于泼尼松约 12.5 mg/ml）小腿处皮损内注射，每标记点注射 0.1 ml；

B. 治疗 3 周后，小腿处外侧皮肤增殖性斑块变薄，鳞屑、瘙痒症状基本清除，遗留轻度潮红及少许色素沉着，继续使用润肤剂维持疗效

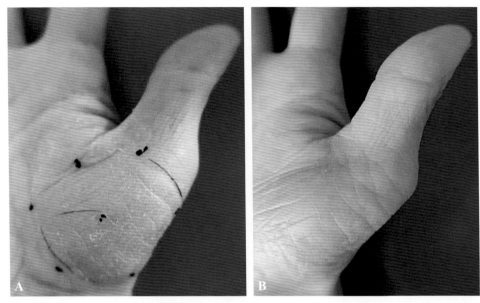

图 13-65　接触性皮炎——病例 12

A. 治疗前，右手大鱼际处可见淡红色，过度角化性斑块，皮肤弹性减弱，伴脱屑、瘙痒。予曲安奈德（相当于泼尼松约 13.2 mg/ml）右手大鱼际处皮损内注射，每标记点注射 0.1 ml；

B. 治疗 2 周后，右手大鱼际处过度角化性斑块，脱屑、瘙痒症状完全消除，皮肤弹性恢复正常，外表恢复正常，患者对治疗效果非常满意

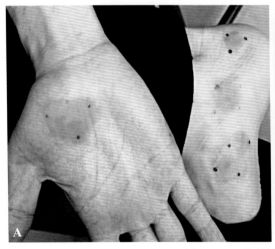
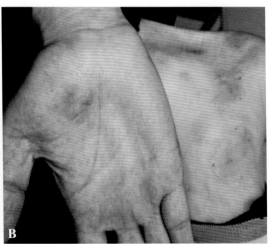

图 13-66　接触性皮炎——病例 13

A. 治疗前，右手掌及左足外侧可见多个类圆形增殖角化的淡红色斑块，轻度脱屑、瘙痒。予曲安奈德（相当于泼尼松约 12.5 mg/ml）于右手及左足外侧皮损内注射，每标记点注射 0.1 ml；

B. 治疗 2 周后，右手及左足外侧斑块增殖、角化、脱屑、瘙痒等症状基本清除，皮损较前变平，遗留皮肤轻度潮红，继续使用润肤剂维持疗效

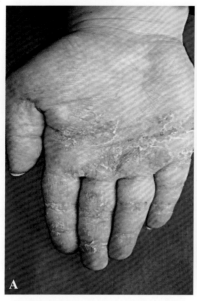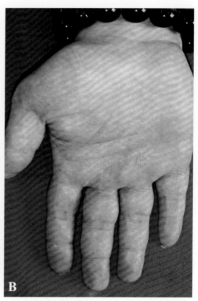

图 13-67　接触性皮炎——病例 14

A. 治疗前，右手掌明显过度角化、浸润增殖、弥漫性淡红色斑块，边界不清，表面伴有明显脱屑、剧烈瘙痒。予曲安奈德（相当于泼尼松 15.4 mg/ml）右手掌皮损内注射，每标记点注射 0.1 ml；

B. 治疗 3 周后，右手掌过度角化、浸润增殖、弥漫性淡红色斑块明显改善，边界不清，表面脱屑、瘙痒症状基本清除，皮肤外观基本恢复正常

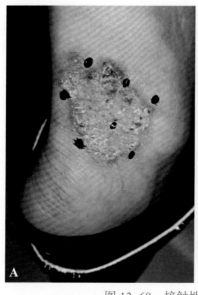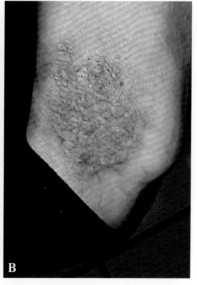

图 13-68　接触性皮炎——病例 15

A. 治疗前，右踝外侧不规则浸润、增殖、过度角化性斑块，伴有明显脱屑及瘙痒。予曲安奈德（相当于泼尼松约 15 mg/ml）右踝外侧皮损内注射，每标记点注射 0.1 ml；

B. 治疗 1 个月后，右踝外侧不规则浸润、增殖、过度角化性斑块显著改善，脱屑及瘙痒症状明显减轻，皮损处遗留轻度潮红、鳞屑及淡红斑，患者主动要求继续治疗

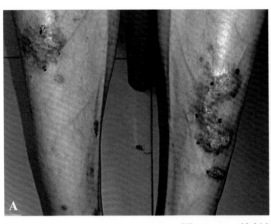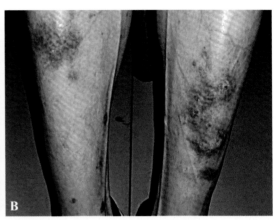

图 13-69　接触性皮炎——病例 16

A. 病史 3 年余，治疗前，双胫前外侧不规则浸润、增殖、过度角化性斑块，伴有明显脱屑及瘙痒，皮损表面伴有多处糜烂面。予曲安奈德（相当于泼尼松约 16 mg/ml）双胫前皮损内注射，每标记点注射 0.1 ml；

B. 治疗 2 周后，双胫前浸润减少、增殖减轻、过度角化改善，脱屑及瘙痒症状大部分消除，皮损表面多处糜烂面全部愈合。原皮损遗留轻度潮红、鳞屑及淡红斑，患者主动要求继续治疗

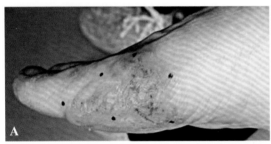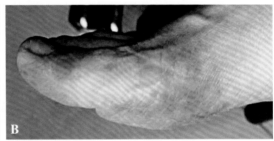

图 13-70　接触性皮炎——病例 17

A. 病史 5 年余，治疗前，右足内侧不规则浸润、增殖、过度角化性斑块，散在糜烂面，伴有脱屑，瘙痒明显。予曲安奈德（相当于泼尼松约 12.5 mg/ml）右足内侧皮损内注射，每标记点注射 0.1 ml；

B. 治疗 1 个月后，右足内侧皮损改善，瘙痒症状基本消除

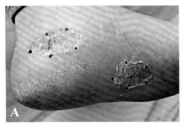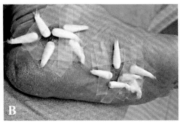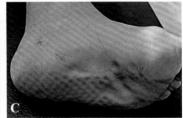

图 13-71　接触性皮炎——病例 18

A. 病史 2 年余，治疗前，左足底及内侧类圆形斑块，轻度增殖、明显过度角化，表面脱屑，剧烈瘙痒。予曲安奈德（相当于泼尼松约 10 mg/ml）左足底及内侧皮损内注射，每标记点注射 0.1 ml；

B. 注射后治疗区域伤口包扎止血情况；

C. 治疗 2 周后，左足底及内侧斑块，增殖、过度角化症状彻底消除，脱屑及瘙痒完全消失，皮肤基本恢复正常，无遗留任何痕迹，患者对治疗效果非常满意

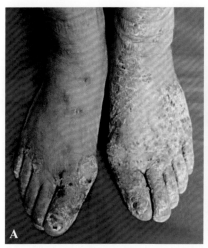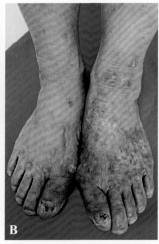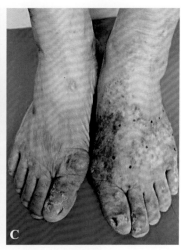

图 13-72　接触性皮炎——病例 19

A. 治疗前，双足背部弥漫分布明显浸润、增殖、过度角化红斑、斑块，伴有鳞屑，瘙痒显著。予曲安奈德（相当于泼尼松约 12.5 mg/ml）足部皮损内注射，每标记点注射 0.1 ml；

B. 治疗 3 周后，双足部增殖、过度角化斑块较前明显变平、鳞屑明显改善，瘙痒症状缓解，继续使用相同方法重复治疗；

C. 治疗 2 个月后，双足部皮损进一步改善，遗留少许轻度浸润红斑、褐色色素沉着，患者主动要求原方法继续治疗

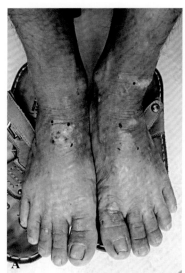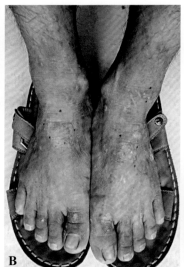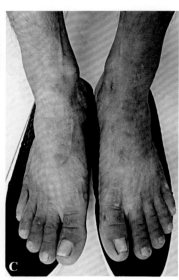

图 13-73　接触性皮炎——病例 20

A. 治疗前，双足背部不规则增殖性红斑、斑块，伴有鳞屑，瘙痒。予曲安奈德（相当于泼尼松约 12.5 mg/ml）双足背部皮损内注射，每标记点注射 0.1 ml；

B. 治疗 2 周后，双足背部斑块增殖性红斑大部分变平，瘙痒症状显著改善，继续使用原方法作第 2 次治疗；

C. 治疗 1 个月后，双足背部增殖、过度角化红斑完全清除，仅遗留少许皮肤潮红，继续使用润肤剂维持疗效

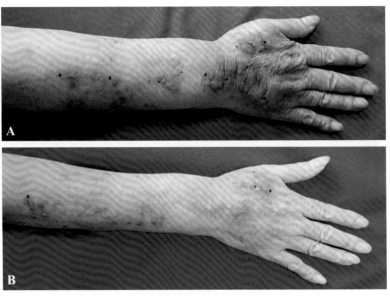

图 13-74　接触性皮炎——病例 21

A. 治疗前，右手背及右前臂弥漫分布不规则红色浸润、增殖、过度角化红斑、斑块，伴有剧烈瘙痒。予曲安奈德（相当于泼尼松约 12.5 mg/ml）皮损内注射，每标记点注射 0.1 ml；

B. 治疗 4 周后，右手背及右前臂斑块浸润、增殖、过度角化症状显著改善，接近于正常皮面，瘙痒症状基本消除，遗留轻度浸润、潮红

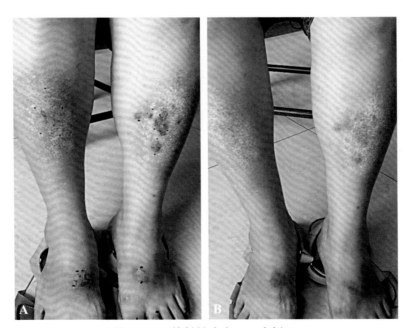

图 13-75　接触性皮炎——病例 22

A. 病史 3 年余，治疗前，双小腿前侧及足背部过度角化红色斑块，剧烈瘙痒。予曲安奈德（相当于泼尼松约 12.5 mg/ml）双小腿前侧及足背部皮损内注射，每标记点注射 0.1 ml；

B. 治疗 2 周后，双小腿前侧及足背部斑块变薄，右侧改善明显优于左侧，对左侧遗留的个别皮损继续使用原方法补充治疗

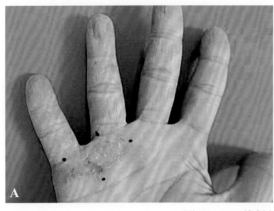 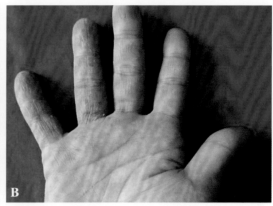

图 13-76　接触性皮炎——病例 23

A. 治疗前，右手掌局限性角化红斑，伴有表面脱屑及剧烈瘙痒。予曲安奈德（相当于泼尼松
　　10 mg/ml）右手掌皮损内注射，每标记点注射 0.1 ml；
B. 治疗 2 周后，右手掌红斑完全消除，遗留轻度脱屑，皮肤基本恢复正常

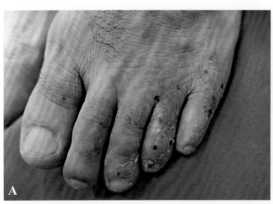 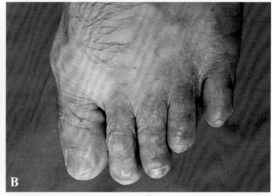

图 13-77　接触性皮炎——病例 24

A. 治疗前，左足趾皮肤红斑，局部增厚，表面粗糙，伴有脱屑及剧烈瘙痒。予曲安奈德（相当
　　于泼尼松约 12.5 mg/ml）左足趾皮损内注射，每标记点注射 0.1 ml；
B. 治疗 2 周后，左足趾皮损较前变薄，瘙痒症状显著改善

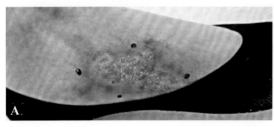 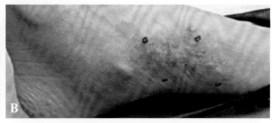

图 13-78　接触性皮炎——病例 25

A. 病史 10 年余，治疗前，左足内侧面不规则浸润、增殖、过度角化斑块，伴有表面脱屑及剧烈瘙
　　痒。予曲安奈德（相当于泼尼松约 12.5 mg/ml）左足内侧面皮损内注射，每标记点注射 0.1 ml；
B. 治疗 2 周后，左足内侧面明显浸润、增殖、过度角化、脱屑显著改善，瘙痒明显减轻，遗留
　　轻度浸润淡红斑，患者主动要求用原治疗方法进行重复治疗

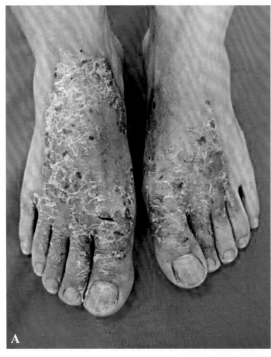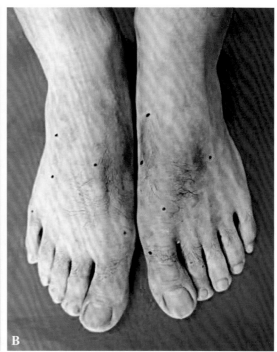

图 13-79　接触性皮炎——病例 26

A. 治疗前，双足背部片状浸润、增殖、过度角化斑块，表面脱屑、皲裂，予曲安奈德（相当于泼尼松约 14 mg/ml）双足背部皮损内注射，每标记点注射 0.1 ml；

B. 治疗 4 周后，双足背部皮损基本清除，瘙痒明显改善，遗留少许淡红斑，患者非常满意，主动要求继续治疗

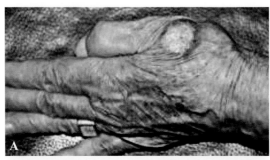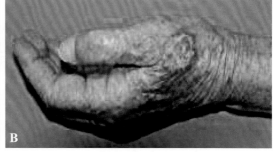

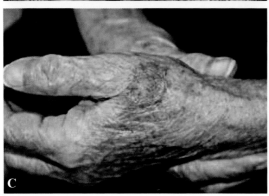

图 13-80　接触性皮炎——病例 27

A. 治疗前，左手拇指背侧圆形增殖、过度角化斑块，瘙痒明显，予曲安奈德（相当于泼尼松约 13.5 mg/ml）左手皮损内注射，每标记点注射 0.2 ml；

B. 治疗 2 周后，皮损明显改善，斑块明显变平，瘙痒症状基本消除，继续原方法重复治疗；

C. 治疗 4 周后，左手浸润、增殖、角化大部分清除，遗留轻度红斑，使用外用药物及润肤剂维持疗效

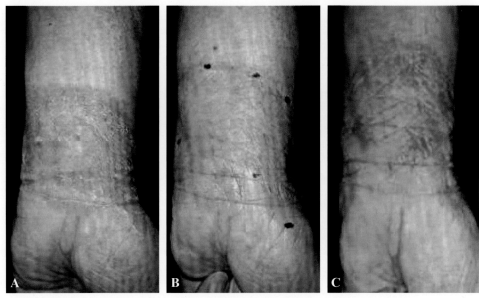

图 13-81 接触性皮炎——病例 28

A. 治疗前，左腕部浸润、过度角化呈带状斑块，皮纹消失，表面脱屑伴紧张感及剧烈瘙痒。予曲安奈德（相当于泼尼松约 13.5 mg/ml）左腕部皮损内注射，每标记点注射 0.2 ml；

B. 治疗 2 周后，左腕斑块改善，皮损光滑变平，同样方法继续治疗；

C. 治疗 4 周后，左腕部皮损基本清除，遗留轻度红斑，患者对治疗效果相当满意

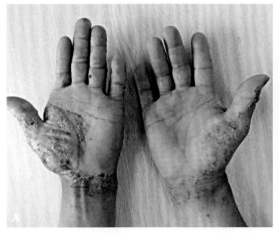
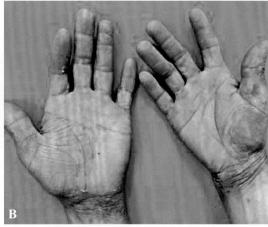

图 13-82 接触性皮炎——病例 29

A. 治疗前，双手掌外侧明显增殖、过度角化斑块，表面脱屑，伴瘙痒以及紧张感，予曲安奈德（相当于泼尼松约 12.5 mg/ml）双手掌皮损内注射，每标记点注射 0.2 ml；

B. 治疗 2 周后，双手掌外侧皮损基本清除，皮纹恢复正常，表面脱屑、紧张感及瘙痒完全消除，遗留轻度潮红，皮肤外观基本恢复正常

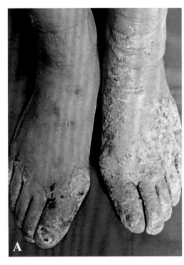 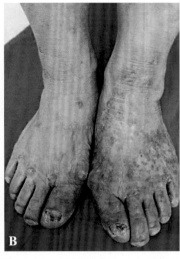 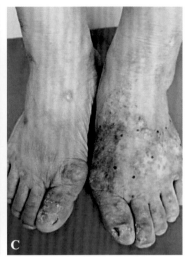

图 13-83　接触性皮炎——病例 30

A. 病史 5 年余，治疗前，双足背浸润、增殖、过度角化斑块，表面脱屑伴紧张感及剧烈瘙痒。予曲安奈德（相当于泼尼松约 12.5 mg/ml）双足背皮损内注射，每标记点注射 0.2 ml；

B. 治疗 2 周后，双足背部浸润、增殖、过度角化、脱屑改善，继续同样治疗方法重复治疗；

C. 治疗 1 个月后，双足背部浸润、增殖、过度角化、脱屑基本消除，紧张感及瘙痒等症状消除，原皮损处仅遗留轻度红斑及色素沉着，继续使用外用药物及润肤剂维持疗效

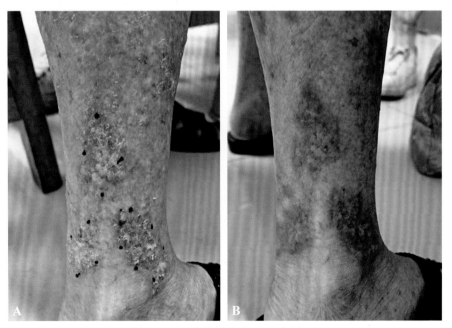

图 13-84　接触性皮炎——病例 31

A. 病史 3 年余，治疗前，右小腿外侧增殖、过度角化斑块，表面脱屑。予曲安奈德（相当于泼尼松约 13.5 mg/ml）右小腿外侧皮损内注射，每标记点注射 0.2 ml；

B. 治疗 2 周后，右小腿外侧增殖、过度角化斑块变平，皮损局部仅遗留轻度色素沉着，患者对治疗效果相当满意

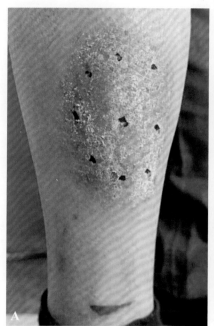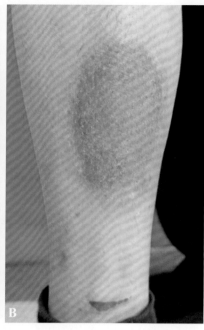

图 13-85 接触性皮炎——病例 32

A. 治疗前，右小腿外侧明显浸润、增殖、过度角化斑块，表面脱屑。予曲安奈德（相当于泼尼松约 13.5 mg/ml）右小腿外侧皮损内注射，每标记点注射 0.2 ml；

B. 治疗 2 周后，右小腿外侧浸润、增殖、过度角化、脱屑基本消除，斑块较前变平，与皮肤表面一致，遗留轻度潮红及皮肤粗糙，继续使用外用药物及润肤剂维持疗效

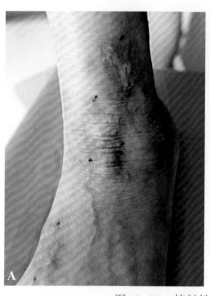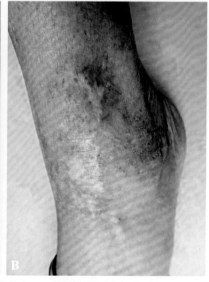

图 13-86 接触性皮炎——病例 33

A. 治疗前，左足踝外侧增殖性苔藓样变斑块，剧烈瘙痒。予曲安奈德（相当于泼尼松约 10 mg/ml）左踝外侧皮损内注射，每标记点注射 0.2 ml；

B. 治疗 4 周后，左踝外侧增殖、过度角化明显改善，瘙痒症状基本消除，斑块较前缩小、变平

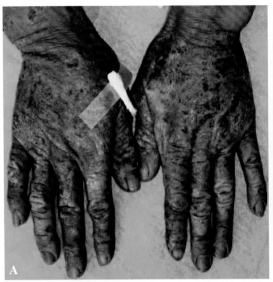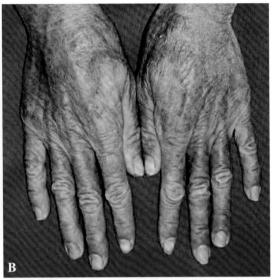

图 13-87　接触性皮炎——病例 34

A. 治疗前，双手背皮肤过度角化，增厚、粗糙，表面脱屑伴有明显色沉。予曲安奈德（相当于泼尼松约 12.5 mg/ml）双合谷穴位注射，每个穴位注射 1.5 ml；

B. 治疗 4 周后，双手背皮肤过度角化基本消除，皮肤变软，瘙痒症状完全改善，基本恢复正常皮肤外观

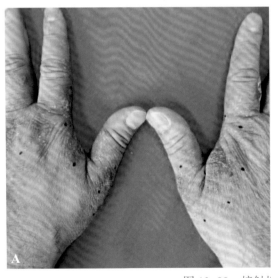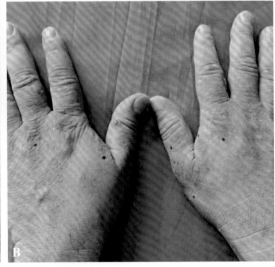

图 13-88　接触性皮炎——病例 35

A. 治疗前，双手背近拇指侧皮肤过度角化斑块，瘙痒。予曲安奈德（相当于泼尼松约 12.5 mg/ml）双手背近拇指侧皮损内注射，每点注射 0.2 ml；

B. 治疗 2 周后，双手背近拇指侧皮肤过度角化症状基本消退，瘙痒完全消除，皮肤表面基本恢复正常

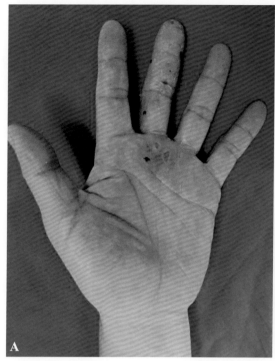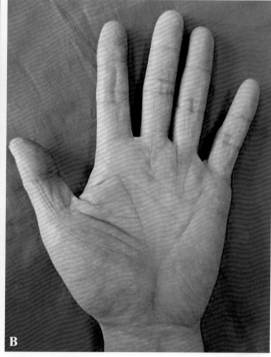

图 13-89　接触性皮炎——病例 36

A. 治疗前，左手中指根部浸润、过度角化红斑，伴有表面脱屑及剧烈瘙痒、皮肤裂隙，伸展有明显疼痛。予曲安奈德（40 mg/ml）（相当于泼尼松约 12.5 mg/ml）左手中指皮损内注射，每点注射 0.2 ml；

B. 治疗 2 周后，左手中指皮肤皮损完全消除，表面脱屑及剧烈瘙痒症状消失，皮肤外观基本恢复正常

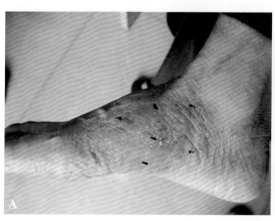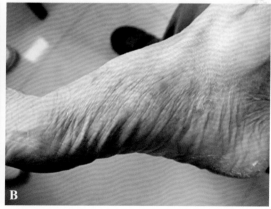

图 13-90　接触性皮炎——病例 37

A. 病史 3 年余，治疗前，右足内侧浸润、增殖、过度角化红色斑块，伴有表面脱屑及剧烈瘙痒。予曲安奈德（相当于泼尼松约 12.5 mg/ml）右足内侧皮损内注射，每点注射 0.2 ml；

B. 治疗 2 周后，右足内侧浸润、增殖、过度角化完全消除，表面脱屑及剧烈瘙痒症状基本消失，皮损斑块较治疗前明显吸收，收缩变平，外表光滑与正常皮肤基本无异

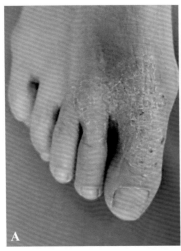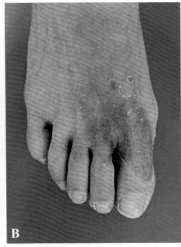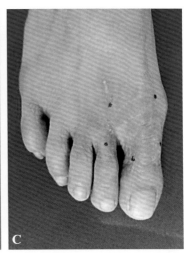

图 13-91　接触性皮炎——病例 38

A. 病史 1 年余，治疗前，右足蹬趾背侧淡浸润、增殖、过度角化红色斑块，伴有脱屑及剧烈瘙痒。予曲安奈德（相当于泼尼松约 13.5 mg/ml）右足背皮损内注射，每点注射 0.2 ml；

B. 治疗 2 周后，右足蹬趾背侧浸润、增殖、过度角化减轻，斑块较前明显变，表面脱屑及剧烈瘙痒症状显著改善；

C. 治疗 5 周后，右足背近趾侧皮损基本恢复正常，表面脱屑及剧烈瘙痒症状完全消除，仅遗留少许浅淡红斑，继续外用润肤剂维持疗效

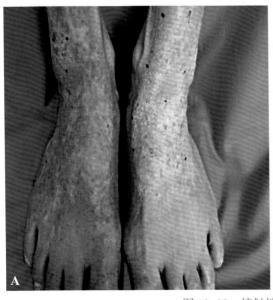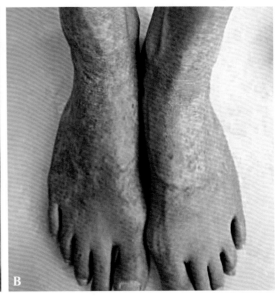

图 13-92　接触性皮炎——病例 39

A. 病史 3 年余，治疗前，双足背部皮肤弥漫性浸润、增殖、过度角化红色斑块，增厚，表面脱屑，色素不均，伴有剧烈瘙痒。予曲安奈德（相当于泼尼松约 13.5 mg/ml）双足背部皮损内注射，每点注射 0.2 ml；

B. 治疗 3 周后，双足背部弥漫性浸润、增殖、过度角化症状基本控制，皮肤较前显著变平，表面脱屑、色素不均大部分改善，皮损面积缩小，瘙痒症状大部分改善，基本呈正常皮肤外观表现

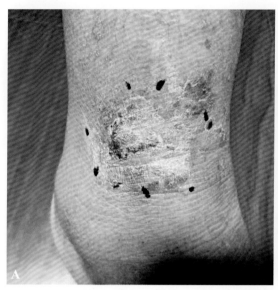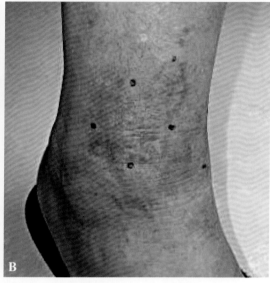

图 13-93　接触性皮炎——病例 40

A. 病史 1 年余，治疗前，右踝外侧局限性增殖、严重过度角化斑块，皮损增厚，表面脱屑伴剧烈瘙痒。予曲安奈德（相当于泼尼松约 15 mg/ml）右踝外侧皮损内注射，每点注射 0.2 ml；

B. 治疗 3 周后，右踝浸润、增殖、过度角化症状基本消失，表面脱屑、剧烈瘙痒缓解，皮肤较治疗前显著变平，余正常皮肤外观无异

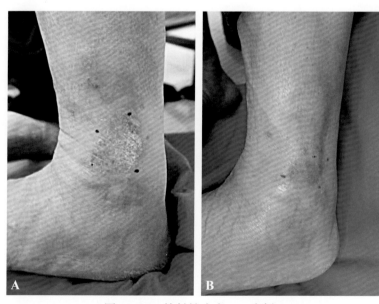

图 13-94　接触性皮炎——病例 41

A. 治疗前，左踝外侧局限性过度角化斑块，皮损增厚，表面脱屑伴剧烈瘙痒，予曲安奈德（相当于泼尼松约 13.5 mg/ml）左踝外侧皮损内注射，每点注射 0.2 ml；

B. 治疗 2 周后，左踝外侧过度角化显著改善，表面脱屑及瘙痒症状完全消失，呈正常皮肤外观，仅遗留轻度潮红

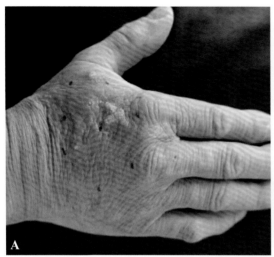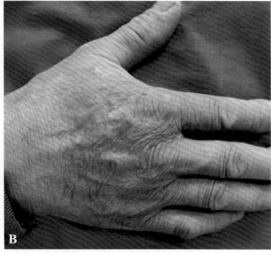

图 13-95　接触性皮炎——病例 42

A. 治疗前，右手背不规则肥厚性斑块，表面脱屑伴剧烈瘙痒。予曲安奈德（相当于泼尼松约 12.5 mg/ml）右手背皮损内注射，每点注射 0.2 ml；

B. 治疗 2 周后，右手背斑块变平，几乎完全消失，瘙痒症状完全消退

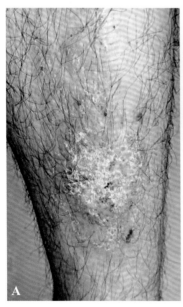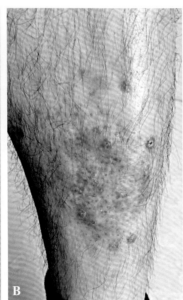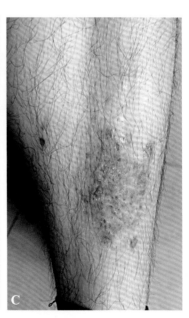

图 13-96　接触性皮炎——病例 43

A. 病史 3 年余，治疗前，右小腿肥厚性、角化性斑块，表面皲裂、脱屑，伴剧烈瘙痒。予曲安奈德（相当于泼尼松约 13 mg/ml）右小腿皮损内注射，每点注射 0.2 ml；

B. 治疗 2 周后，右小腿皮损改善，斑块较治疗前变平，继续重复以前治疗；

C. 治疗 4 周后，右小腿角化性斑块进一步变平，基本与正常皮肤平齐，表面脱屑、剧烈瘙痒症状消除，仅遗留淡红斑，继续使用外用药物及润肤剂维持疗效

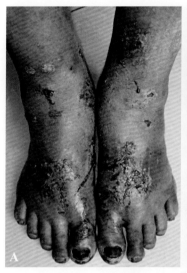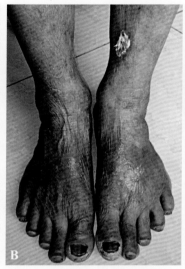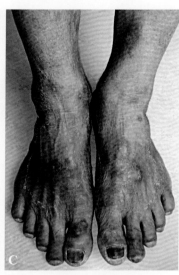

图 13-97　接触性皮炎——病例 44

A. 病史 1 年余，治疗前，双足浸润、增殖、红肿，伴有渗出、糜烂，明显过度角化斑块，皮损慢性增厚，表面脱屑伴剧烈瘙痒。予曲安奈德（相当于泼尼松约 12.5 mg/ml）双足三里穴位注射，每穴位注射 1.5 ml；

B. 治疗 2 周后，双足浸润、增殖、红肿，渗出、糜烂，过度角化等症状基本消除，表面脱屑、剧烈瘙痒症状改善，皮损明显吸收，红肿明显改善，继续同样治疗方法重复治疗；

C. 治疗 4 周后，双足背部皮损症状完全消除，仅遗留色素沉着，患者对治疗效果相当满意

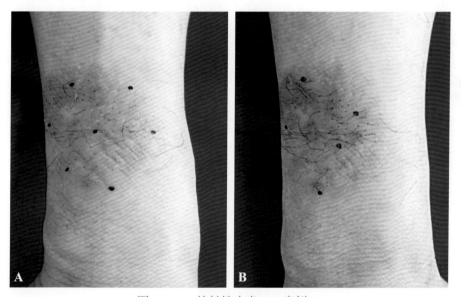

图 13-98　接触性皮炎——病例 45

A. 病史 2 年余，治疗前，左前臂局限性增殖角化性斑块，皮损慢性增厚呈皮革化，剧烈瘙痒。予曲安奈德（相当于泼尼松约 10 mg/ml）左前臂皮损内注射，每点注射 0.2 ml；

B. 治疗 2 周后，左前臂皮革化明显减轻，瘙痒症状改善，斑块较治疗前明显吸收、缩小、变平，患者主动要求继续同样方法治疗

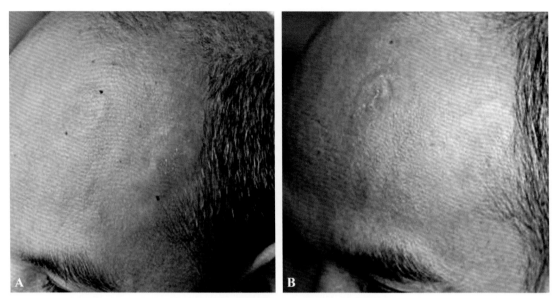

图 13-99　接触性皮炎——病例 46

A. 病史 1 年余，治疗前，左额部两处浸润、增殖性类圆形红色斑块，明显瘙痒。予曲安奈德
（相当于泼尼松约 10 mg/ml）左额部皮损内注射，每点注射 0.2 ml；

B. 治疗 3 周后，左额部左侧斑块较前明显吸收变平，其中一处皮损基本消失

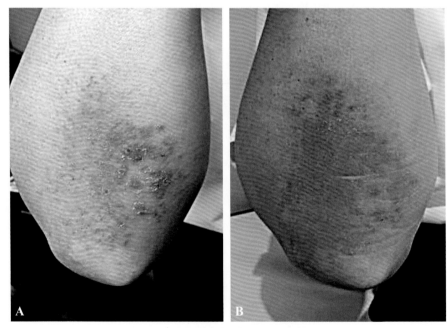

图 13-100　接触性皮炎——病例 47

A. 病史 1 年余，治疗前，右手肘伸侧不规则角化性红斑伴脱屑，逐渐融合为红色斑块，明显瘙
痒。予曲安奈德（相当于泼尼松约 12.5 mg/ml）右手肘伸侧皮损内注射，每点注射 0.1 ml；

B. 治疗 3 周后，右手肘伸侧角化性斑块显著消退，瘙痒症状消除，皮损区域仅遗留轻度褐色色
素沉着

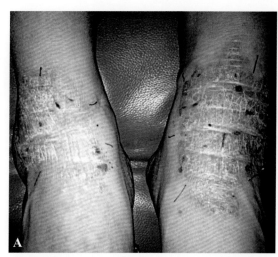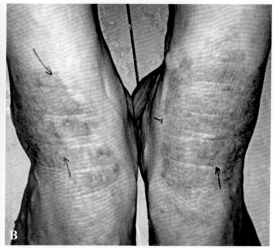

图 13-101　接触性皮炎——病例 48

A. 病史 2 年余，治疗前，双踝部不规则浸润、增殖、明显过度角化红色斑块，伴有明显脱屑及剧烈瘙痒。予曲安奈德（相当于泼尼松约 16.5 mg/ml）双踝部皮损内注射，每点注射 0.2 ml；

B. 治疗 2 周后，双踝部浸润、增殖、过度角化斑块明显吸收、缩小，瘙痒症状显著改善，斑块较治疗前变平，遗留轻度浸润性红斑，继续使用原治疗方法重复治疗

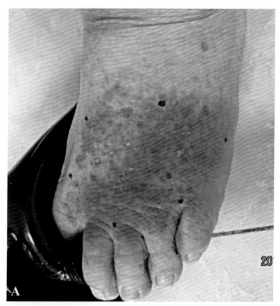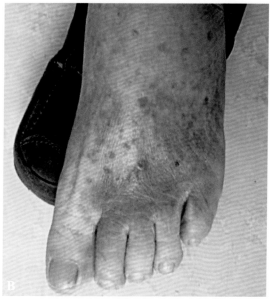

图 13-102　接触性皮炎——病例 49

A. 治疗前，左足背部局限性过度角化暗红色斑块，伴有瘙痒。予曲安奈德（相当于泼尼松约 13.5 mg/ml）左足背部皮损内注射，每点注射 0.2 ml；

B. 治疗 2 周后，左足背部过度角化斑块消退，仅遗留轻度色素沉着，瘙痒症状显著改善

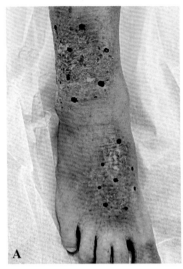
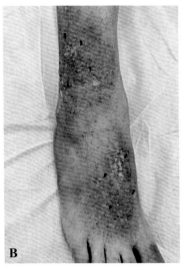
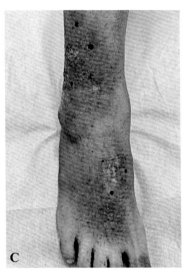

图 13-103　接触性皮炎——病例 50

A. 病史 5 年余，治疗前，右下肢及足背近踝部大面积不规则浸润、增殖、明显过度角化暗红色斑块，伴有明显脱屑及剧烈瘙痒、少许皲裂、糜烂。予曲安奈德（相当于泼尼松约 16.5 mg/ml）右足背及右小腿近踝部皮损内注射，每点注射 0.2 ml；

B. 治疗 2 周后，右足背及右小腿近踝部浸润、增殖、过度角化改善，斑块较前缩小、变平，脱屑及剧烈瘙痒症状明显减轻，继续重复治疗方法；

C. 治疗 5 周后，右足背及右小腿近踝部皮损进一步改善，浸润、增殖、过度角化基本消除，斑块较治疗前显著变平，遗留色素沉着，改善率较治疗前超过 80%

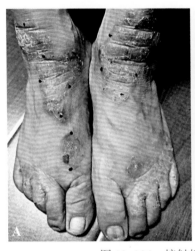
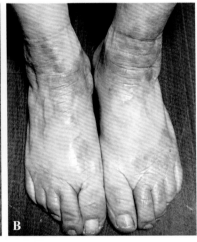

图 13-104　接触性皮炎——病例 51

A. 病史 3 年余，治疗前，双足背近踝端较大面积不规则浸润、严重增殖、明显过度角化暗红色斑块，伴有明显脱屑及剧烈瘙痒。予曲安奈德（相当于泼尼松约 16.5 mg/ml）双足背近踝端皮损内注射，每点注射 0.2 ml；

B. 治疗 3 周后，双足背近踝端浸润、增殖、明显过度角化症状几乎全部消除，脱屑及剧烈瘙痒也基本消失，斑块较治疗前明显吸收，除遗留轻度潮红外基本与正常皮肤外观无异，患者对治疗效果非常满意

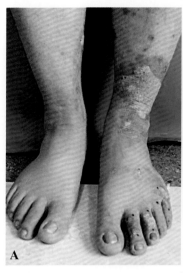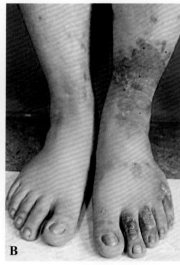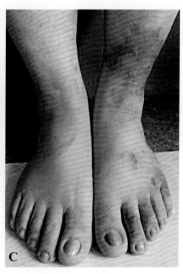

图 13-105　接触性皮炎——病例 52

A. 病史 2 年余，治疗前，左足趾及左踝部较大面积不规则浸润、严重增殖、明显过度角化暗红色斑块，伴有明显脱屑及剧烈瘙痒。予曲安奈德（相当于泼尼松约 12.5 mg/ml）左足趾及左踝部皮损内注射，每点注射 0.2 ml；

B. 治疗 2 周后，左足趾及左踝部浸润、严重增殖、过度角化大部分消除，脱屑及剧烈瘙痒症状明显改善，斑块较治疗前明显吸收、缩小、变平，仍有少许浸润、增殖、角化，继续使用原治疗方法重复治疗；

C. 治疗 4 周后，左足趾及左踝部浸润、严重增殖、过度角化等症状基本清除，脱屑、瘙痒症状消失，仅遗留轻度潮红斑，继续使用外用药物及润肤剂维持疗效

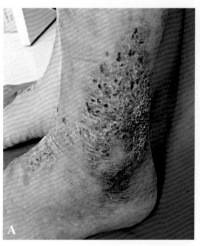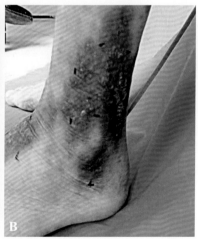

图 13-106　接触性皮炎——病例 53

A. 病史 3 年余，治疗前，左小腿远端外侧较大面积不规则浸润、严重增殖、明显过度角化暗红色斑块，伴有明显脱屑及剧烈瘙痒。予曲安奈德（相当于泼尼松约 13.5 mg/ml）左小腿远端外侧皮损内注射，每点注射 0.2 ml；

B. 治疗 3 周后，左小腿远端外侧斑块较治疗前明显吸收、缩小、变平，症状明显减轻，患者对治疗效果非常满意，主动要求原治疗方法重复治疗

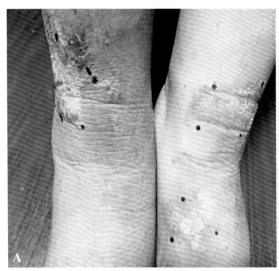
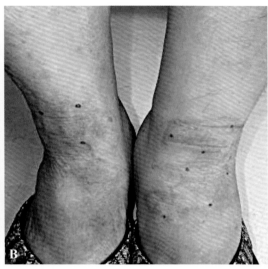

图 13-107　接触性皮炎——病例 54

A. 病史 3 年余，治疗前，双足踝部背侧区域较大面积不规则增殖、过度角化暗红色斑块。予曲安奈德（相当于泼尼松约 13.5 mg/ml）双足踝部皮损内注射，每点注射 0.2 ml；

B. 治疗 2 周后，双足踝部增殖、过度角化症状基本消退，斑块较治疗前明显吸收、缩小、变平，仅遗留极少轻度浸润斑，患者对治疗效果非常满意

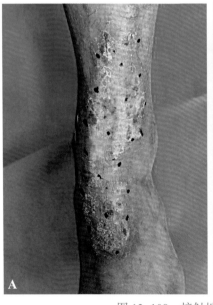
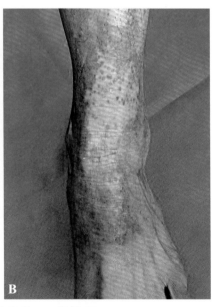

图 13-108　接触性皮炎——病例 55

A. 病史 5 年余，治疗前，左踝部背侧较大面积不规则浸润、严重增殖、明显过度角化暗红色斑块，伴有明显脱屑及剧烈瘙痒，予曲安奈德（相当于泼尼松约 16.5 mg/ml）左踝部皮损内注射，每点注射 0.2 ml；

B. 治疗 2 周后，左踝部增殖、过度角化显著改善，几乎消除，脱屑及剧烈瘙痒症状明显改善，皮损斑块较治疗前明显吸收、缩小、变平，仅遗留少许轻度浸润，患者强烈要求继续使用原方法重复治疗

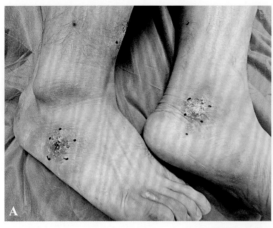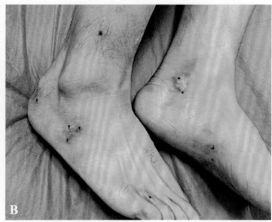

图 13-109　接触性皮炎——病例 56

A. 病史 2 年余，治疗前，右足外侧及左足内侧类圆形局限性严重增殖、明显过度角化暗红色斑块，表面脱屑、糜烂，伴有明显脱屑及剧烈瘙痒。予曲安奈德（相当于泼尼松约 13.5 mg/ml）皮损内注射，每点注射 0.2 ml；

B. 治疗 2 周后，右足外侧及左足内侧增殖、过度角化脱屑斑块显著改善，斑块较治疗前明显吸收、缩小、变平，瘙痒明显减轻，患者对治疗效果非常满意，强烈要求继续使用原方法重复治疗

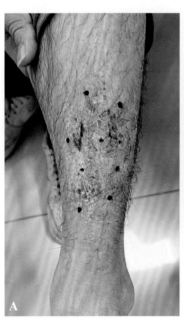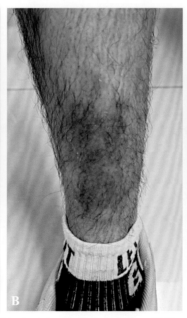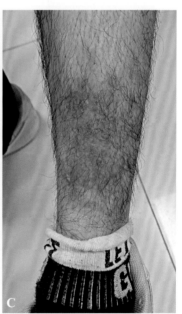

图 13-110　接触性皮炎——病例 57

A. 病史 3 年余，治疗前，左小腿大面积浸润、严重增殖、明显过度角化暗红色斑块，伴有明显脱屑及剧烈瘙痒。予曲安奈德（相当于泼尼松约 16 mg/ml）皮损内注射，每点注射 0.2 ml；

B. 治疗 2 周后，左小腿浸润、增殖、过度角化斑块明显变平，仅遗留小面积轻度浸润性红斑，瘙痒缓解，继续原治疗方法重复治疗，斑块较前明显变平；

C. 治疗 4 周后，左小腿浸润、增殖、过度角化等症状彻底清除，仅存在轻度色素沉着

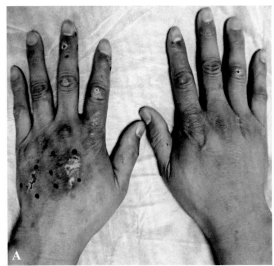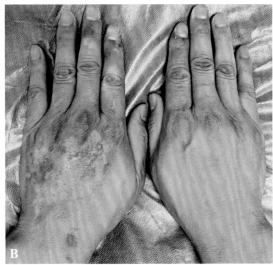

图 13-111　接触性皮炎——病例 58

A. 病史 3 年余，治疗前，左手背局限性肥厚性角化性暗红色斑块，伴皲裂，剧烈瘙痒。予曲安奈德（相当于泼尼松约 15 mg/ml）皮损内注射，每点注射 0.2 ml；

B. 治疗 2 周后，左手背斑块明显变平，皲裂、脱屑较前消退，瘙痒症状改善，患者对治疗效果相当满意

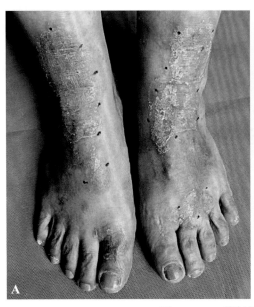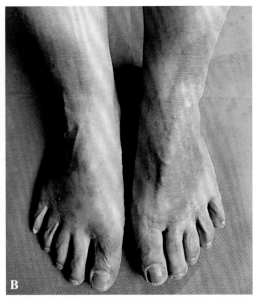

图 13-112　接触性皮炎——病例 59

A. 病史 3 年余，治疗前，双足背及踝部背侧区域较大面积不规则浸润、增殖、过度角化暗红色斑块，伴有明显脱屑及剧烈瘙痒。予曲安奈德（相当于泼尼松约 12.5 mg/ml）皮损内注射，每点注射 0.2 ml；

B. 治疗 2 周后，双足背及踝部背侧区不规则浸润、增殖、过度角化斑块基本清除，仅遗留少许轻度色素沉着，皮肤外观已完全恢复正常，脱屑及剧烈瘙痒症状完全消失，患者对治疗效果非常满意

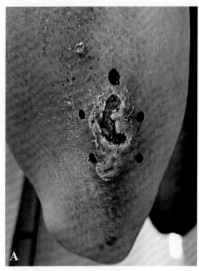
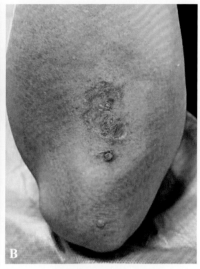

图 13-113 接触性皮炎——病例 60

A. 病史 3 年余,治疗前,右肘伸侧明显浸润、严重增殖、明显过度角化暗红色斑块,因反复搔抓形成深度溃疡面。予曲安奈德(相当于泼尼松约 10 mg/ml)皮损内注射,每点注射 0.2 ml;

B. 治疗 2 周后,右肘伸侧浸润、增殖、过度角化症状基本消失,瘙痒明显缓解,肘部溃疡愈合,患者对疗效非常满意

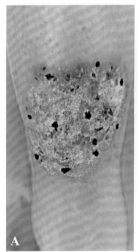
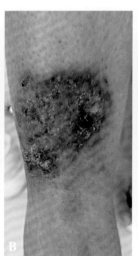
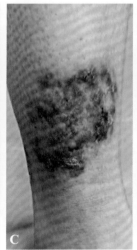
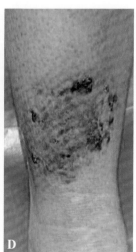

图 13-114 接触性皮炎——病例 61

A. 病史 5 年余,治疗前,小腿前皮肤过度角化,明显脱屑、严重的苔藓样变,伴剧烈瘙痒。予曲安奈德注射液(相当于泼尼松 12.5 mg)于皮损内注射,每个标记点注射 0.1 ml,标记点间隔 1~2 cm;

B. 治疗 2 周后,皮肤苔藓样变、过度角化、脱屑部分消退,瘙痒症状改善,继续按前剂量皮损内注射治疗;

C. 治疗 4 周后,皮肤皮损基本消退,边缘仍有少许增生性斑块,继续按前剂量皮损内注射治疗联合润肤剂维持疗效;

D. 治疗 6 周后,皮肤症状基本完全消退,仅遗留少许色素沉着,继续使用润肤剂维持疗效

六、结节性痒疹

结节性痒疹是一种以剧烈瘙痒的丘疹结节性改变为特征的慢性瘙痒性皮肤病。该病多由于患者长期地反复搔抓而形成。皮损表现为孤立的疣状结节性损害，通常分布于四肢，以小腿伸侧为多。常见于女性和老年人群。在各类慢性瘙痒性疾病中，结节性痒疹被认为是瘙痒程度最为严重的疾病之一，它不仅可以导致患者出现睡眠精神障碍，同时还可降低患者生活质量。

（一）病因

病因尚未明确，可由局部蚊虫叮咬后出现，或可因一些全身性疾病、感染，以及精神和神经障碍而出现难治性的瘙痒，患者反复搔抓后形成"瘙痒－搔抓－瘙痒加重"的恶性循环，最终导致发病。

已有研究表明，结节性痒疹的皮损组织中，含有P物质和降钙素基因相关肽神经纤维密度增加，且不局限于神经纤维内，因此考虑神经肽类物质与结节性痒疹的发病有着重要联系。

结节性痒疹的外周血辅助T淋巴细胞CD4$^+$明显降低，提示其细胞免疫出现紊乱，而P物质、降钙素基因相关肽等神经肽类物质也是参与调解皮肤免疫和炎症反应的相关因素，它们可通过T淋巴细胞使得肥大细胞脱颗粒和组胺释放，从而引起严重瘙痒。因此表明，结节性痒疹的发病与免疫因素亦存在相关性。还有报道称，结节性痒疹皮损中有结核分枝杆菌的存在，不排除其与局部感染有关。

目前，部分炎症性皮肤病已被证实与结节性痒疹相关，其中最为常见的是特应性皮炎。还有一些疾病如皮肤T细胞淋巴瘤、扁平苔藓、疱疹样湿疹、带状疱疹后遗神经痛等亦被认为可以引起结节性痒疹。

（二）临床表现

结节性痒疹通常表现为直径约为0.5~3 cm的半球形结节，表面可因反复搔抓而出现角化过度或覆盖痂皮和鳞屑，部分皮损外周可见炎症后色素沉着或减退。皮损好发于四肢，伸侧更易受累，皮损数量通常为数个至数十个，亦可多达数百个。患者通常瘙痒剧烈，并可伴有刺痛、灼热感。除了上述外观和自觉症状外，患者还可伴有睡眠障碍、心理负担以及生活质量严重下降等。

（三）诊断

根据累及四肢伸侧的半球形结节性损害，且伴有剧烈瘙痒等特点，可进行临床诊断。

（四）治疗

1. 外用药物　可局部外用糖皮质激素软膏，皮损肥厚者可进行封包。还可局部外用钙调磷酸酶抑制剂如他克莫司、吡美莫司以及卡泊三醇，作为长期治疗的外用药物选择。对结节性痒疹，外用药物虽有一定疗效，但大部分患者都很难获得满意疗效，必须联合系统性药物及局部注射治疗等综合措施，方可获得满意疗效。

2. 局部注射治疗　大部分患者皮损相对局限，比较适合局部注射治疗。局部注射治疗的优点是用药准确，通过注射将药物直接输送到皮损部位，直接发挥作用，极大地提高了药物的利用效率；而系统性药物通过胃肠吸收，经血液循环将药物输送到皮损部位，与局部注射治疗相比，药物利用效率明显不足。局部注射有穴位注射及皮损内注射等不同的治疗方法。对皮损散发、比较弥漫的患者，可考虑进行穴位注射，发挥抗炎、抗增殖作用，促进痒疹的吸收、愈合。对部分皮损局限，其他治疗方法效果不好的患者可以考虑使用皮损内局部注射治疗方法。

穴位注射可选用醋酸泼尼松龙注射液（5 ml : 0.125 g）、曲安奈德注射液（1 ml : 40 mg）或复方倍他米松注射液作为治疗药物。将其与 2% 利多卡因注射液（使用灭菌注射用水稀释）1 ml 以及维生素 B_{12} 注射液（1 ml : 0.25 mg）1 ml 混匀，于注射的穴位垂直刺入，待出现酸胀感，回抽未见回血后局部缓慢注入，每个部位注射 1.5 ml。注射完成后局部按压 3 ~ 5 min。不同的医院都有根据自身的经验总结的治疗方案，全国各地经验不同，注射药物配方颇多，差异很大。

局部注射治疗主要针对较为局限的结节性痒疹，由于瘙痒剧烈，反复搔抓引起局部皮损逐渐肥厚，使用系统性治疗或外用药物疗效不明显的难治性患者，可考虑糖皮质激素药物皮损内局部注射治疗。通常选择以下药物作为局部注射的药物选择。

（1）曲安奈德注射液（1 ml : 40 mg）和 2% 利多卡因注射液（5 ml : 0.1 g），按 1 : （1 ~ 3）混合。注射部位消毒后，针头进针角度呈 20° ~ 30°，回抽无回血后缓慢注射至皮损内。若皮损面积较大可沿皮损周围点状进针，每个进针部位注射约 0.1 ~ 0.2 ml，当注射部位表面轻微发白即可。2 ~ 4 周注射一次。

（2）醋酸泼尼松龙注射液（5 ml : 0.125 g）和 2% 利多卡因注射液（5 ml : 0.1 g），按 2 : （1 ~ 2）混合。注射部位消毒后，针头进针角度呈 20° ~ 30°，回抽无回血后缓慢注射至皮损内。若皮损面积较大，可沿皮损周围点状进针，每个进针部位注射约 0.2 ml，当注射部位表面轻微发白即可。每周注射一次。

（3）复方倍他米松注射液 1 ml 和 2% 利多卡因注射液（5 ml : 0.1 g），按 1 : （1 ~ 3）混合。注射部位消毒后，针头进针角度呈 20° ~ 30°，回抽无回血后缓慢注射至皮损内。若皮损面积较大，可沿皮损周围点状进针，每个进针部位注射约 0.2 ml，当注射部位表面轻微发白即可。2 ~ 4 周注射一次。

3. 系统治疗

（1）可口服抗组胺药物控制瘙痒，若患者同时伴有睡眠障碍，可晚上服用镇静类抗组胺药物。孟鲁司特钠亦对止痒具有一定疗效。

（2）使用沙利度胺 100 mg/d，有助于瘙痒的改善，但需注意其副作用如严重的致畸性、嗜睡、多发性神经炎以及血栓形成等，儿童、孕妇及哺乳期妇女禁用。

（3）其他免疫抑制剂，如环孢素和甲氨蝶呤，但需定期监测其血药浓度，注意其副作用。

（4）对于一般止痒效果欠佳的患者，或伴有疼痛的患者，可考虑服用加巴喷丁或普瑞巴林进行止痒治疗。

（5）抗抑郁药物如阿米替林等对重度结节性痒疹患者具有一定疗效。

4. 物理治疗　液氮冷冻、UVA、UVB 以及 308 nm 准分子激光疗法对结节性痒疹均有一定疗效。大部分与系统性药物治疗或注射疗法联合应用，可促进疗效。

（五）治疗病例

见图 13-115～图 13-120。

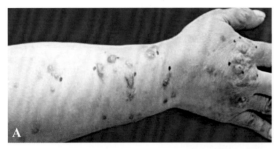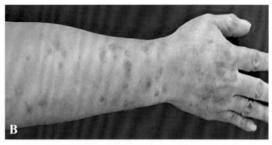

图 13-115　结节性痒疹——病例 1

A. 病史 1 年余，治疗前，右前臂及手背部多个散发、红色坚实丘疹、小结节，剧烈瘙痒。予曲安奈德（相当于泼尼松约 12.5 mg/ml）前臂皮损内注射，每标记点注射 0.1～0.2 ml；

B. 治疗 1 个月后，右前臂及手背部丘疹、小结节基本消退，瘙痒症状基本消除，遗留浅色淡红斑、轻度色素沉着

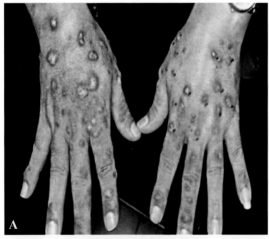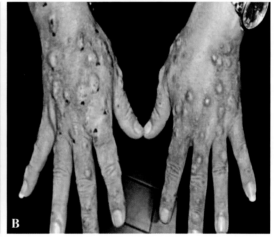

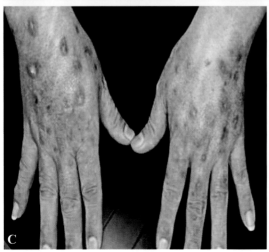

图 13-116　结节性痒疹——病例 2

A. 病史 3 年余，治疗前，双手背红色坚实丘疹、结节，顶部角化明显，剧烈瘙痒，搔抓导致皮肤粗糙，明显色素沉着。予曲安奈德（相当于泼尼松约 12.5 mg/ml）手背皮损内注射，每标记点注射 0.2 ml；

B. 治疗 3 周后，双手背红色结节较前变平，遗留色素沉着；

C. 治疗 6 周后，双手背皮肤基本恢复正常

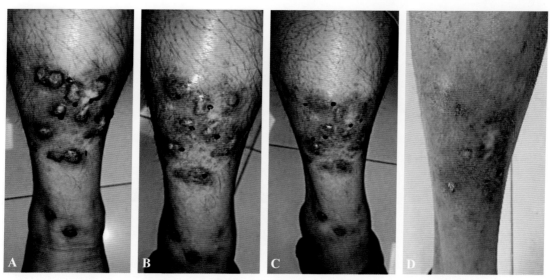

图 13-117　结节性痒疹——病例 3

A. 治疗前，右小腿暗褐色坚实结节，顶部角化明显。予曲安奈德（相当于泼尼松约 20 mg/ml）小腿皮损内注射，每标记点注射 0.2 ml；

B. 治疗 3 周后，右小腿结节较前变扁，质地变软，治疗同前；

C. 治疗 2 个月后，右小腿结节进一步变平，遗留色素沉着；

D. 治疗 3 个月后，右小腿结节基本完全消退，遗留色素沉着

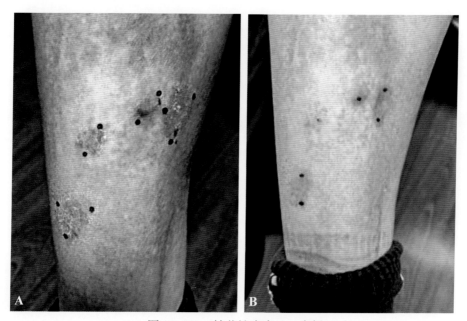

图 13-118　结节性痒疹——病例 4

A. 病史 1 年余，治疗前，右小腿暗红色结节、小斑块，过度角化，鳞屑伴瘙痒。予曲安奈德（相当于泼尼松约 12.5 mg/ml）右小腿皮损内注射，每标记点注射 0.2 ml；

B. 治疗 3 周后，右小腿结节、小斑块、过度角化显著改善。瘙痒症状消除，患者要求继续使用原治疗方法重复治疗

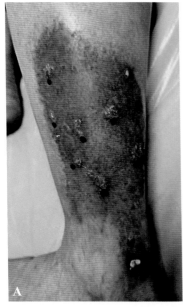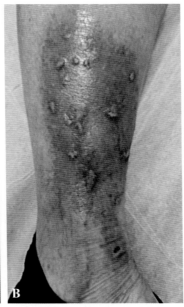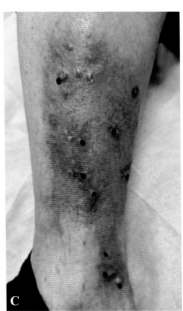

图 13-119　结节性痒疹——病例 5

A. 病史 6 年余，治疗前，左小腿外侧暗红色斑块、结节，顶部角化明显。反复使用各种中西药外搽，刺激皮肤呈皮革样变，色素沉着。予曲安奈德（相当于泼尼松约 13 mg/ml）右小腿皮损内注射，每标记点注射 0.2 ml；

B. 治疗 3 周后，左小腿外侧暗红色斑块、结节消失变软、缩小，色素沉着减轻，继续使用同样治疗方法重复治疗；

C. 治疗 5 周后，皮损持续改善，结节进一步吸收缩小，皮革样变显著减轻，色素沉着大部分消退，继续使用同样治疗方法重复治疗后失访

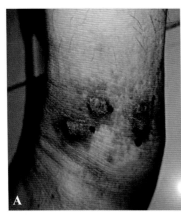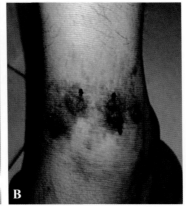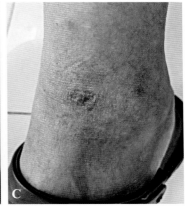

图 13-120　结节性痒疹——病例 6

A. 治疗前，左小腿远端暗红色多发性结节。予曲安奈德（相当于泼尼松约 16 mg/ml）左小腿皮损内注射，每标记点注射 0.2 ml；

B. 治疗 3 周后，左小腿远端结节较治疗前缩小、变扁，继续使用原治疗方法重复治疗；

C. 治疗 6 周后，左小腿远端结节完全吸收消退，皮肤外观完全正常

第二节　炎症性皮肤病

坏疽性脓皮病

坏疽性脓皮病（pyoderma gangrenosum，PG）是一种少见的非感染性嗜中性皮病，表现为脓疱扩大，形成边界潜行黑色坏死性溃疡，常伴有潜在的系统性疾病。以复发性、疼痛性、坏死性溃疡为特点，本病可发生于不同年龄，多见于中年人，少见于儿童。女性略多于男性。

（一）病因

病因及发病机制尚未完全明确，目前认为中性粒细胞功能异常、多种炎症因子的刺激、遗传易感性等多种因素均参与 PG 的发病。体液免疫和细胞免疫均与该病的发生有关。在 PG 皮损中已发现 T 细胞克隆增殖。此外，炎症小体被认为参与中性粒细胞的趋化作用。T 细胞和巨噬细胞释放的异常细胞因子信号可能是疾病进展的部分因素。目前已经发现 PG 的病变皮损中 IL-23 增加，而 IL-23 在激活中性粒细胞和刺激 IL-17 介导的炎症中起重要作用。过敏反应及外伤是 PG 发生的重要诱因，既往文献报道的 PG 患者中约 20%～30% 在起病前曾受外伤刺激。本病约 50% 合并有相关的系统性疾病，其中大多数为自身免疫性疾病，如炎性肠病（17.6%）、关节炎（12.8%）、血液系统恶性肿瘤（8.9%）、实体肿瘤（7.4%），另可并发甲状腺疾病、银屑病等免疫相关性疾病。因此可认为本病为一种免疫性疾病。

（二）临床表现

本病临床症状多样，初期可为炎性丘疹、水疱、脓疱或小结节。很快皮损中心出现坏死，形成大小不等的疼痛性溃疡，损害不断扩大并向深层发展，境界清楚，边缘皮肤呈紫红色，水肿。溃疡周围可出现卫星状排列的紫色丘疹，发生破溃后又与中心部溃疡融合。临床可分为几种亚型：溃疡型、脓疱型、大疱型或"不典型"型、增殖型或浅表肉芽肿型。

（三）诊断

PG 实验室及组织病理学表现无特异性，诊断为排除性诊断。符合以下两条主要标准及两条次要标准即可诊断。主要诊断标准：PG 典型溃疡表现、排除引起皮肤溃疡的其他原因；四条次要诊断标准：①曾出现过敏反应性或筛孔状瘢痕；②存在相关的并发症；③存在相应的组织病理表现；④对激素治疗反应好。

PG 起病初期极易被误诊。有学者将 PG 起病初期的皮疹总结为 4 种类型：（1）丘疹结节型，易被误诊为感染；（2）脓疱水疱型，易被误诊为白塞病；（3）红斑坏死型，易被误诊为血管炎；（4）皮下结节型，易被误诊为结节性红斑 / 脂膜炎。

（四）治疗

如果存在潜在的系统性疾病，需对并存疾病进行治疗，但潜在的系统性疾病的严重程度和 PG 的严重程度并无必然联系。全身性免疫抑制剂的使用主要取决于疾病进展的快慢。如果皮损迅速扩大，可以系统使用糖皮质激素或免疫抑制剂如环孢素。两种药物治疗的损伤愈合速度没有显著差异。研究显示，6 个月后，使用环孢素或泼尼松后均有 47% 的患者溃疡愈合。两组的复发和不良反应相似。然而，严重的不良反应如感染更常见于使用泼尼松的患者。

1. 系统治疗　对病情较重的急性病例或局部外用治疗效果不好的病例，通常使用泼尼松 40～80 mg/d［≥ 1 mg/（kg·d）］，控制症状后迅速减量。免疫抑制剂如环孢素是该病另一种良好的治疗方案，起始剂量大约为 5 mg/（kg·d），这对于大多数患者是有效的。若治疗无效可剂量增加至 10 mg/（kg·d）。多项随机双盲临床对照试验均证明英夫利昔单抗、依那西普、阿达木单抗、依法利珠单抗、阿法西普对绝大部分 PG 患者疗效显著。可采用系统性糖皮质激素联合免疫抑制剂或生物制剂治疗，以减少糖皮质激素用量及其不良反应。

2. 局部治疗　对早期或局限性 PG，可选用局部治疗。皮损内或皮损周围注射糖皮质激素在一些病例中有很好的疗效。一例多发性 PG，皮损内注射 10 mg/ml 醋酸曲安奈德有效，每次注射剂量为 40～200 mg 不等。研究报道一例 6 个月儿童在系统用药控制后，皮损内注射醋酸曲安奈德后溃疡完全愈合。糖皮质激素通常注射至活动性皮损边缘的皮内。此种浓度注射引起皮肤萎缩的风险较小，且与不治疗而遗留下瘢痕相比，皮肤萎缩较容易被患者接受。有学者报道用含 35 mg 环孢素的生理盐水注射液每周分 2 次在 PG 皮疹内注射，3 个月后溃疡愈合。

3. 手术治疗　PG 可以出现同形反应，故应避免皮肤外伤。有 PG 病史的患者必须进行手术时，医生应考虑此风险。对于 PG 进行手术切除治疗时，手术切口应在允许的范围内越小越好，精细缝合伤口可能有助于减少同形反应的发生。也有因手术切口出现同形反应加大了 PG 的皮损面积，导致治疗更加困难。推荐手术期间联合系统性应用糖皮质激素或环孢素，可以加强疗效。

（五）治疗案例

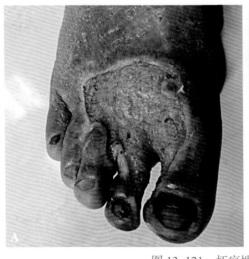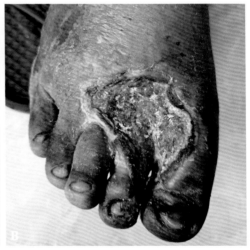

图 13-121　坏疽性脓皮病（溃疡型）

A. 治疗前，右足背部大片深溃疡，界限清楚，中度炎症反应，创面比较干净。予曲安奈德（相当于泼尼松约 8.5 mg/ml）沿足背部皮损周边向皮损内注射，注射点间隔 1.5 cm 左右，每点注射 0.2 ml；

B. 治疗两周后随访，右足背部溃疡范围较治疗前明显缩小，炎症状态改善，创面呈现较多的新鲜肉芽，创面深度变浅。第二次治疗后患者失访

第三节　色素性皮肤病

白癜风

白癜风是一种原发性、局限性或泛发性的皮肤黏膜色素脱失症。目前临床上主要分为未定型、节段型、非节段型和混合型。

（一）病因

关于白癜风的病因有很多学说：自身免疫学说、细胞毒学说、神经学说、遗传和环境因素等。自身免疫介导的黑素细胞破坏是白癜风发病的主要机制之一，白癜风经常与甲状腺疾病、糖尿病、艾迪生病、恶性贫血等自身免疫病伴发，这些都支持本病与自身免疫相关。此外，器官特异性自身抗体和循环抗黑素细胞抗体的发现、白斑边缘区皮肤的免疫组化、外周血 T 细胞分型等也进一步支持本学说。白癜风的免疫学机制以细胞免疫为主，固有免疫和适应性免疫均有参与。

近来研究发现，基因在白癜风的发病中起到重要作用，白癜风易感基因的发现和进一步研究将有助于预防和治疗本病。对患者进行指导和帮助对于减轻患者痛苦和恢复自信有重要作用，恢复自信和心理治疗将对本病的预后产生积极影响。

（二）临床表现

白癜风是一种获得性的皮肤色素异常，表现为脱色性的白斑，周围绕以颜色正常或有色素增加的边界。最常受累的部位是面部、上胸部、手背部、腋窝和腹股沟。有腔口周围皮肤易被侵犯的倾向，即眼、鼻、口、耳、乳头、脐和肛门等。皮损也易出现在创伤部位。在白癜风患者中，局限性色素脱失可发生于痣和黑素瘤周围，即所谓的晕现象。

（三）诊断

典型白癜风较容易诊断，不典型色素减退需与贫血痣、无色素痣、获得性色素减退症、花斑癣、盘状红斑狼疮、黏膜白斑等疾病相鉴别。反射式共聚焦显微镜（皮肤 CT）或者皮肤镜有助于该病的诊断。

根据白癜风疾病活动度评分（vitiligo disease activity score，VIDA）可分为进展期和稳定期。VIDA 积分：根据新皮损或原皮损扩大出现时间，近 6 周出现 +4 分，近 3 个月出现 +3 分，近 6 个月出现 +2 分，近 1 年出现 +1 分，至少稳定 1 年为 0 分，至少稳定 1 年且有自发色素再生 −1 分；总分＞1 分即为进展期，≥ 4 分为快速进展期。临床出现皮损边缘模糊、炎性白癜风（包括瘙痒、红斑等）、三色白癜风、纸屑样白斑或色素减退斑等临床表现，也可判定为进展期白癜风。

（四）治疗

1. 系统药物治疗　主要适用于 VIDA＞3 分的白癜风患者。口服或肌注糖皮质激素可以使进展期白癜风尽快趋于稳定。成人进展期白癜风，可小剂量口服泼尼松 0.3 mg/（kg·d），连服

1～3个月，无效中止；见效后每2～4周递减5 mg，至隔日5 mg，维持3～6个月。或复方倍他米松注射液1 ml肌内注射，每20～30天1次，可用1～4次或根据病情酌情使用。

2. 局部外用药物治疗

（1）局部外用激素：适用于白斑累及面积＜3%体表面积的进展期皮损。超强效或强效激素应在专科医师指导下使用，面部、皱褶及柔嫩部位皮肤用1个月后应更换为钙调神经磷酸酶抑制剂，肢端可持续使用。激素避免用于眼周。如果连续外用激素治疗3～4个月无复色，则表明激素治疗效果差，需更换药物或者联合其他局部治疗方法。

（2）钙调神经磷酸酶抑制剂：外用钙调神经磷酸酶抑制剂包括他克莫司软膏及吡美莫司乳膏。治疗应持续3～6个月，间歇应用可更长。特殊部位如眶周可首选，黏膜部位和生殖器部位也可使用。钙调神经磷酸酶抑制剂可作为维持治疗用药，在白癜风皮损成功复色后每周2次，外用3～6个月，可有效预防复发或脱色现象。

（3）维生素D_3衍生物：可外用卡泊三醇软膏及他卡西醇软膏每日2次。维生素D_3衍生物可与NB-UVB、308 nm准分子激光等联合治疗，也可以与外用激素和钙调神经磷酸酶抑制剂联合治疗。局部外用卡泊三醇软膏或他卡西醇软膏可增强NB-UVB治疗的疗效。

3. 光疗

（1）局部光疗：NB-UVB每周治疗2～3次，根据不同部位选取不同的初始治疗剂量，或者在治疗前测定最小红斑量（minimal erythema dose，MED），起始剂量为70% MED，根据红斑反应情况确定下一次照射剂量。同一剂量持续4次后如未出现红斑或红斑持续时间＜24 h，治疗剂量增加10%～20%，直至单次照射剂量达到3.0 J/cm²（Ⅲ型、Ⅳ型皮肤）；如果红斑持续超过72 h或出现水疱，治疗时间应推后至症状消失，下次治疗剂量减少20%～50%；如果红斑持续24～72 h，应维持原剂量继续治疗。近来308 nm准分子激光成为一种新的光疗方法。此激光波长处于UVB波段。由于此激光对皮肤的作用与常规不连续光的作用方式不同，因此疗效更好，应每周治疗2～3次。

（2）全身NB-UVB治疗：适用于皮损散发或泛发全身的非节段型或混合型白癜风。每周治疗2～3次，初始剂量及下一次治疗剂量调整与局部NB-UVB类同。NB-UVB比补骨脂素光化学疗法（psoralen plus ultraviolet A，PUVA）治疗方便，治疗后眼睛不需要遮光保护，光毒性反应少。治疗次数、频率、红斑量和累积剂量并非越多越大疗效越好，累积剂量越大，皮肤干燥、瘙痒、光老化等不良反应越多。治疗次数、频率、红斑量和累积剂量与光耐受（平台期）出现有关。平台期，一般指光疗持续照射超过20～30次后，连续照射无色素恢复；如出现平台期应停止治疗，休息3～6个月，起始剂量以MED开始（区别于初次治疗的70%MED）。如果治疗3个月无效或治疗6个月复色＜25%，应考虑停止治疗。只要有持续复色，光疗通常可继续；不建议进行维持性光疗。快速进展期光疗剂量宜从100 mJ起始，联合系统用激素治疗，可避免光疗诱发的同形反应。病程短、非节段型疗效优于病程长、节段型；面颈、躯干疗效优于肢端。

4. 局部糖皮质激素注射

早在1970年有学者报道大部分白癜风患者皮损内注射糖皮质激素可得到复色，但目前局部糖皮质激素注射在白癜风治疗的应用并不普遍，主要原因可能是担心局部糖皮质激素注射带来皮肤萎缩的风险。80%～90%的皮损在单独局部糖皮质激素注射可出现复色，复色出现约在1个月左右，停止注射后，大多数患者可维持复色数年。常规使用10 mg/ml曲安奈德注射液，间隔 0.5～1 cm 皮损内注射，每点注射 0.05～0.1 ml。3 mg/ml 低浓度曲安奈德注射液每 2～4 周 1 次局部皮损注射也可取得较好疗效，副作用明显减少。另复方倍他米松注射液原液稀释至相当于等量泼尼松 5 mg/ml，注射至皮损周边区域表皮内，每月 1 次，也可取得良好疗效。

5. 移植治疗　适用于稳定期白癜风患者（稳定 6 个月以上），尤其适用于节段型白癜风患者，其他型别白癜风暴露部位皮损也可采用。移植与光疗联合治疗可提高疗效。

（五）治疗病例

见图 13-122～图 13-130。

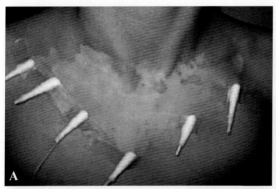
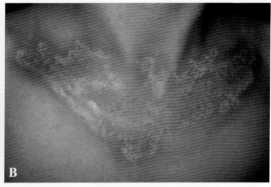
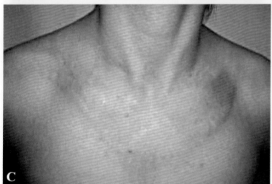

图 13-122　白癜风——病例 1

A. 治疗前，前胸部大片白斑。予曲安奈德（相当于泼尼松约 4.15 mg/ml）前胸白斑处注射，每标记点注射 0.1 ml；

B. 治疗 4 周后，前胸部白斑可见大量色素岛，大面积出现色素恢复，继续使用以前治疗方法重复治疗；

C. 治疗 12 周后，前胸部白斑复色良好，基本与周围正常肤色接近，继续使用外用药物维持疗效

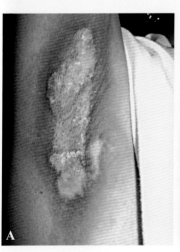
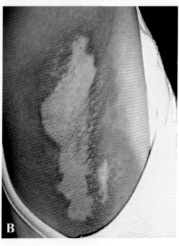

图 13-123　白癜风——病例 2

A. 治疗前，右腋下片状白斑，界限清楚。予曲安奈德（相当于泼尼松约 4.15 mg/ml）腋窝白斑处注射；

B. 治疗 4 周后，右腋下白斑范围较前缩小，皮损周边色素明显加深，皮损内出现较多的色素岛，继续使用以前治疗方法重复治疗；

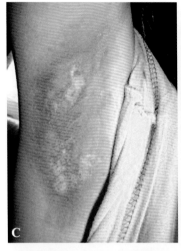 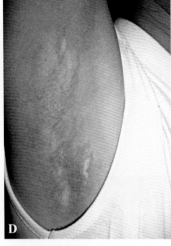

图 13-123　（续）

C. 治疗 12 周后，右腋下白斑复
　 色良好，皮损面积明显缩小，
　 皮损内更多色素岛出现，继
　 续使用以前治疗方法第三次
　 治疗；
D. 治疗 16 周后，右腋下白斑复
　 色良好，大致接近正常肤色，
　 仅遗留少许浅色斑，继续使
　 用外用药物维持疗效

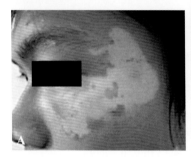 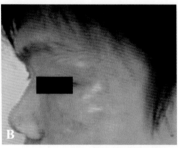 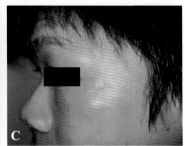

图 13-124　白癜风——病例 3

A. 治疗前，左侧颧部片状白斑，界限比较清楚。予曲安奈德（相当于泼尼松约 4.15 mg/ml）左
　 前颞部白斑处散点状注射；
B. 治疗 8 周后，左侧颧部白斑范围较前明显缩小改善超过 90%，继续使用以前治疗方法重复治疗；
C. 治疗 12 周后，左侧颧部白斑复色良好，皮损基本全部复色，仅遗留少许浅色斑，继续使用
　 外用药物维持疗效

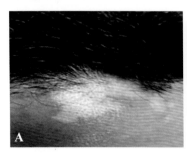 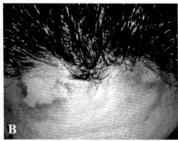 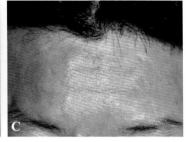

图 13-125　白癜风——病例 4

A. 治疗前，发际线处片状白斑。予曲安奈德（相当于泼尼松约 5 mg/ml）发际线白斑处注射；
B. 治疗 4 周后，发际线处白斑范围较前缩小，皮损界限清楚，周边色素明显加深，继续使用以
　 前治疗方法重复治疗；
C. 治疗 12 周后，发际线处白斑复色良好，范围较前明显缩小，仅遗留少许浅色斑，继续使用
　 外用药物维持疗效

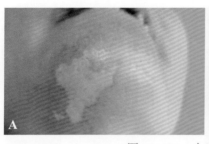 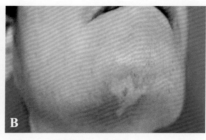

图 13-126　白癜风——病例 5

A. 治疗前，右颌下片状白斑，界限清楚。予曲安奈德（相当于泼尼松约 4.15 mg/ml）颌下白斑处散点状注射；

B. 治疗 2 个月后，右颌下白斑范围较前明显缩小，皮损内明显出现色素岛，皮损周边色素明显加深，继续使用以前治疗方法重复治疗后失访

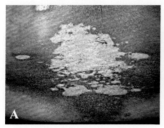 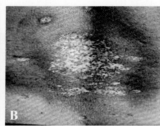 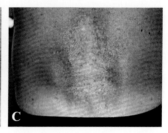

图 13-127　白癜风——病例 6

A. 治疗前，后腰部不规则白斑，面积较大，周围有许多卫星状散发白斑。予曲安奈德（相当于泼尼松约 4.15 mg/ml）后腰部白斑处散点状注射；

B. 治疗 6 个月，经 4 次局部注射治疗后，后腰部白斑范围较前明显缩小，卫星损害全部消除，继续使用以前治疗方法重复治疗；

C. 治疗 1 年，经 8 次局部注射治疗后，原白斑处色素复色良好，所有的脱色斑片几乎全部复色，继续使用外用药物维持疗效

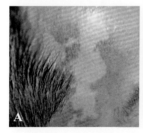 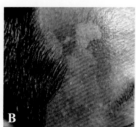 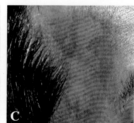 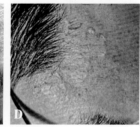

图 13-128　白癜风——病例 7

A. 治疗前，右颞部不规则片状白斑，予曲安奈德（相当于泼尼松约 4.15 mg/ml）后右颞部白斑处注射；

B. 治疗 4 周后，右颞部白斑范围较前缩小，皮损内部出现色素岛，周边色素加深，继续使用以前治疗方法重复治疗；

C. 治疗 12 周后，右颞部白斑复色良好，皮损进一步缩小，皮损周边色素进一步加深，继续使用以前治疗方法第三次治疗；

D. 治疗 16 周后，右颞部白斑范围几乎全部复色，继续使用外用药物维持疗效。该患者病史很短，治疗愿望十分迫切，依从性很高，严格执行医嘱，色素恢复很快

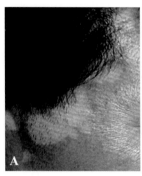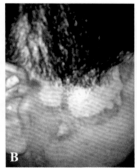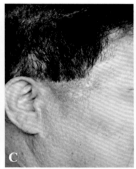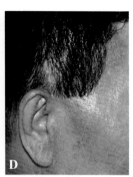

图 13-129　白癜风——病例 8

A. 治疗前，右发际线处不规则片状白斑，界限不清楚，皮损周围有散发卫星状分布的白斑。予曲安奈德（相当于泼尼松约 4.15 mg/ml）后右发际线处白斑处注射；

B. 治疗 4 周后，右发际线处白斑范围较前缩小，皮损内部出现色素岛，周边色素加深，继续使用以前治疗方法重复治疗；

C. 治疗 16 周，经 3 次局部注射治疗后，右发际线处白斑范围较前明显缩小，卫星状分布的白斑全部消失，继续使用以前治疗方法重复治疗；

D. 治疗 22 周后，右发际线处皮肤色素基本恢复正常，呈正常皮肤外观。该患者 63 岁，属于老年患者，由于其治疗愿望十分迫切，依从性很高，严格执行医嘱，按时复诊。随访，皮损色素恢复很快，对高龄患者实属不易

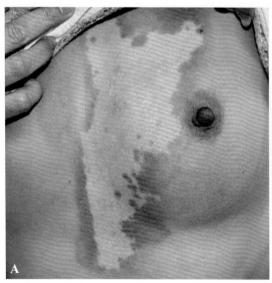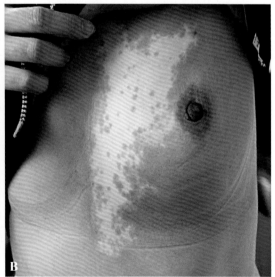

图 13-130　白癜风——病例 9

A. 治疗前，左侧乳房不规则片状白斑，界限比较清楚。予曲安奈德（相当于泼尼松约 4.15 mg/ml）后左侧乳房白斑处注射，每点 0.1 ml；

B. 治疗 4 周后，左侧乳房白斑范围较前缩小，白斑内可见大量色素岛，继续使用以前治疗方法重复治疗后失访

第四节　皮肤附属器疾病

一、穿通性毛囊炎

穿通性毛囊炎属于穿通性疾病之一。1968 年，Mehregan 和 Coskey 将真皮成分经表皮排出的这种形式描述为穿通性毛囊炎。

（一）流行病学

穿通性毛囊炎并不常见，在男女中均可发生，发病年龄大多在 2 至 40 岁之间。见于 Kyrle 病、匐行穿孔性弹性组织变性、反应性穿通性胶原病、环状肉芽肿、弹性假黄瘤和脂性渐进性坏死。穿通性毛囊炎发生于毛囊，通常与多种疾病有关，如慢性肾衰竭、糖尿病、维生素 A 缺乏、人类免疫缺陷病毒感染以及慢性皮肤病，如黑棘皮病、银屑病和脓皮病，有时也与药物的使用有关。

（二）发病机制

病因尚不清楚，从本病的流行情况及皮损的分布提示本病多与衣着摩擦或某些化学物质刺激有关，毛囊性角化过度。毛干滞留毛囊内，卷曲的毛发产生机械性刺激引起毛囊壁破裂。

（三）临床表现

典型皮疹特征表现为无症状的或瘙痒性的红斑角化性丘疹，伴有中央角化小栓，去除后可引起出血。直径通常为 2~8 mm，但有时也会扩大超过这个大小，它们多集中在四肢的多毛区域和臀部。Koebner 的现象并不常见。病变可能持续数月至数年，有缓解期和复发期。见于 Kyrle 病、匐行穿孔性弹性组织变性、反应性穿通性胶原病、环状肉芽肿、弹性假黄瘤和脂性渐进性坏死。穿通性毛囊炎发生在毛囊，通常与多种疾病有关，如慢性肾衰竭、糖尿病、维生素 A 缺乏、人类免疫缺陷病毒，以及慢性皮肤病，如黑棘皮病、银屑病和脓皮病，有时也与药物的使用有关。

（四）治疗

一线治疗策略包括全身性或局部糖皮质激素、维 A 酸类药物和角化剂，如尿素或水杨酸。外用润肤剂和口服抗组胺经常被用来缓解瘙痒。当使用以上方法疗效不佳时，通常还需要其他的治疗方法，有报道称四环素类药物、维 A 酸类药物、沙利度胺、光疗和别嘌呤醇也可用于治疗。根据以往报道，NB-UVB 和 PUVA 能改善瘙痒症状和皮疹状况。系统性药物联合物理治疗比单一治疗方法更有效。

皮损内糖皮质激素局部注射也是穿通性毛囊炎最常用的治疗方法，在临床治疗已经累积多年的治疗经验。常用于局部皮损注射的糖皮质激素是曲安奈德、复发倍他米松等多种制剂。临床应用证实糖皮质激素皮损内注射治疗穿通性毛囊炎是比较有效的局部治疗方法之一，并且这种方法历史悠久，只是治疗药物及注射方法存在区域性差异，没有标准化。CRAIG 等报道局部注射曲安奈德（2.5 mg/ml）可以有效改善肾移植术后患者穿通性毛囊炎的皮损。其他多个病例报道也应用皮损内糖皮质激素注射取得较好疗效，但未详细描述注射浓度。然而在一例来那度胺诱发的穿通性毛囊炎中，使用结节内曲安奈德（10 mg/ml）注射并未取得明显疗效。不同国家、不同地区对局部注射糖皮质激素的使用浓度同样是差异巨大。皮损内注射糖皮质激素治疗穿通性毛囊炎的疗效，适宜浓度及相关影响因素可能需要更多的病例报道及相关统计学分析。

（五）治疗病例

见图 13-131 ~ 图 13-134。

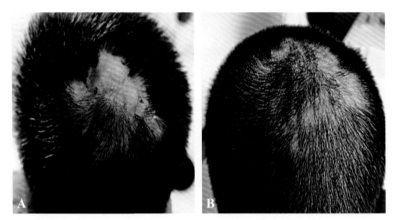

图 13-131　头部穿通性毛囊炎——病例 1

A. 治疗前，头皮数个直径约 0.5 ~ 1.5 cm 大小不一囊肿，表面无毛发生长。予曲安奈德（相当于等量泼尼松 15 mg/ml）于皮损内注射，每点注射约 0.1 ~ 0.3 ml；
B. 治疗 6 周后，头皮大部分囊肿变平，炎症减轻，原皮损头皮区域可见少量毛发生长

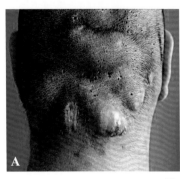
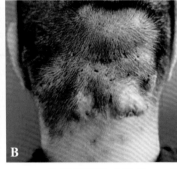
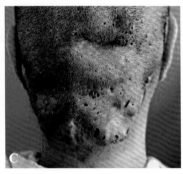

图 13-132　头部穿通性毛囊炎——病例 2

A. 治疗前，头皮及后颈部多发性炎性结节、囊肿，张力大，触之质地硬，直径 1 ~ 3 cm，部分头皮表面区域无毛发生长。予曲安奈德（相当于泼尼松约 13 mg/ml）皮损内注射，每点注射约 0.1 ~ 0.3 ml；
B. 治疗 2 个月后，头皮及后颈部囊肿、结节炎症减退，皮损明显较治疗前缩小、变软，继续使用以前治疗方法重复治疗；
C. 治疗 4 个月后，头皮及颈后部炎症改善，囊肿、结节较前明显缩小，继续使用以前治疗方法重复治疗后失访

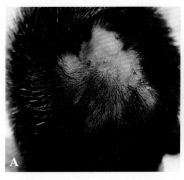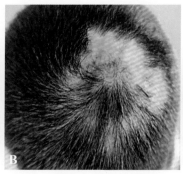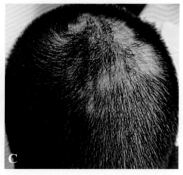

图 13-133　头部穿通性毛囊炎——病例 3

A. 治疗前，头皮顶部多发性炎性结节、囊肿，部分皮损区域表面无毛发生长。予曲安奈德（相当于泼尼松约 12.5 mg/ml）皮损内注射，每点注射约 0.1 ~ 0.3 ml；

B. 治疗 1 个月后，头皮囊肿、结节炎症减退，皮损明显较治疗前缩小，继续使用以前治疗方法重复治疗；

C. 治疗 2 个月后，头皮囊肿、结节基本清除吸收，炎症消除，毛发恢复生长

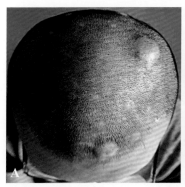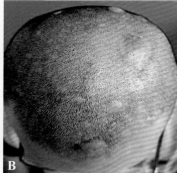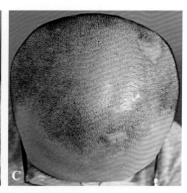

图 13-134　头部穿通性毛囊炎——病例 4

A. 治疗前，头皮多发性炎性结节、囊肿，直径 1 ~ 3 cm，部分头皮表面区域无毛发生长。予曲安奈德（相当于泼尼松约 12.5 mg/ml）皮损内注射，每点注射约 0.1 ~ 0.3 ml；

B. 治疗 1 个月后，头皮囊肿、结节炎症减退，皮损明显较治疗前缩小，继续使用以前治疗方法重复治疗；

C. 治疗 4 个月后，头皮囊肿、结节较治疗前大部分吸收，明显缩小，炎症基本消除，部分毛发恢复生长

二、痤疮

痤疮是一种慢性炎症性皮肤疾病，是世界上最常见的皮肤病之一，全球大约有 6.5 亿人受到影响。因其病程长且易复发，所以被认为是一种慢性疾病。它的复发模式通常表现为急性发作或缓慢发作。痤疮还会对患者的心理产生深刻的负面影响，且可能会降低其生活质量。

（一）流行病学

痤疮是皮肤科常见的一种慢性炎症性毛囊皮脂腺疾病，流行病学研究表明 95% 的青少年男

孩和 85% 的青少年女孩都患过痤疮，这些年轻人中将近 20% 的人有中度到严重的痤疮，多达 50% 的人在成年后仍继续遭受痤疮的折磨。

（二）发病机制

痤疮发生在毛囊皮脂腺，其发病涉及多个过程。痤疮发展的一些关键特征包括皮脂腺活动异常（产生过多油脂）、微生物改变皮肤油脂脂肪酸组成、内分泌激素的失调等，诱导炎症和天然免疫与适应性免疫的功能障碍。这些过程损害皮脂腺单元的功能，进而形成炎性病变。同时细菌抗原可增强炎症过程。杂合子和纯合子双胞胎的遗传研究和家庭研究已经产生了越来越多的证据，证明遗传因素在痤疮发展风险中的作用。痤疮也可能由紫外线辐射、其他环境因素、饮食因素、吸烟、压力和现代生活方式等因素引发或恶化。

（三）临床表现

痤疮主要影响的身体部位包括头面部、前胸和后背，其特征是毛囊皮脂腺密度增加，如脸部、胸部和背部。痤疮最初的病变是微细凹陷，这是一种肉眼看不到的微观结构。痤疮发生过程中会出现非炎性病变，包括封闭（白头）和开放（黑头），其次是炎性病变，包括表面的丘疹、脓疱（直径 ≤ 5 mm）和深部的脓疱或结节。痤疮有多种异型。

其中囊肿性痤疮是痤疮中较为常见的一型，其起病较重，症状较为严重，皮损面积较大且多为聚合性结节、囊肿，皮损破溃化脓后多遗留色素沉着以及瘢痕。由于本病容易反复发作，且病程较一般的寻常型痤疮长，其所带来的损容性，不仅严重地影响患者的生理、生活状态，也对患者的心理以及社会生活造成极大的影响。

（四）治疗

痤疮不再被认为是生命周期的自然组成部分，早期积极治疗是必要的。作为一种多因素疾病，联合治疗在大多数病例中似乎是最合理的治疗方法。

痤疮治疗的指南建议是根据痤疮的严重程度和是否有炎症进行分类。针对炎症性和非炎症性痤疮病变中的多种病理因素，建议将局部维 A 酸类药物和抗菌药物联合应用于大多数痤疮患者的一线治疗。对于轻微的粉刺源性或非炎性痤疮，治疗通常仅从局部维 A 酸类药物开始；而对于严重痤疮，应尽早考虑口服异维 A 酸治疗。为避免抗生素耐药性，应避免使用抗生素单一疗法。

对于轻度至中度痤疮，局部抗菌药物应与过氧化苯甲酰和局部维 A 酸类药物联合应用；对于中度至重度痤疮，可口服抗生素；应限制抗生素的使用时间。异维 A 酸仍然是治疗严重痤疮的选择，但在使用异维 A 酸过程中必须采取一些预防措施，例如使用期间注意防晒、避孕、保湿等。

囊肿性痤疮是一种严重的炎症性痤疮，常导致深在瘢痕，对患者外表和自尊均产生负面影响。当局部或口服治疗疗效不佳或需要更快的疗效时，可口服异维 A 酸和糖皮质激素。目前，局部注射糖皮质激素是治疗囊肿性痤疮的一种常见方式。40 多年来，局部注射曲安奈德或复发倍他米松注射液常用于治疗囊肿性痤疮。曲安奈德及复发倍他米松作为两种长效糖皮质激素，由于与囊肿壁长期接触，药物在原位停留足够长的时间可以产生实质性的抗炎作用，迅速改善皮损的外观和压痛感。较大的结节囊肿性损害在局部注射皮质激素后需要更长时间的消退及吸收。对囊肿性损害进行曲安奈德或复发倍他米松（相当于泼尼松等量 5~10 mg/ml）注射。每个皮损的药液注射最大用量不能超过 0.5 ml。因其经济且操作简单，治疗效能高，副作用相对较少，许多医生在临床实践中应用这种方法。

有研究者针对数百例的痤疮患者的经验表明，相对于其他疾病，如瘢痕疙瘩、环状肉芽肿或银屑病，痤疮的治疗可能需要改进曲安奈德的注射方法。在其余疾病的局部注射中，通常以 20°～30° 的角度直接将针插入患处的皮肤。然而，在治疗痤疮时，针应通过毛孔插入，因为痤疮是一种皮脂腺相关的炎症性皮肤病。可使用 30 号胰岛素注射器针头将曲安奈德或复发倍他米松注射到炎性痤疮病灶中（图 13-134）。经孔内注射曲安奈德或复发倍他米松的优点是：皮肤不穿孔，不出血；更少的痛苦；减少如皮肤萎缩、毛细血管扩张及色素个别等相关并发症，因为这种注射方式仅针对毛囊单位注射，曲安奈德或复发倍他米松泄漏到周围真皮乳头状组织的可能性降低，减低激素注射的风险包括局部皮肤色素减退、皮肤萎缩、毛细血管扩张和针头刺入引起的疼痛及瘢痕产生的可能性。

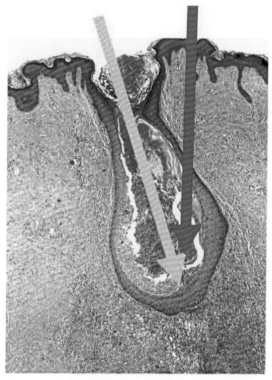

图 13-135　治疗痤疮时，皮损内局部注射建议通过毛囊开口注射曲安奈德或复方倍他米松（黄色箭头）进入毛囊单位，而不是通过穿透完整的皮肤（红色箭头）

（五）治疗病例

见图 13-136～图 13-146。

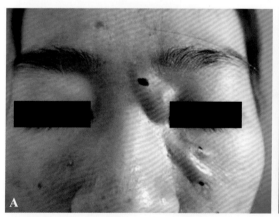 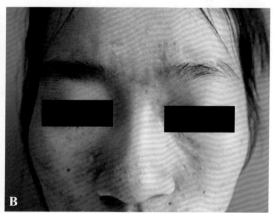

图 13-136　囊肿性痤疮——病例 1

A. 治疗前，左侧眼周多发性囊肿，明显炎症，极度肿胀。予曲安奈德（相当于泼尼松约 8.5 mg/ml）左眼周皮损内注射，每标记点注射 0.2 ml；

B. 治疗 2 周后，左侧眼周囊肿基本消除，炎症，肿胀完全消退

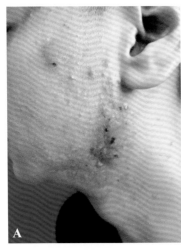
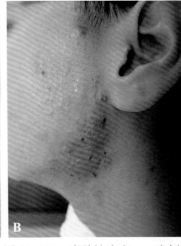
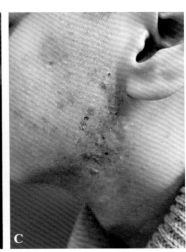

图 13-137　囊肿性痤疮——病例 2

A. 治疗前，左面部、耳下颈部多发性囊肿、小结节，潮红、炎症明显。予曲安奈德（40 mg/ml）
（相当于泼尼松约 8.5 mg/ml）囊肿、结节内注射，每标记点注射 0.2 ml；

B. 治疗 1 周后，左面部囊肿基本清除、左耳下颈部囊肿明显吸收缩小、面部小结节大部分清除，
皮损整体较治疗前明显变平，潮红、炎症减轻，继续使用同样方法治疗；

C. 治疗 3 个月后，左耳下囊肿、结节较前变平，潮红、炎症基本清除，其余皮损基本清除，面
部基本平整、光滑

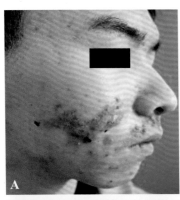
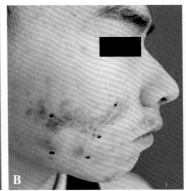
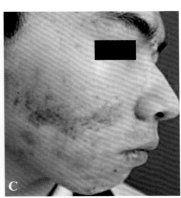
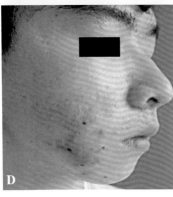

图 13-138　囊肿性痤疮——病例 3

A. 治疗前，右面颊部多发性囊肿、小结节，肿胀、潮红、炎症
明显。予曲安奈德（相当于泼尼松约 10 mg/ml）右面颊部囊
肿皮损内注射，每标记点注射 0.2 ml；

B. 治疗 1 个月后，右面颊部囊肿、结节较前变平、变扁，肿胀、
潮红、炎症明显改善，继续使用原治疗方法重复治疗；

C. 治疗 3 个月后，右侧面颊部囊肿基本消退，肿胀、炎症基本
清除，仅遗留轻度潮红，继续使用原治疗方法第三次治疗；

D. 治疗 4 个月后，右侧面颊部皮肤疾病恢复正常外观，仅见少
许轻度红斑

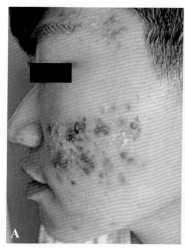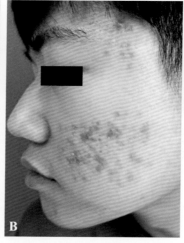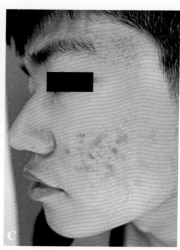

图 13-139　囊肿性痤疮——病例 4

A. 治疗前，左侧面中部多发性囊肿、小结节，明显炎症、肿胀。予曲安奈德（相当于泼尼松约 10 mg/ml）左侧面中部皮损内注射，每标记点注射 0.2 ml；

B. 治疗 1 个月后，左侧面中部囊肿、结节较前变平、变扁，炎症、肿胀明显减退，继续使用原治疗方法重复治疗；

C. 治疗 2 个月后，左侧面中部囊肿、结节全部清除，炎症、肿胀基本消退

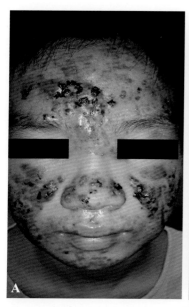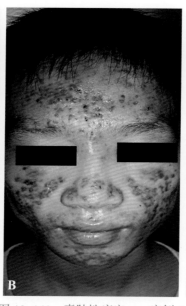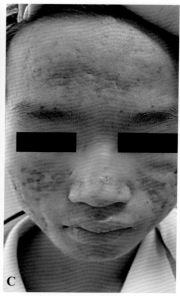

图 13-140　囊肿性痤疮——病例 5

A. 治疗前，面部大面积、弥漫性分布红斑、多发性囊肿及结节，炎症、肿胀明显，伴有血痂。予曲安奈德（相当于泼尼松约 12.5 mg/ml）面颊皮损内注射，每标记点注射 0.2 ml；

B. 治疗 2 周后，面颊囊肿较前吸收、缩小，变平、变扁，炎症、肿胀明显改善，继续使用原治疗方法重复治疗；

C. 治疗 8 周后，经 4 次局部注射治疗后，面颊部囊肿、结节全部清除，仅遗留轻度潮红斑

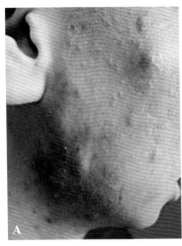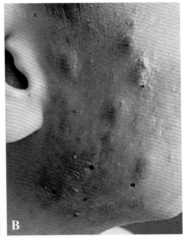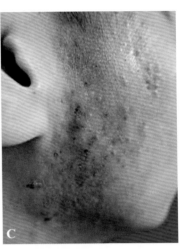

图 13-141　囊肿性痤疮——病例 6

A. 治疗前，右侧面部、下颌缘多发性结节、囊肿。予曲安奈德（相当于泼尼松约 10 mg/ml）右侧面颊皮损内注射，每标记点注射 0.2 ml；

B. 治疗 2 周后，右侧面颊囊肿、结节较前吸收、缩小、变扁，继续使用原治疗方法重复治疗；

C. 治疗 8 周后，右侧面颊部囊肿基本清除消退，仅遗留少许轻度浸润红斑

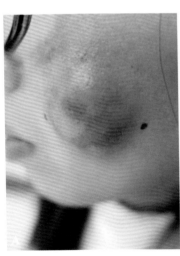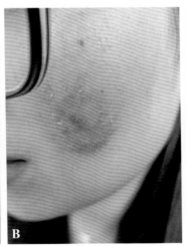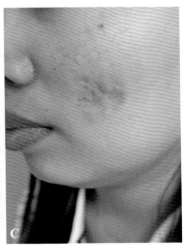

图 13-142　囊肿性痤疮——病例 7

A. 治疗前，左侧面部界限清楚半球形巨大囊肿，肿胀明显。予曲安奈德（相当于泼尼松约 12.5 mg/ml）左侧面颊皮损内注射，每标记点注射 0.2 ml；

B. 治疗 3 周后，左侧面部囊肿显著消退，肿胀、炎症明显减轻，继续使用原治疗方法重复治疗；

C. 治疗 2 个月后，左侧面颊部囊肿彻底清除，肿胀、炎症完全消失，皮肤外观基本恢复正常

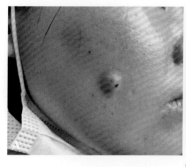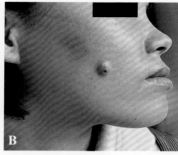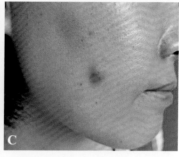

图 13-143　囊肿性痤疮——病例 8

A. 治疗前，右侧面部界限清楚半球形单发囊肿。予曲安奈德（相当于泼尼松约 10 mg/ml）右侧面部皮损内注射，每标记点注射 0.2 ml；

B. 治疗 3 周后，右侧面部囊肿较前缩小，继续使用原治疗方法重复治疗；

C. 治疗 2 个月后，右侧面部囊肿进一步变平缩小

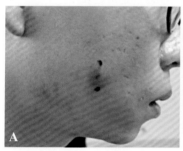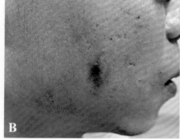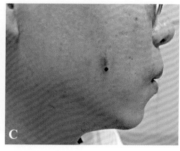

图 13-144　囊肿性痤疮——病例 9

A. 治疗前，右侧面部界限清楚半球形单发囊肿。予曲安奈德（相当于泼尼松约 8.5 mg/ml）右侧面部皮损内注射，每标记点注射 0.2 ml；

B. 治疗 3 周后，右侧面部囊肿明显吸收变平，遗留色素沉着，继续使用原治疗方法重复治疗；

C. 治疗 2 个月后，右侧面部囊肿萎缩，遗留少许色素沉着

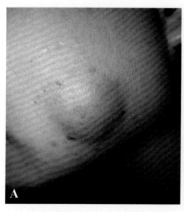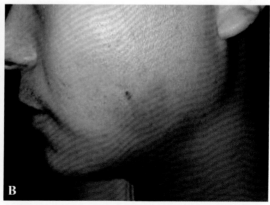

图 13-145　囊肿性痤疮——病例 10

A. 治疗前，左侧面部界限清楚巨大半球形囊肿。予曲安奈德（相当于泼尼松约 10 mg/ml）左侧面颊皮损内注射，每标记点注射 0.2 ml；

B. 治疗 2 周后，左侧面部囊肿完全消退，皮肤表面完全正常

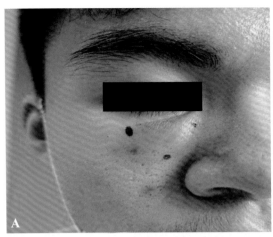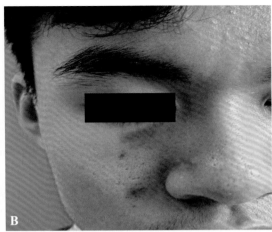

图 13-146　囊肿性痤疮——病例 11

A. 治疗前，右侧眶下缘界限清楚囊肿，炎症、肿胀明显。予曲安奈德（相当于泼尼松约 10 mg/ml）左侧面颊皮损内注射，每标记点注射 0.2 ml；

B. 治疗 2 周后，左侧面部囊肿完全清除、消退，仅遗留眼睑下轻度色素沉着

三、斑秃

斑秃是一种常见的非瘢痕性脱发，斑秃的脱发临床模式通常不同，常表现为数个圆形或类圆形、光滑的脱发斑，部分患者可在短期内进展为全头皮头发脱落，称为全秃。少数患者可进展为全身毛发的迅速脱落，称为普秃。斑秃是一种复杂的、多基因的、免疫介导的疾病，其病因仍不明确，目前研究认为生长期毛囊免疫破坏是斑秃的主要发病机制。

（一）流行病学

斑秃是一种由遗传和环境因素决定的疾病，在斑秃患者中可以观察到高度的表型差异。斑秃在普通人群一生中的发病率约为 2%，无明显性别差异。可在任何年龄发病，然而，大多数患者在 40 岁前发病，平均发病年龄在 25 岁至 36 岁之间。早发斑秃（平均发病年龄 5～10 岁）的临床表现更为严重，可出现全身脱发。

斑秃与几种并发疾病有关，包括抑郁、焦虑和几种自身免疫性疾病，如甲状腺疾病（甲状腺功能亢进、甲状腺功能减退、甲状腺肿性甲状腺炎）、红斑狼疮、白癜风、银屑病、类风湿性关节炎和炎性肠病。这些并发疾病的发病率存在地域差异，这可能表明在这些不同的人群中存在遗传差异。台湾的一项回顾性研究发现，在 3 年的随访期内，与健康对照组相比，斑秃患者在风湿性关节炎、系统性红斑狼疮等自身免疫性疾病上有更高的风险。此外，其他形式的炎症性皮肤病如特应性皮炎、白癜风、银屑病和扁平苔藓的发病率也比对照组高，这表明斑秃患者发生 T 细胞介导的炎性皮肤病的风险增加。特应性疾病，如鼻窦炎、哮喘、鼻炎，在斑秃人群中也比预期的更常见。此外，在对 17 项研究的综述结果中发现，与斑片状斑秃患者相比，全秃或普秃患者患特应性皮炎的概率更高。在韩国人群中，特应性皮炎在早发性斑秃患者中更常见，而甲状腺疾病在晚发性斑秃患者中最常见；斯里兰卡的研究结果也同韩国的结果类似。

（二）发病机制

1. 环境因素 有研究发现精神压力可能是影响斑秃发展的因素之一，研究报告至少23%的患者在斑秃之前有过情感事件或重大事件打击。其他因素如感染、毒素、食物等也被认为是诱发斑秃的因素，可能与免疫失调过程有关。

2. 免疫因素 既往研究表明斑秃与自身免疫性疾病如白癜风有很强的联系。据估计，斑秃患者患白癜风的概率是一般人群的两倍。2.3%的甲状腺疾病患者，3.2%的1型糖尿病患者，0.9%风湿性关节炎患者，10%~60%恶性贫血和4.1%的白癜风患者可患有斑秃。毛囊免疫豁免的破环、多种免疫细胞及免疫分子失衡参与斑秃的发生。正常情况下，生长期毛囊可产生并维持免疫豁免状态，即机体可耐受抗原的进入而不引发免疫应答，从而使得毛囊和毛干细胞免受自身免疫系统的攻击。这种免疫豁免状态通过下调毛囊组织相容性复合物（MHC）I类和II类抗原的表达以及局部分泌免疫抑制因子来实现。某些非特异性刺激（如感染、创伤、精神压力等）可引起前炎症细胞因子的释放，导致 MHC I类分子异常表达，并暴露原本屏蔽的毛囊自身抗原，破坏原有的免疫豁免状态。斑秃进展期 $CD4^+$ 和 $CD8^+$ T 细胞浸润毛囊的球部，识别这些自身抗原，破坏毛囊上皮细胞。此外，自然杀伤细胞、巨噬细胞、朗格汉斯细胞和细胞因子也参与了以下病程：①毛囊外周的炎症反应；②毛囊周期的改变；③抑制毛囊毛发的增长。

3. 基因因素 有多项证据支持斑秃有遗传基础的观点。一般而言，有家族史的成年患者的患病率估计在 0%~8.6% 之间，而儿童为 10%~51.6%。一项研究发现，阳性家族史在男性患者中更为常见。

（三）临床表现

斑秃特征是在头皮、眉毛、睫毛或其他有毛发的部位出现圆形或椭圆形无瘢痕的脱发区。在成人中，除上述区域外，在胡须或会阴部也可以观察到脱发区域。临床上可分为多个类型：①斑片型：可单发或多发，呈圆形或椭圆形，界限清楚，脱发斑面积小者易于恢复；斑片状斑秃在儿童中最常见；②网状型：脱发斑多而密集，呈网状；③匐行型（即带状型）：主要发生于发际线部位，常常治疗反应差；④中央型或反匐行型；⑤弥漫型：全头皮弥漫受累，多呈急性经过，一般不形成全秃，通常在旧发完全脱落前已经有新发生长，仔细检查可以发现其中有斑状脱发，急性者易于恢复；⑥全秃：所有头发均脱落；⑦普秃：全身所有毛发均脱落。

（四）治疗

斑秃的治疗目的是控制病情进展、促使毛发再生、预防或减少复发，提高患者生活质量。根据疾病的严重程度和程度以及对患者的心理影响，选择不同的治疗方案。治疗包括：①一般治疗：例如避免精神紧张，保持健康的生活方式和充足的睡眠，均衡饮食，适当参加体育锻炼等；②局部治疗：例如局部外用糖皮质激素、皮损内注射糖皮质激素、局部免疫疗法（二苯环丙烯酮）、5%的米诺地尔和1%~2%的蒽林等；③系统治疗：例如糖皮质激素、免疫抑制剂（硫唑嘌呤、环孢素、甲氨蝶呤、磺胺嘧啶等）、生物制剂或小分子靶向药（托法替尼、巴瑞替尼和鲁索利替尼）等。患者接受这些系统药物治疗时应该定期进行临床监测，警惕不良反应。不幸的是，目前没有治疗方法可以治愈或预防斑秃。

尽管斑秃有不同的治疗方案，但每个人对药物和疾病的反应都是不同的。例如对于严重斑秃的患者，对任何药物的反应都可能取决于一系列因素，如开始发病的年龄、患者年龄、家族史，以及可能相关的临床条件。

对于脱发面积较小的稳定期成人患者，首选皮损内注射糖皮质激素。糖皮质激素的局部注射被认为是相对简单、有效和微创的。这种给药途径绕过表皮屏障，将药物直接送到皮损区域。因此，它最大限度地减少了与糖皮质激素系统治疗相关的副作用。

自 1958 年以来，皮损内糖皮质激素注射由于其免疫抑制作用，成为治疗成人局部斑秃最被接受、实用和临床有效的替代方法之一。在之前的一项研究中，19 例持续时间未知的斑秃患者中有 13 例在 1~3 个月注射后毛发完全再生。Abell 等对 84 例斑秃患者进行了一项研究，发现皮损内糖皮质激素注射在斑片状斑秃的患者中有 92% 获得成功，在全秃患者中有 61% 获得成功。在沙特阿拉伯的一项非对照的研究中，每月注射 4 次曲安奈德的 62 例患者中有 40 例（63%）的毛发完全再生。患者年龄越小、斑片越少（少于 5 块）、斑片的面积越小（直径小于 3 cm）、疾病持续时间越短（小于 1 个月），治疗效果越好。在最近的一项研究中，Stallings 等对 15 例斑秃患者进行了 4 个月的随访，并使用脱发严重程度工具（severity of alopecia tool，SALT）对斑秃进行了回顾性分级。计算每个患者的皮损内糖皮质激素（intralesional corticosteroids，ILCS）指数（治疗后 SALT 评分 / 初始 SALT 评分），并比较 4 个月时毛发再生显著（50%）和不理想（50%）患者的平均 ILCS 指数。后者的平均 ILCS 指数较前者低。

曲安奈德是世界上使用最广泛的注射用合成糖皮质激素，是治疗有限程度的斑块斑秃和化妆品敏感部位（如眉毛）的药物，目前已有多项研究证明其有效性。

Tan 等报道 127 例局限性斑秃患者中，82.1% 的患者在注射曲安奈德后 12 周内表现出 50% 的毛发生长改善，中度至重度斑秃患者的结果较差，6 个月后再生率为 25%~50%。另一项对 10 例接受曲安奈德注射的患者的回顾性研究显示，对治疗有良好反应的患者往往更年轻，斑秃发病持续时间更短。一项有趣的观察发现，斑秃检查具有明显反应（牵拉试验阳性或是有"感叹号样"毛发）可以被视为炎症的指标，而炎症活跃的患者更适合皮损内曲安奈德局部注射治疗。曲安奈德局部注射治疗是成人斑秃的首选治疗选择。关于药物的注射剂量及浓度，主要由临床医生根据患者病情需要确定，对此尚没有标准化的具体建议。FDA 没有批准曲安奈德局部注射治疗用于治疗斑秃的适应证，但基于文献、综述的指导下，仍有不少个案及临床病例报道。使用局部糖皮质激素注射对注射区域有效，但并不能预防斑秃在其他部位持续发展，因此该方法不适用于迅速发病的、处于进展期的斑片状斑秃、全秃或普秃患者。曲安奈德可为难治性斑秃患者的活动性脱发和毛发再生提供一种有价值的治疗选择。曲安奈德局部治疗方法甚多，常用的注射方法用 30 号针每隔 1 cm 向真皮深处注射 0.1 ml。为避免出现皮肤萎缩的风险，用于面部和下颌局部注射的曲安奈德浓度最好控制在 2.5 mg/ml 左右，而用于头皮局部注射治疗的浓度最大不超过 10 mg/ml，大部分的浓度范围介于 5~10 mg/ml 之间，一次注射总量不超过 20 mg 的曲安奈德。后续治疗时间间隔 4~6 周，如连续治疗 6 个月后无疗效，务必终止治疗。

对斑秃发病机制的研究显示 CD4$^+$ T 细胞、CD8$^+$ T 细胞在斑秃皮损内明显增加，斑秃患者毛囊内及周围的树突状细胞和 CD1a⁺ 朗格汉斯细胞在局部糖皮质激素治疗后下降。此外，局部注射糖皮质激素治疗后观察到几种白细胞介素和趋化因子，如 IL-12β、CCL18 和 IL-32 水平降低；编码角蛋白的基因 (KRT35，KRT75 和 KRT86) 明显下调。局部注射前后基因水平的变化表明，这些基因对斑秃的治疗可能是有用的生物标记物，可以用于监测斑秃患者对糖皮质激素治疗效果。最近有报道称，不同浓度的曲安奈德（2.5 mg/ml，5 mg/ml，10 mg/ml）皮下注射对局部斑秃患者显示相同的疗效。因此，建议对头皮使用高容量低浓度曲安奈德局部注射（2.5 mg/ml，总容量 8 ml）。如果患者在连续治疗 6 个月内没有反应，可以考虑停止治疗。对于面部毛发，推荐的浓度为曲安奈德 2.5 ～ 5 mg/ml，头皮的最大浓度为曲安奈德 10 mg/ml，每个月的最大剂量为曲安奈德 20 mg。考虑到风险 - 效益比，5 mg/ml 的浓度可能对局灶性斑秃患者提供最大的效益。考虑到副作用的风险，特别是高浓度的局部注射糖皮质激素有可能引起的局部皮肤萎缩，可能需要更多的临床研究来确定治疗斑秃的最低有效浓度。虽然单一的皮损内注射糖皮质激素治疗可能不足以治疗广泛的斑秃，但根据较多的文献报告，这种治疗可以作为全身治疗的辅助治疗，并可能加速口服糖皮质激素的效果和促进对 JAK 抑制剂的治疗反应。皮损内局部注射糖皮质激素治疗的副作用包括注射部位的皮肤萎缩，通常几个月后就会恢复。如果在真皮表皮交界处或以下注射少量皮质类固醇，则可避免这种情况。在靠近眼睛的地方注射时要小心，比如眉毛处，因为在这些部位注射，有增加眼压、青光眼和白内障的风险。

　　近年有研究评估局部注射倍他米松和曲安奈德的有效性和安全性观察，临床研究表明，局部注射倍他米松治疗斑秃是安全的，在治疗 12 周后，注射浓度为 1.75 mg/ml 时，与局部注射曲安奈德有相似的治疗效果。倍他米松的最大使用剂量尚未在文献中确定，但临床报告显示高达 3 mg 似乎不太可能引起全身不良反应。

（五）治疗病例

　　见图 13-147 ～ 图 13-151。

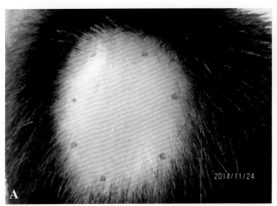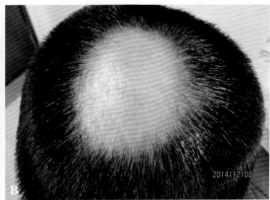

图 13-147　斑秃——病例 1

A. 治疗前，头顶部圆形脱发斑。予曲安奈德（相当于泼尼松约 5 mg/ml）脱发斑内注射，每标记点注射 0.1 ml；

B. 治疗 2 周后，头顶部圆形脱发斑可见少量毳毛长出，继续使用同样治疗方法重复治疗；

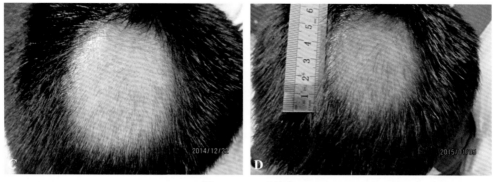

图 13-147 （续）

C. 治疗 4 周后，头顶部圆形脱发斑可见大量毳毛长出，继续同样方法治疗；

D. 治疗 6 周后，头顶部脱发斑范围较前明显缩小，毛发局部全部恢复生长

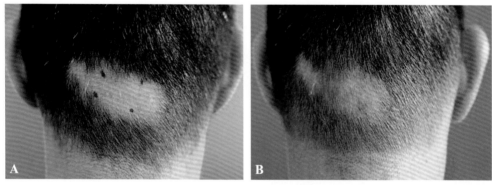

图 13-148 斑秃——病例 2

A. 治疗前，枕部椭圆形脱发斑。予曲安奈德（相当于泼尼松约 3.5 mg/ml）脱发斑内注射，每标记点注射 0.1 ml；

B. 治疗 3 个月后，枕部椭圆形脱发斑内可见大量毳毛长出，继续使用同样治疗方法重复治疗后失访

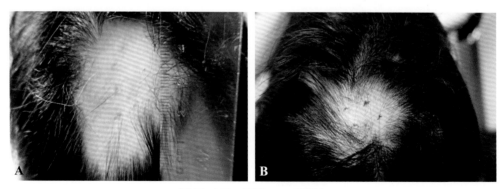

图 13-149 斑秃——病例 3

A. 病史 1 年余，治疗前，头顶部类圆形脱发斑。予曲安奈德（相当于泼尼松约 5 mg/ml）脱发斑处注射，每标记点注射 0.1 ml；

B. 治疗 6 个月后，头顶部类圆形脱发斑范围较前明显缩小，皮损区大量毛发生长，继续使用同样治疗方法重复治疗后失访

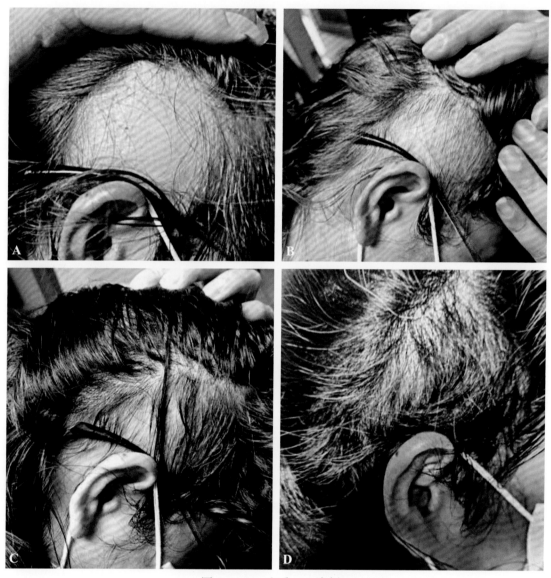

图 13-150　斑秃——病例 4

A. 治疗前，右侧颞部可见圆形脱发区，予曲安奈德（相当于泼尼松约 6 mg/ml）脱发斑处注射，每标记点注射 0.1 ml；

B. 治疗 2 周后，右侧颞部脱发区范围较前缩小，皮损区大量毛发生长，继续使用同样治疗方法重复治疗；

C. 治疗 5 周后，右侧颞部脱发区范围进一步缩小，皮损区大量毛发生长，继续使用同样治疗方法第三次治疗；

D. 治疗 12 周后，右侧颞部脱发区毛囊均有毛发长出，头皮外观基本恢复正常

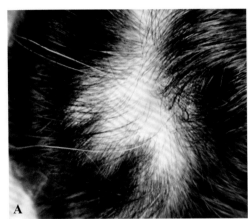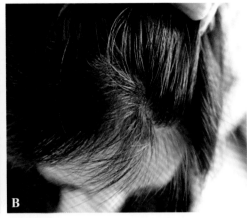

图 13-151　斑秃——病例 5

A. 治疗前，头顶部可见不规则形脱发区。予曲安奈德（相当于泼尼松约 5 mg/ml）脱发斑处注射，每标记点注射 0.1 ml；

B. 治疗 3 周后，头顶部脱发区范围较前明显缩小，皮损区大量毛发生长，继续使用同样治疗方法重复治疗；

C. 治疗 12 周后，头顶部脱发区完全恢复局部正常毛发生长，头皮外观基本恢复正常

第五节　淋巴组织增生性皮肤病

一、血管淋巴样增生伴嗜酸性粒细胞增多症

血管淋巴样增生伴嗜酸性粒细胞增多症（angiolymphoid hyperplasia with eosinophilia, ALHE），又称上皮样血管瘤、假性化脓性肉芽肿、组织细胞样血管瘤，是一种原因不明的良性血管增生性疾病，于 1969 年由 Wells 和 Whimster 首次描述。主要见于日本、中国、朝鲜等亚洲国家，多发生于中青年，女性多见，部分患者有外伤史。

（一）诊断

典型损害为棕色、淡红至暗红色的皮下或皮内结节、肿块。多发于头部，尤其是耳周，亦见于四肢、臀部、躯干等部位。常多发成簇，多持续存在，数目逐渐增多。主要依靠组织病理检查，主要病理改变为血管内皮细胞增生和淋巴样浸润，特征性改变为损害内嗜酸性粒细胞增多，以大的中央血管为中心的毛细血管大小的分叶状血管增生，内皮细胞肿胀并凸向管腔形成"墓碑征"及胞质内空泡。免疫组化检查可作为辅助诊断。

（二）治疗

1. 皮损内糖皮质激素局部注射治疗

复方倍他米松注射液或曲安奈德与 2% 利多卡因按注射浓度需求混合，在距患处 1 mm 处进针、注入皮损内。患处明显膨胀并发白，说明大部分药物被注入皮损。

2．其他治疗

外科手术切除被认为是 ALHE 的首选治疗方法；激光治疗是治疗多发性病变、美容敏感部位和不具备手术条件患者的选择；电切除、电干燥、冷冻疗法等也有一定效果。各种不同方法的疗效及应用个体差异很大，临床医师应根据患者的具体病情作综合判断，选择对具体患者适宜的治疗方法。

3．药物治疗

如他克莫司软膏外用、系统性糖皮质激素、异维 A 酸、氨苯砜等都显示有一定疗效。

（三）预后

部分皮损经 3～6 个月后可自然消退，约 65% 的病例手术效果好，多发皮损经药物和激光治疗缓解后易复发，维持治疗可预防复发。

（四）治疗病例

见图 13-152。

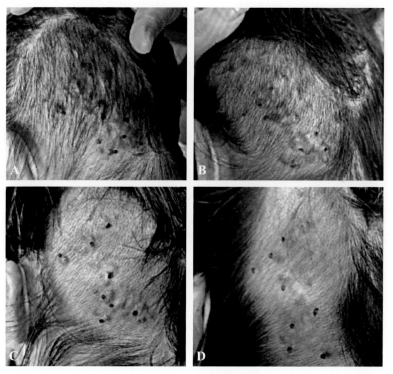

图 13-152　上皮样血管瘤

A. 治疗前，头皮多发性红色结节，部分融合成斑块。予曲安奈德注射液（相当于泼尼松 10 mg/ml）配比，于皮损内注射，每个标记点注射 0.1 ml，标记点间隔 1～2 cm；

B. 治疗 3 个月后，头皮结节较前稍变平、变淡，继续按前剂量皮损内注射进行第二次治疗；

C. 治疗 7 个月后，头皮结节进一步吸收、变平、色泽变淡，继续按前剂量皮损内注射进行第三次治疗；

D. 治疗 9 个月后皮疹持续改善，大部分结节吸收、消除

二、皮肤型窦性组织细胞增生症

窦性组织细胞增生症伴巨大淋巴结病，又称 Rosai-Dorfman 病，是一种罕见的组织细胞增殖性疾病。临床以颈部巨大淋巴结病伴发热等症状，组织学以窦组织细胞增殖浸润为特征。有时仅有皮肤损害，未发现淋巴结病变，称为皮肤型窦性组织细胞增生症，约 3% 患者可仅有皮肤受累。

（一）诊断

典型皮肤损害表现为红色、棕红色或黄色斑片、结节或浸润性斑块。临床表现无特异性。皮损组织病理显示真皮内密集的组织细胞浸润，伴有散在的淋巴细胞、中性粒细胞和浆细胞。典型特征是伸入运动，即组织细胞吞入完整的淋巴细胞和浆细胞，也可吞入中性粒细胞和红细胞。组织细胞表达 S100、CD11c、CD14、CD68 等。诊断需要结合特殊的组织学改变和免疫组化特点。

（二）治疗

1. 封闭治疗　复方倍他米松注射液或曲安奈德与 2% 利多卡因适量混合，于患处进针、缓慢注入。常需多次治疗。
2. 外科切除　单发、较小皮损可行手术切除。
3. 药物治疗　系统性糖皮质激素、阿维 A、曲尼司特、沙利度胺等、外用糖皮质激素封包、维生素 D 衍生物等。
4. 其他　液氮冷冻、激光、放疗、化疗等。

（三）预后

本病少见，病因未明，散见于文献病例报道，尚缺乏规范化治疗方案及随访策略。具有自限性，预后较好，大多皮损无症状，可自行消退，对于侵袭性生长、多发及损害影响功能的皮损则需要治疗。

三、皮肤假性淋巴瘤

皮肤假性淋巴瘤（cutaneous pseudolymphoma，CP）为一组在临床和组织学上模仿淋巴瘤的异质性疾病，是不同原因所致的 T 细胞或 B 细胞良性反应性增殖。其病因尚不明确，目前已知诱发因素包括药物（如抗癫痫药、抗惊厥药等）、外伤、文身染料、节肢动物叮咬、接种疫苗、局部注射、接触过敏原、感染（如梅毒、EB 病毒）等。

（一）诊断

临床表现多样，可有单个或数个结节或硬化斑、湿疹样表现、红皮病样皮损等，皮损可持续数周甚至数年，无明显自觉症状。根据皮损中浸润淋巴细胞的主要类型，可分为皮肤 B 细胞假性淋巴瘤和皮肤 T 细胞假性淋巴瘤。皮肤假性淋巴瘤的诊断需结合临床、病理、免疫表型和分子生物学特点等综合结果进行诊断。

（二）治疗

1. 皮损内糖皮质激素局部注射治疗 复方倍他米松注射液或曲安奈德与 2% 利多卡因适量混合，局部封闭治疗，每次治疗间隔约 1 个月，常需治疗数次。

2. 辅助药物治疗 口服雷公藤、异维 A 酸，注射干扰素，外用糖皮质激素或他克莫司。

3. 其他 冷冻、手术切除、放疗、光动力疗法等。

（三）预后

大多数无明显诱因，呈特发性散在分布，大部分病例多呈慢性病程，多数会在几月至几年后自行消退，部分病例皮损持续存在或反复发作。诱因明确的病例一般在去除诱因后自行消退，药物诱导的多在停止服用相关药物 1～3 个月左右皮损自行消退。有学者认为当免疫系统对淋巴细胞失去控制时，皮肤假性淋巴瘤有可能会进展为淋巴瘤，因此诊断假性淋巴瘤后，最好进行长期的回访、监测。

四、淋巴瘤样丘疹病

淋巴瘤样丘疹病（lymphomatoid papulosis，LyP）是一种相对少见的低度恶性皮肤 T 细胞淋巴瘤，与原发性皮肤间变性大细胞淋巴瘤同属于皮肤 CD30 阳性淋巴细胞增生性疾病。现已发现少数患者可发展为蕈样肉芽肿及霍奇金淋巴瘤。

（一）诊断

成批出现丘疹、结节损害，逐渐变大，并在中心部位出现溃疡、坏死，愈合较慢，遗留萎缩性瘢痕。可每隔数月在无明显诱因下皮损再发。本病通常于成年首次发作，以后反复发作，病程慢性迁延。组织学表现为表皮或真皮内的异型淋巴细胞增生，表达 CD30$^+$ 标记，具有多种亚型。确诊需结合临床及组织学检查，CD30$^+$ 具有诊断价值。

（二）治疗

1. 皮损内糖皮质激素局部注射治疗 对于无瘢痕形成或局限的皮损，可选择强效糖皮质激素。复方倍他米松注射液与 2% 利多卡因按 1∶2 混匀后进行局部封闭治疗，需多次治疗。

2. 药物治疗 系统性甲氨蝶呤、IFN-α、维 A 酸类药物有一定疗效，但个体差异很大，需临床医生根据治疗反应，及时调整治疗方法。外用糖皮质激素、氮芥、米喹莫特等也有一定疗效。

3. 其他 光疗（PUVA、UVA1、308 nm 准分子激光）在临床报告有效；对直径超过 2 cm 且长时间未自行消退的皮损应考虑活检，以排除原发性皮肤间变性大细胞淋巴瘤的可能。

（三）预后

淋巴瘤样丘疹病是一种低度恶性肿瘤，绝大部分患者预后好。本病仍缺乏特效治疗，目前治疗手段并不能改变 LyP 的自然病程，也无法有效预防皮疹的复发。若患者不希望治疗或不影响美容，可考虑随访观察。虽然 LyP 患者出现皮肤或结节性恶性淋巴瘤的风险较大，但文献报道的相关死亡率较低，建议长期随访，评估临床病史、全面皮肤科查体，多次活检，确认排除原发性皮肤间变性大细胞淋巴瘤。

第六节   瘙痒性皮肤病

一、外阴瘙痒症

外阴瘙痒症（vulvar pruritus，VP）是一种仅有皮肤瘙痒而无原发性皮肤病，是以外生殖器局部皮肤不同程度的瘙痒为主要临床表现的一组疾病，可急性发作，也可慢性迁延，常伴有抓痕、色素沉着和苔藓样变等继发性皮损。

（一）病因及发病机制

本病病因较为复杂。女性外阴瘙痒症多与白带、阴道滴虫病、阴道真菌病、淋病、糖尿病及宫颈癌等有关，也可能与内分泌失调、性激素水平低下及自主神经功能紊乱等有关。此外，衣物刺激、药物刺激等也可引起外阴瘙痒症。瘙痒的具体发病机制尚未完全明确，相关研究显示，参与瘙痒发病的主要包括组胺、乙酰胆碱、P 物质等介质的激活，可与瘙痒介质的受体、瘙痒信号传递的神经通路等相结合。

（二）临床表现

外阴瘙痒症一般无原发性皮肤损害，瘙痒为本病特征性表现，可有烧灼、蚁行感。表现为外阴阵发性巨痒，局部可能会出现红色丘疹。搔抓可引起继发性皮损，表现为条状抓痕、血痂、色素沉着或减退，甚至湿疹样变和苔藓样变，还可继发各种皮肤感染如毛囊炎、疖、淋巴管炎、淋巴结炎等。

（三）诊断

根据外阴局限性瘙痒，仅有继发改变而无原发性皮损，可明确诊断。为了寻找致病原因，去除病因，必要时做全身的体格检查和实验室检查以确认诊断。

（四）治疗

需要明确有无系统疾病并及时治疗，避免局部刺激，包括搔抓、洗烫及不恰当外用药物及物理治疗，忌食刺激性食物。

1. 局部治疗

（1）应该以保湿、滋润、止痒为主，使用刺激性小的制剂。可以使用低 pH 的清洁剂和润滑剂、止痒剂、表面麻醉剂、免疫抑制剂。也可以短期外用糖皮质激素软膏、霜剂或溶液以缓解症状。

（2）局部注射糖皮质激素治疗：根据皮疹形态，选择复方倍他米松注射液或曲安奈德注射液与 2% 利多卡因按注射浓度需求，混匀后进行皮损内局部注射治疗，对严重瘙痒患者需多次重复治疗。

　　2. 系统治疗　可口服抗组胺药、钙剂、维生素 C、硫代硫酸钠、镇静安眠药等对症止痒，严重者可口服小剂量糖皮质激素或试用普鲁卡因静脉封闭。

　　3. 物理治疗　紫外线、红外线局部照射、矿泉浴、淀粉浴、同位素及 X 线放射治疗均有一定疗效。

（五）治疗病例

　　见图 13-153～图 13-160。

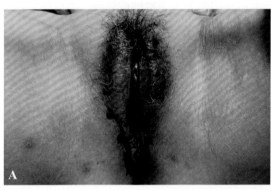
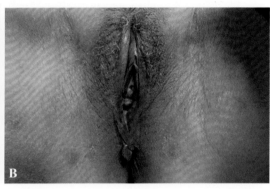

图 13-153　外阴瘙痒症——病例 1

A. 治疗前，大阴唇红斑，轻度水肿，潮红伴苔藓样变，极度瘙痒。予曲安奈德注射液（相当于泼尼松 8.5 mg）于皮损内注射，每个标记点注射 0.1 ml，标记点间隔 1～2 cm；

B. 治疗 2 周后，红斑水肿，潮红、苔藓样变消退，瘙痒症状基本消除，皮肤显示基本正常外观

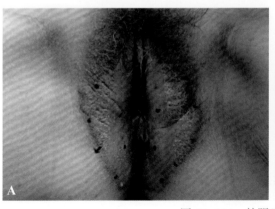
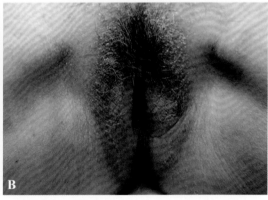

图 13-154　外阴瘙痒症——病例 2

A. 患者 26 岁，病史 3 年余，治疗前，外阴、大阴唇广泛性红色斑块，皮损明显过度角化，呈广泛的苔藓样改变，伴有脱屑，极度瘙痒，严重影响患者生活质量。予曲安奈德注射液（相当于泼尼松 .5 mg）配比，于皮损内注射，每个标记点注射 0.1 ml，标记点间隔 1～2 cm；

B. 治疗 2 周后，外阴、大阴唇斑块，过度角化，苔藓样改变明显改善，脱屑显著减轻，瘙痒症状明显改善

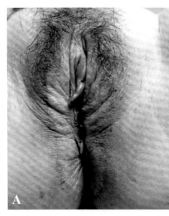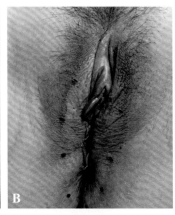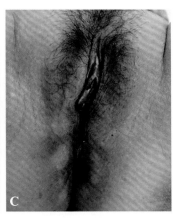

图 13-155   外阴瘙痒症——病例 3

A. 患者 60 岁，病史 15 年余，治疗前，外阴、大阴唇广泛性红色斑块，皮损扩散至后联合及肛周，皮损明显过度角化，苔藓样改变，伴有脱屑，极度瘙痒，严重影响患者生活质量，极度痛苦。予曲安奈德注射液（相当于泼尼松 8.5 mg）配比，于皮损内注射，每个标记点注射 0.1 ml，标记点间隔 1~2 cm；

B. 治疗 2 周后，外阴、大阴唇、后联合区域及肛周红色斑块明显缩小，皮损过度角化、苔藓样变显著改善，脱屑、瘙痒症状基本消除，患者对疗效非常满意，主动要求继续按前剂量皮损内注射治疗；

C. 治疗 4 周后，外阴、大阴唇、后联合及肛周，皮损过度角化、苔藓样变完全消除，脱屑、瘙痒症状完全消除，外阴外观完全恢复至正常状态，注射局部遗留轻度色素沉着及色素减退斑

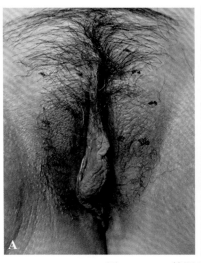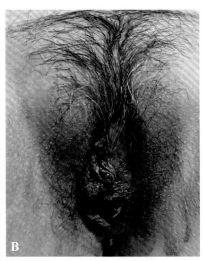

图 13-156   外阴瘙痒症——病例 4

A. 患者 46 岁，病史 10 年余，治疗前，外阴、大阴唇广泛性红色斑块，皮损扩散至阴阜、后联合及肛周，皮损明显过度角化、苔藓样改变，极度瘙痒。予曲安奈德注射液（相当于泼尼松 8.5 mg）配比，于皮损内注射，每个标记点注射 0.1 ml，标记点间隔 1~2 cm，联合环孢素 50 mg bid，酮替芬 1 mg bid；

B. 治疗 2 周后，外阴、大阴唇、阴阜、后联合及肛周红色斑块，过度角化、苔藓样变显著改善，瘙痒症状基本清除，外阴完全呈正常外观，生活质量明显提高，幸福感倍增

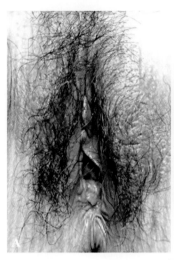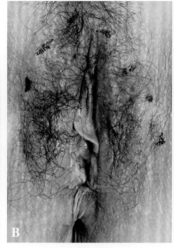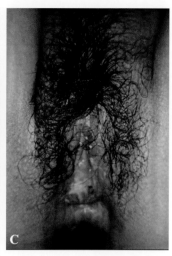

图 13-157　外阴瘙痒症——病例 5

A. 患者 38 岁，病史 6 年余，治疗前，外阴、大阴唇广泛性红色斑块，过度角化增厚，极度瘙痒，严重影响患者生活质量，极度痛苦。予曲安奈德注射液（相当于泼尼松 8.5 mg）配比，于皮损内注射，每个标记点注射 0.1 ml，标记点间隔 1 ~ 2 cm；

B. 治疗 2 周后，外阴、大阴唇红色斑块变薄，瘙痒症状基本消除，生活质量明显改善，主动要求重复治疗；

C. 治疗 6 周后，皮损彻底消退，完全呈正常皮肤外观

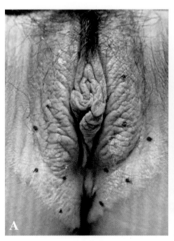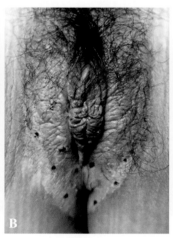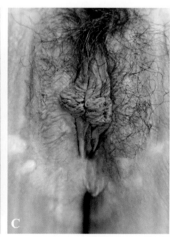

图 13-158　外阴瘙痒症——病例 6

A. 患者 56 岁，病史 15 年余，治疗前，外阴、大阴唇广泛性红色增殖性斑块，皮损扩散至后联合及肛周，皮损明显过度角化，呈广泛的苔藓样改变，极度瘙痒，严重影响患者生活质量。予 1 ml 曲安奈德注射液 +4 ml 利多卡因注射液（相当于泼尼松 8.5 mg）配比，于皮损内注射，每个标记点注射 0.1 ml，标记点间隔 1 ~ 2 cm；

B. 治疗 2 周后，外阴、大阴唇、阴阜、后联合及肛周红色斑块显著改善，皮损变软变薄，角化、苔藓样变明显减轻，瘙痒症状基本消除，患者生活质量明显改善，重复治疗；

C. 治疗 6 周后，皮损苔藓样变、斑块完全清除，外阴皮肤呈正常外观，仅注射区域遗留少许色素减退斑

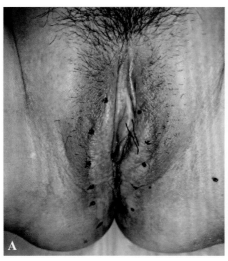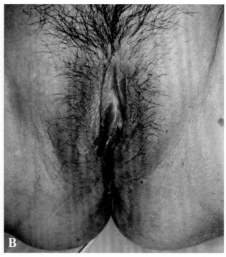

图 13-159　外阴瘙痒症——病例 7

A. 患者 51 岁，病史 10 年余，治疗前，外阴、大阴唇红色斑块，皮损扩散至后联合及肛周，皮损明显过度角化，呈广泛的苔藓样改变，伴有脱屑，极度瘙痒，严重影响患者生活质量。予曲安奈德注射液（相当于泼尼松 8.5 mg）配比，于皮损内注射，每个标记点注射 0.1 ml，标记点间隔 1~2 cm；

B. 治疗 2 周后，外阴、大阴唇、后联合及肛周红色斑块显著改善，皮损明显变软，角化、苔藓样变明显减轻，脱屑、瘙痒症状基本消除，患者生活质量明显改善

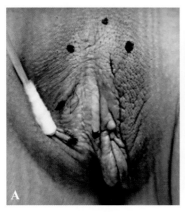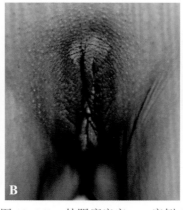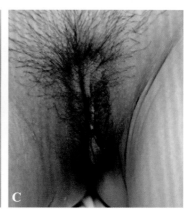

图 13-160　外阴瘙痒症——病例 8

A. 患者 25 岁，病史 6 年余，治疗前，外阴、大阴唇广泛性红色斑块，过度角化、苔藓样改变，因不堪忍受剧烈瘙痒，2 年前曾在外科接受手术治疗，将左侧大阴唇彻底切除，但瘙痒症状并无明显减轻，严重影响患者生活质量，极度痛苦。予曲安奈德注射液（相当于泼尼松 8.5 mg）配比，于皮损内注射，每个标记点注射 0.1 ml，标记点间隔 1~2 cm；

B. 治疗 2 周后后，外阴、大阴唇、阴阜红斑变软，皮损明显吸收、缩小，角化、苔藓样变减轻，脱屑、瘙痒症状基本消除，患者生活质量明显改善，患者主动要求继续按前剂量皮损内注射重复治疗；

C. 治疗 6 周后后，外阴皮损角化斑块、苔藓样变完全清除，皮损区域呈正常外观，无遗留任何不良反应，患者对治疗效果非常满意，幸福感倍增

二、阴囊瘙痒症

阴囊瘙痒症（scrotal pruritus）是临床常见的局限性瘙痒性皮肤病，病因复杂，发病机制尚未完全明确，患者自觉阴囊皮肤瘙痒而无原发性皮肤损害，且因瘙痒部位较为私密，又缺乏特效药物控制，致使阴囊皮肤长期瘙痒，从而严重影响患者的身心健康和生活质量。

（一）病因和发病机制

阴囊瘙痒症病因复杂，既有内因又有外因。阴囊瘙痒症常与局部多汗、潮湿、摩擦、股癣等有关。阴囊瘙痒症病因有时与全身性瘙痒症相同，如皮肤干燥，其他如精神因素（各种神经功能障碍或器质性病变、情绪紧张、焦虑及恐惧）、系统性疾病（如糖尿病、尿毒症、肿瘤等）。内因与内部存在的某些疾病（感染性疾病、内分泌疾病、肝脏疾病等）有关，外因与环境因素（包括季节、气温、湿度和工作环境等）、生活习惯（如使用碱性强的肥皂或皂粉，穿着毛衣或化纤织物）、皮肤情况（如皮肤干燥、皮肤萎缩）、年龄等有关。

（二）临床表现

一般无原发性损害，瘙痒为本病特征性表现，可有烧灼、蚁行感等。阴囊瘙痒症为局限性阵发性瘙痒，饮酒、情绪波动、温度变化、衣服、被褥摩擦，某些暗示等可引起瘙痒发作或加重，搔抓可引起继发性皮损，表现为条状抓痕、血痂、色素沉着或减退，甚至湿疹样改变和苔藓样变，还可继发各种皮肤感染。阴囊瘙痒症严重影响患者生活质量。

（三）诊断

仅有继发性损害而无原发性病损，可以明确诊断。只有瘙痒而无原发损害，或者可见继发损害，而瘙痒局限于阴囊或者累及阴茎、会阴和肛门，局部皮肤由于经常搔抓和摩擦出现水肿、糜烂、结痂、肥厚和湿疹或苔藓样变，病程通常迁延数年不愈，极度的瘙痒使患者深受煎熬。

（四）治疗

1. 一般治疗　明确有无系统性疾病并予治疗，避免局部刺激，避免搔抓、洗烫及不恰当治疗；保持身心愉悦。注意卫生，不食或少食刺激性食物，如辛辣食品、浓茶和咖啡、烈性酒等。衣裤应宽松合体，贴身内衣以棉织品为好。

2. 外用药物治疗　保湿、滋润、止痒为主。可选择刺激性小的外用制剂止痒，如炉甘石洗剂、含薄荷、樟脑的乙醇制剂或霜剂及表面麻醉剂，皮肤干燥可外用润肤剂。也可外用免疫抑制剂（如吡美莫司、他克莫司）或短期外用糖皮质激素以缓解症状。由于阴囊汗腺丰富，又处于相对封闭的状态，汗液挥发比较困难，长期处于湿润状态，不适当的外用药物与局部汗液混合持续存在，成为刺激局部持续瘙痒的因素。所以，对部分患者外用药物有可能是加重病情的医源性因素。

3. 局部注射用药　对那些因病程较长，局部出现增生肥厚而呈苔藓化皮损者，可用糖皮质激素局部注射，如曲安奈德加 2% 利多卡因皮下注射，药量按面积而定，每次曲安奈德最多不超过 40 mg。每 2~4 周一次，以皮肤变软、瘙痒消失为度。一般可连续使用 1~4 次。

　　4. 系统药物治疗　针对患者的瘙痒症状，可选用抗组胺药、钙剂、维生素 C、镇静安眠药、抗抑郁药（如多塞平和米氮平），主要是镇静情绪，缓解瘙痒，对彻底治疗疾病意义不大。具体药物品种的选择，应由临床医师根据病情选择使用。

　　5. 中医药治疗　药浴、针灸、穴位注射等有一定疗效，可部分缓解瘙痒症状。

（五）治疗病例

　　见图 13-161 ~ 图 13-166。

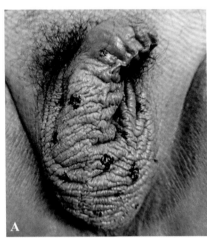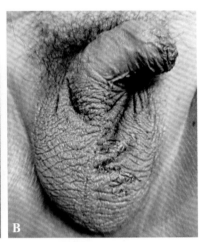

图 13-161　阴囊瘙痒症——病例 1

A. 治疗前，阴囊皮肤增厚，弥漫苔藓样变，极度瘙痒。予曲安奈德注射液（相当于泼尼松 8.5 mg）配比，于皮损内注射，每个标记点注射 0.1 ml，标记点间隔 1 ~ 2 cm；

B. 治疗 2 周后，阴囊皮肤颜色变浅，皮肤变薄，苔藓样改变减轻，瘙痒症状显著改善

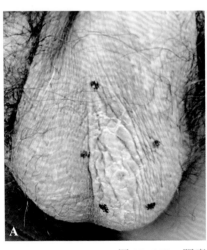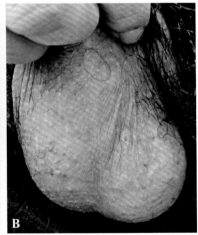

图 13-162　阴囊瘙痒症——病例 2

A. 治疗前，左侧阴囊皮肤严重角化脱屑，局部斑块状苔藓样变，皮肤弹性丧失，极度瘙痒。予曲安奈德注射液（相当于泼尼松 8.5 mg）配比，于皮损内注射，每个标记点注射 0.1 ml，标记点间隔 1 ~ 2 cm；

B. 治疗 2 周后，阴囊皮肤颜色完全恢复，皮肤变薄，苔藓样改变局部消除，瘙痒症状完全消退

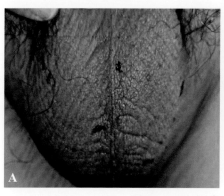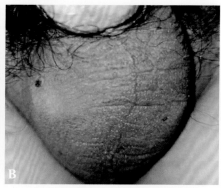

图 13-163　阴囊瘙痒症——病例 3

A. 治疗前，阴囊皮肤增厚，弥漫苔藓样变，明显瘙痒。予曲安奈德注射液（相当于泼尼松 12.5 mg）配比，于皮损内注射，每个标记点注射 0.1 ml，标记点间隔 1～2 cm；

B. 治疗 2 周后，阴囊皮肤颜色变浅，苔藓样改变减轻，皮肤外观基本正常，瘙痒症状彻底消失

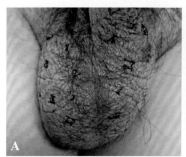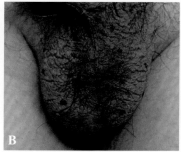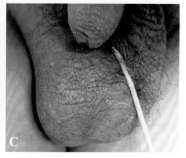

图 13-164　阴囊瘙痒症——病例 4

A. 治疗前，阴囊皮肤增厚，大部分呈明显的苔藓样改变，皮肤弹性明显减弱，极度瘙痒，严重影响生活质量。予曲安奈德注射液（相当于泼尼松 8.5 mg）皮损内注射，每个标记点注射 0.1 ml，标记点间隔 1～2 cm；

B. 治疗 4 周后，皮肤变薄，苔藓样变明显减轻，皮肤弹性改善，瘙痒症状基本消除，继续按前剂量重复治疗；

C. 治疗 8 周后，苔藓样变、斑块基本消退，瘙痒症状完全消除，皮肤弹性基本恢复正常，皮损局部遗留轻度色素沉着及轻度色素减退斑

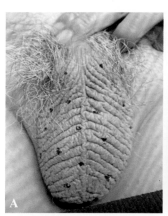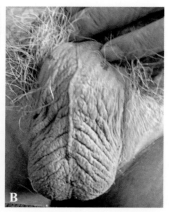

图 13-165　阴囊瘙痒症——病例 5

A. 治疗前，阴囊皮肤大面积增厚，弥漫苔藓样变，皮肤弹性明显减弱，极度瘙痒，严重影响生活质量。予曲安奈德注射液（相当于泼尼松 10 mg）于皮损内注射，每个标记点注射 0.1 ml，标记点间隔 1～2 cm；

B. 治疗 2 周后，阴囊皮肤增厚，苔藓样变改善，皮肤弹性恢复，皮肤颜色变浅，瘙痒症状基本消除

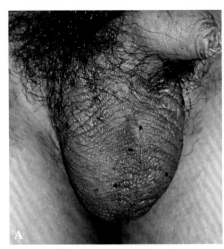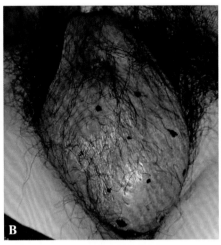

图 13-166　阴囊瘙痒症——病例 6

A. 治疗前，阴囊皮肤大面积增厚，弥漫苔藓样变，皮肤弹性明显减弱，极度瘙痒。予曲安奈德注射液（相当于泼尼松 8.5 mg）配比，于皮损内注射，每个标记点注射 0.1 ml，标记点间隔 1 ~ 2 cm；

B. 治疗 2 周后，阴囊皮肤颜色变浅，苔藓样改变减轻，基本呈正常阴囊外观，瘙痒症状完全消除

第七节　角化性皮肤病

掌跖角化症

掌跖角化症（palmoplantar keratoderma，PPK）是一组以手掌和足跖皮肤增厚为特征的疾病，类型众多，有的皮损仅局限于掌、跖部位，有的伴随其他部位的皮损或与之相关，因临床表现、遗传方式及发病时间的不同，构成了许多不同的综合征。该病按皮损形态分布分为弥漫型、局灶型和点状型三型。

（一）病因及发病机制

本病病因及发病机制尚不清楚。大多数遗传性 PPK 的遗传学机制涉及角蛋白基因突变或编码连接素或桥粒蛋白的基因发生了突变。获得性 PPK 通常成年人发病，无明显家族易感性，如更年期 PPK，发生于绝经期妇女，可能与雌激素有关。

（二）临床表现

PPK 掌跖部位以皮肤过度角化、增生为特点，表现为弥漫、局限或点状的黄色、黄褐色、污黄色、白色的角化斑，可伴有皲裂、脱屑。根据角化斑的分布特点，PPK 可分为三大类。弥漫性 PPK：广泛累及掌跖，通常可见于手掌中央皮肤和脚背。局限性 PPK：局限性角化过度，主要有三种类型：①钱币状 PPK，以椭圆形损害为特征，皮损常在受力点；②线状 PPK，线状

分布，皮损常从手掌延伸到手指掌侧，覆盖屈肌腱；③点状 PPK，手掌、足跖出现分散或聚集的小的角化性丘疹和凹点（通常见于角栓去除后）。

（三）诊断

依据掌跖部位角化过度的皮损、好发部位，以及其遗传性、获得性、症状性的不同类型表现诊断。组织病理学检查、实验室检查对疾病具有一定的诊断和鉴别诊断价值。

（四）治疗

PPK 无特效治疗方法，大部分治疗只能短期改善症状，且常因为治疗不当产生不良反应。

1. 局部治疗　对于皮损局限的患者，可外用角质剥脱剂，包括 5%～10% 水杨酸、10% 乳酸或 10% 尿素软膏，每天两次，夜间封包治疗可增加药物疗效。外用维 A 酸类药物如全反式维 A 酸（0.01% 凝胶和 0.1% 软膏）也有效果，但因对皮肤有刺激作用，它的应用受限制。外用强效糖皮质激素如 0.05% 丙酸氯倍他索，可联用角质剥脱剂，对 PPK 有时会取得很好的疗效。

2. 系统治疗　口服维 A 酸类药物疗效肯定。维 A 酸对先天性 PPK、Papillon-Lefevre 综合征及变异性红斑角化病均疗效显著。异维 A 酸及阿维 A 对本病均有明显的近期疗效，阿维 A 较异维 A 酸更有效。阿维 A 的最佳剂量为成人 20～40 mg/d，儿童 0.5～0.7 mg/（kg·d），治疗4 周后调整剂量。阿维 A 治疗过程中应评估药物对骨骼的毒性风险，定期进行 X 线检查。

3. 其他　局部注射糖皮质激素治疗、外科切除及皮肤移植。一些严重的难治性 PPK 可以考虑切除角化过度的皮肤包括表皮、真皮、皮下组织，以预防复发。

（五）治疗病例

见图 13-167～图 13-191。

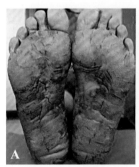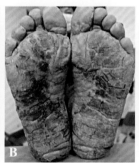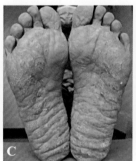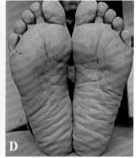

图 13-167　掌跖角化症——病例 1

A. 治疗前，足底弥漫黄褐色角化斑，可见皲裂，皮肤弹性明显减弱，患者行走有一定障碍。予曲安奈德注射液（相当于泼尼松 8.5 mg/ml）配比，于双侧足三里穴位注射，每个穴位注射1.5 ml；

B. 治疗 2 周后，大部分角化斑大部分消退，角化情况显著改善，继续按前剂量重复治疗；

C. 治疗 4 周后，角化过度斑基本消退，皲裂愈合，可见白色、黄色细碎鳞屑剥脱，皮肤弹性明显改善，继续按前剂量进行第三次治疗；

D. 治疗 8 周后，足底弥漫黄褐色角化斑、皲裂完全消退，皮肤弹性完全恢复，基本呈正常皮肤外观

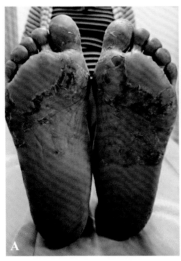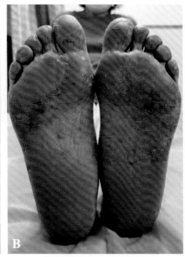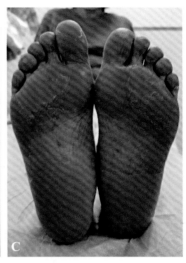

图 13-168　掌跖角化症——病例 2

A. 治疗前，足底中央区域大面积严重角化斑块，伴有脱屑、皲裂，皮肤弹性明显减弱。予曲安奈德（相当于泼尼松 8.5 mg/ml）于双侧足三里穴位注射，每个穴位注射 1.5 ml；

B. 治疗 2 周后，足底过度角化斑块大部分消退，症状显著改善，皮肤弹性明显改善，继续按前剂量重复治疗；

C. 治疗 4 周后：足底角化斑、皲裂进一步消除，角化、鳞屑基本消退，皮肤弹性完全恢复

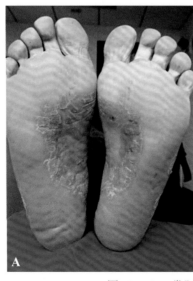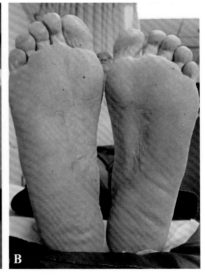

图 13-169　掌跖角化症——病例 3

A. 治疗前，足底黄褐色严重过度角化斑块，瘙痒明显，影响患者生活。予曲安奈德（相当于泼尼松 8.5 mg/ml）于双侧足三里穴位注射，每个穴位注射 1.5 ml；

B. 治疗 2 周后，足底角化斑块基本清除，脱屑、皲裂全部消失，皮肤弹性恢复正常

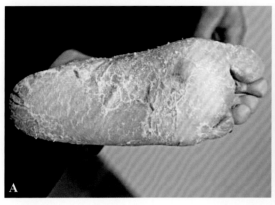
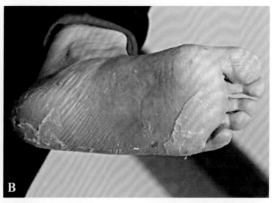

图 13-170　掌跖角化症——病例 4

A. 病史 5 年余，治疗前，足底弥漫黄色严重过度角化斑块，伴有大量皲裂，皮肤弹性明显减弱，行走障碍。予曲安奈德注射液（相当于泼尼松 8.5 mg/ml）于足三里穴位注射，每个穴位注射 1.5 ml；

B. 治疗 2 周后，足部严重过度角化斑块全部脱落，皲裂全部消失，皮肤弹性完全恢复，显示基本正常的皮肤外观

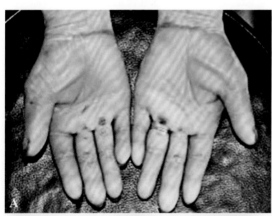
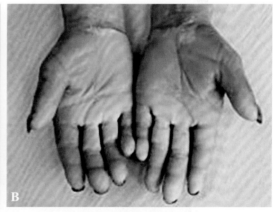

图 13-171　掌跖角化症——病例 5

A. 治疗前，双手掌、手指弥漫黄色角化斑，掌近端见边界清楚的炎症性红斑，皮肤弹性几乎丧失，患者自感疼痛，活动严重受限，因此而失业，治疗愿望非常迫切。予曲安奈德注射液（相当于泼尼松 10.5 mg/ml）于双侧合谷穴位注射，每个穴位注射 1.5 ml，联合异维 A 酸 20 mg bid；

B. 治疗 2 周后，双手掌、手指弥漫黄色角化斑色泽变暗，红斑炎症部分改善，皮肤弹性部分恢复，患者疼痛减轻，活动能力明显改善，患者主动要求继续按前剂量重复治疗；

C. 治疗 6 周后，原症状完全消失，角化斑彻底消退，皮肤弹性、活动度完全恢复正常，双手皮肤外观与常人无异

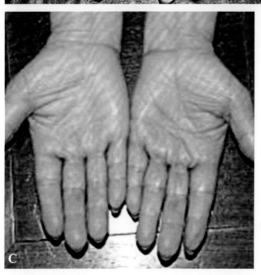

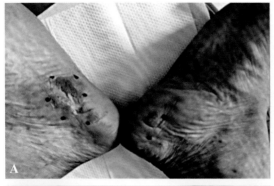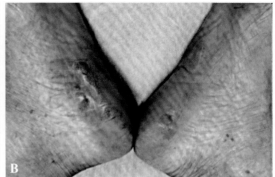

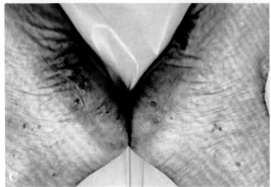

图 13-172　掌跖角化症——病例 6

A. 治疗前，双足跟内侧过度角化斑块，伴有脱屑皲裂。予曲安奈德注射液（相当于泼尼松8.5 mg/ml）于皮损内注射，每个标记点注射0.1 ml，标记点间隔 1~2 cm；

B. 治疗 2 周后，双足跟内侧角化斑块大部分消退，皲裂消除，继续按前剂量重复治疗；

C. 治疗 4 周后：足底角化斑基本消除，皲裂、脱屑完全清除，呈基本正常皮肤外观

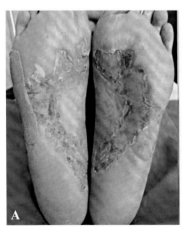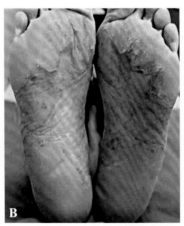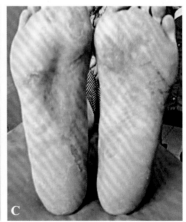

图 13-173　掌跖角化症——病例 7

A. 治疗前，双侧足底中央区大面积弥漫黄褐色严重过度角化斑，可见皲裂、脱屑，皮肤弹性减弱。予曲安奈德注射液（相当于泼尼松 8.5 mg/ml）配比，于双侧足三里穴位注射，每个穴位注射 1.5 ml；

B. 治疗 2 周后，角化斑大部分消退，脱屑基本消除，皲裂愈合，皮肤弹性改善，继续按前剂量重复治疗；

C. 治疗 12 周后，角化斑完全清除，脱屑、皲裂完全消退，皮肤弹性改善

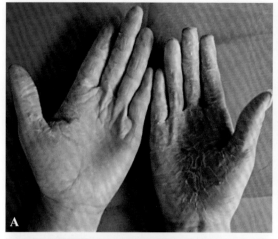
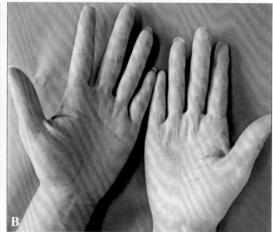
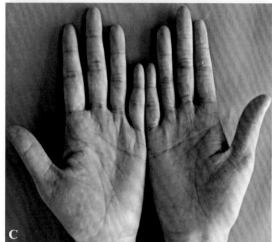

图 13-174　掌跖角化症——病例 8

A. 治疗前，双手掌、手指弥漫角化斑，伴有脱屑皮肤弹性明显减弱。予曲安奈德注射液（相当于泼尼松 8.5 mg/ml）于双侧合谷穴位注射，每个穴位注射 1.5 ml，联合异维 A 酸 10 mg bid；

B. 治疗 4 周后，角化斑大部分消退，脱屑明显改善，皮肤弹性改善，继续按前剂量重复治疗；

C. 治疗 8 周后，双手掌角化斑基本清除，皮肤弹性基本正常，皮肤外观及功能恢复正常

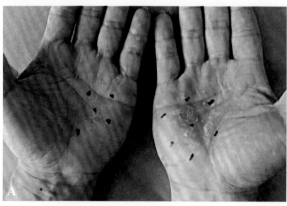
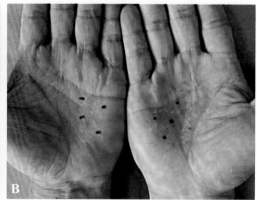

图 13-175　掌跖角化症——病例 9

A. 治疗前，手掌黄褐色过度角化斑块。予曲安奈德注射液（相当于泼尼松 8.5 mg/ml）于皮损内注射，每个标记点注射 0.1 ml，标记点间隔 1～2 cm；

B. 治疗 2 周后，手掌角化斑大部分消退，继续按前剂量皮损内注射重复治疗后失访

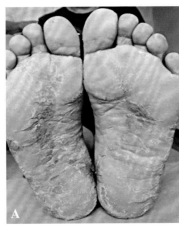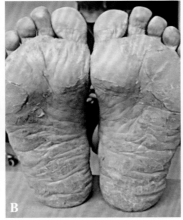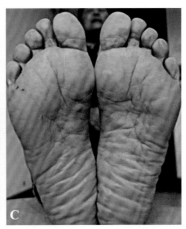

图 13-176　掌跖角化症——病例 10

A. 治疗前，双侧足底大面积弥漫黄褐色严重过度角化斑块，伴有多发性皲裂，皮肤弹性明显减弱。予曲安奈德注射液（相当于泼尼松 8.5 mg/ml）于双侧足三里穴位注射，每个穴位注射 1.5 ml，联合环孢素 75 mg bid，异维 A 酸 20 mg bid，外用地塞米松乳膏；

B. 治疗 2 周后，足底大部分角化斑脱落，皲裂、皮肤弹性明显改善，继续按前剂量皮损内注射治疗；

C. 治疗 4 周后，角化斑完全消退，皮肤弹性恢复正常，皮肤外观及功能恢复正常

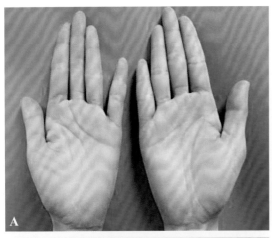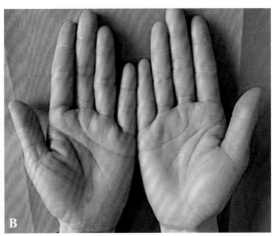

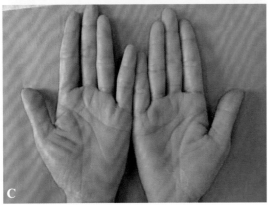

图 13-177　掌跖角化症——病例 11

A. 治疗前，双手掌、手指弥漫角化斑，伴有脱屑。予曲安奈德注射液（相当于泼尼松 8.5 mg/ml）配比，于双侧合谷穴位注射，每个穴位注射 1.5 ml，联合异维 A 酸 20 mg bid；

B. 治疗 4 周后，手掌角化斑明显变薄，脱屑减少，皮肤弹性基本恢复，继续按前治疗方案重复治疗；

C. 治疗 8 周后，手掌角化斑基本清除，皮肤弹性完全恢复，皮肤外观及功能恢复正常

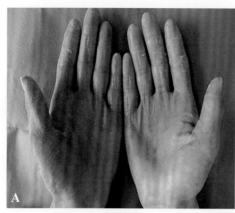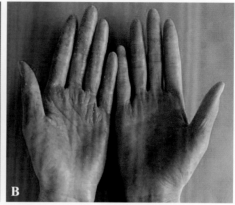

图 13-178 掌跖角化症——病例 12

A. 治疗前，双手掌黄色过度角化斑块，伴脱屑，皮肤弹性减弱，手部活动受限。予曲安奈德注射液（相当于泼尼松 8.5 mg/ml）于双侧合谷穴位注射，每个穴位注射 1.5 ml；

B. 治疗 2 周后，手掌角化斑大部分消退，脱屑改善，皮肤弹性明显，手部活动改善，继续按前剂量皮损内注射重复治疗后失访

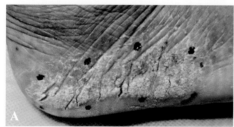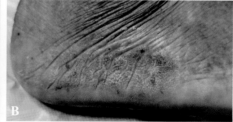

图 13-179 掌跖角化症——病例 13

A. 治疗前，右足根部外侧严重过度角化斑块，皮肤弹性减弱，多发性皲裂伴有黄色鳞屑。予曲安奈德注射液（相当于泼尼松 8.5 mg/ml）于皮损内注射，每个标记点注射 0.1 ml，标记点间隔 1~2 cm；

B. 治疗 2 周后，足侧角化斑块明显变软，皲裂较前减轻，鳞屑明显减少，皮肤弹性改善

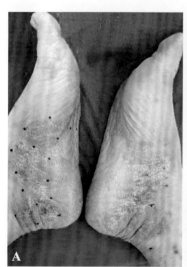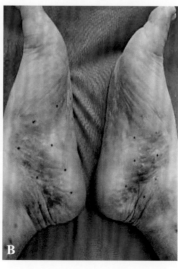

图 13-180 掌跖角化症——病例 14

A. 治疗前，双足内侧严重过度角化斑块，伴有多发性皲裂、黄色鳞屑，皮肤弹性减弱。予曲安奈德注射液（相当于泼尼松 8.5 mg/ml）于皮损内注射，每个标记点注射 0.1 ml，标记点间隔 1~2 cm；

B. 治疗 2 周后，足侧角化斑变薄，白色鳞屑、皲裂明显减少，皮肤弹性明显改善，继续按前剂量重复治疗后失访

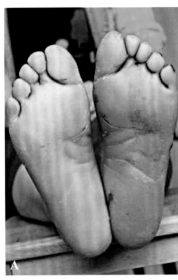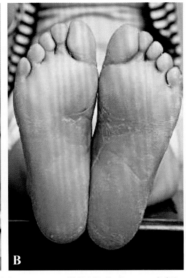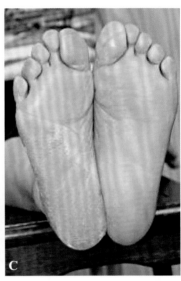

图 13-181 掌跖角化症——病例 15

A. 治疗前，双足底弥漫黄褐色严重过度角化，皮肤弹性丧失。予曲安奈德注射液（相当于泼尼松 8.5 mg/ml）于双侧足三里穴位注射，每个穴位注射 1.5 ml；联合阿维 A 30 mg qd；

B. 治疗 2 周后，角化斑部分改善，继续按前剂量重复治疗；

C. 治疗 4 周后，角化斑块呈树皮样整片脱落，足底皮肤外观及功能完全恢复正常，患者对治疗效果非常满意，幸福感倍增

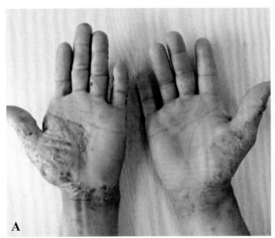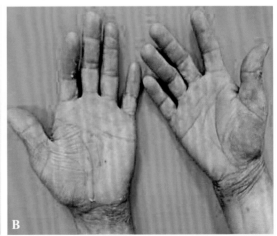

图 13-182 掌跖角化症——病例 16

A. 治疗前，双手大鱼际区域大面积严重过度角化斑块，多发性皲裂，皮肤弹性丧失。予曲安奈德注射液（相当于泼尼松 8.5 mg/ml）于双侧合谷穴位注射，每个穴位注射 1.5 ml；

B. 治疗 2 周后，原皮损几乎完全消除，多发性皲裂清除，皮肤弹性及功能完全恢复正常

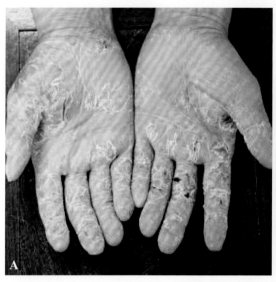
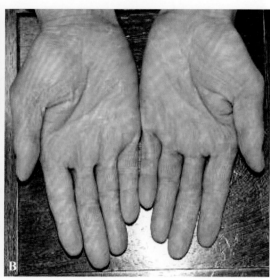

图 13-183 掌跖角化症——病例 17

A. 治疗前，双手散在褐黄色严重过度角化斑块，大量剥脱，多发性皲裂，皮肤弹性丧失，手部活动功能受限。予曲安奈德注射液（相当于泼尼松 8.5 mg/ml）于双侧合谷穴位注射，每个穴位注射 1.5 ml；

B. 治疗 2 周后，角化斑块基本清除，多发性皲裂全部消失，皮肤弹性恢复，手部活动功能基本恢复正常

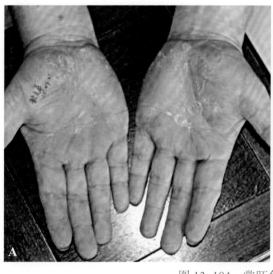
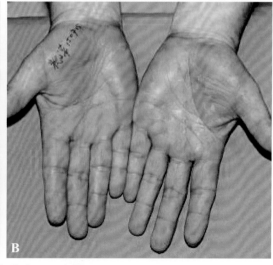

图 13-184 掌跖角化症——病例 18

A. 治疗前，双手散在弥漫性过度角化斑块、明显脱屑，轻度炎症、浸润。予曲安奈德注射液（相当于泼尼松 8.5 mg/ml）于双侧合谷穴位注射，每个穴位注射 1.5 ml；

B. 治疗 2 周后，角化斑基本消退、脱屑显著减少，炎症、浸润明显改善，皮肤弹性、功能基本恢复正常，遗留轻度皮肤潮红

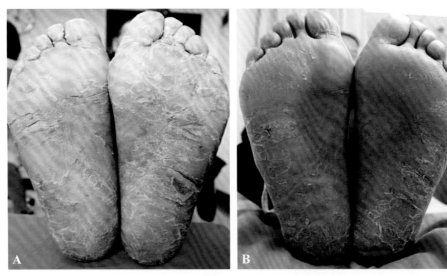

图 13-185　掌跖角化症——病例 19

A. 治疗前，双侧足底弥漫褐黄色严重过度角化斑块，伴有严重剥脱、多发性皲裂，皮肤弹性及功能明显减弱。予曲安奈德注射液（相当于泼尼松 8.5 mg/ml）于足三里穴位注射，每个穴位注射 1.5 ml；

B. 治疗 2 周后，双足部大部分角化斑脱落，剥脱、皲裂显著改善，皮肤弹性及功能明显恢复，继续按前剂量重复治疗后失访

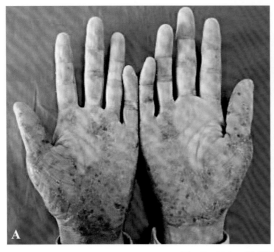
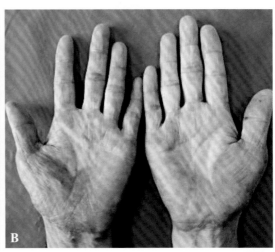

图 13-186　掌跖角化症——病例 20

A. 治疗前，双手掌部弥漫、散在过度角化斑块，轻度浸润及炎症。予曲安奈德注射液（相当于泼尼松 8.5 mg/ml）于双侧合谷穴位注射，每个穴位注射 1.5 ml；

B. 治疗 2 周后，大部分过度角化斑片、浸润、炎症消退，皮肤疾病恢复正常外观及功能，遗留轻度潮红

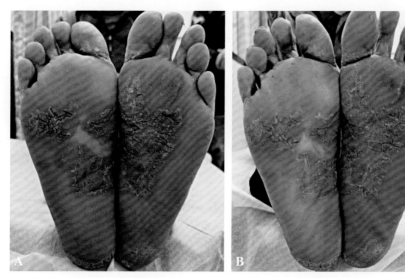

图 13-187　掌跖角化症——病例 21

A. 治疗前，双侧足底中央区域大面积弥漫褐黄色严重过度角化斑块，伴有剥脱、多发性皲裂，皮肤弹性丧失，活动受限，予曲安奈德注射液（相当于泼尼松 8.5 mg/ml）于足三里穴位注射，每个穴位注射 1.5 ml；

B. 治疗 2 周后，双足底大部分角化斑脱落，剥脱显著改善、多发性皲裂基本清除，皮肤弹性、功能明显恢复，活动基本正常

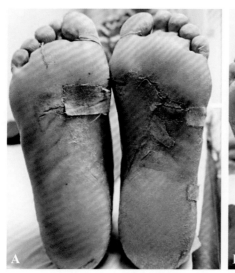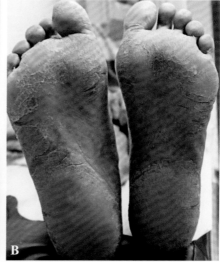

图 13-188　掌跖角化症——病例 22

A. 治疗前，双侧足底中央区域大面积弥漫褐黄色严重过度角化斑块，伴有剥脱、多发性严重皲裂，皮肤弹性丧失，行走疼痛，活动受限。予曲安奈德注射液（相当于泼尼松 8.5 mg/ml）于足三里穴位注射，每个穴位注射 1.5 ml；

B. 治疗 2 周后，双足底大部分角化斑脱落，剥脱显著改善、多发性皲裂基本清除，皮肤弹性、功能明显恢复，活动基本正常

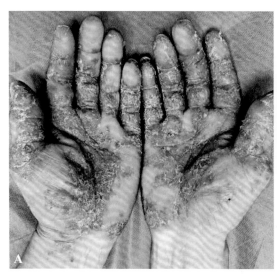
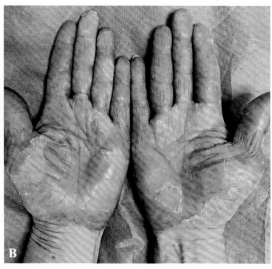

图 13-189　掌跖角化症——病例 23

A. 治疗前，双手掌部弥漫、严重过度角化斑块，大量剥脱，轻度浸润及炎症，多发性皲裂，活动功能明显受限。予曲安奈德注射液（相当于泼尼松 10.5 mg/ml）于双侧合谷穴位注射，每个穴位注射 1.5 ml；

B. 治疗 2 周后，大部分过度角化斑片、浸润、炎症基本消退，皮肤恢复正常外观及功能，遗留轻度潮红，轻度脱屑

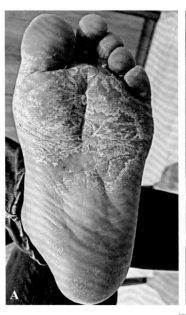
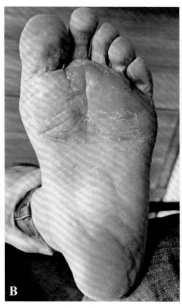
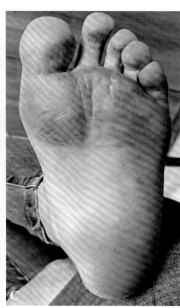

图 13-190　掌跖角化症——病例 24

A. 治疗前，左侧足底中央区域大面积弥漫褐黄色严重过度角化斑块，伴有剥脱、多发性皲裂，皮肤弹性减弱。予曲安奈德注射液（相当于泼尼松 8.5 mg/ml）于足三里穴位注射，每个穴位注射 1.5 ml；

B. 治疗 2 周后，左足底大部分角化斑脱落，剥脱显著改善，多发性皲裂基本清除，皮肤弹性、功能明显恢复；

C. 治疗 2 周后，皮损完全消除，皮肤弹性全部恢复，皮肤外观基本恢复正常，可正常行走

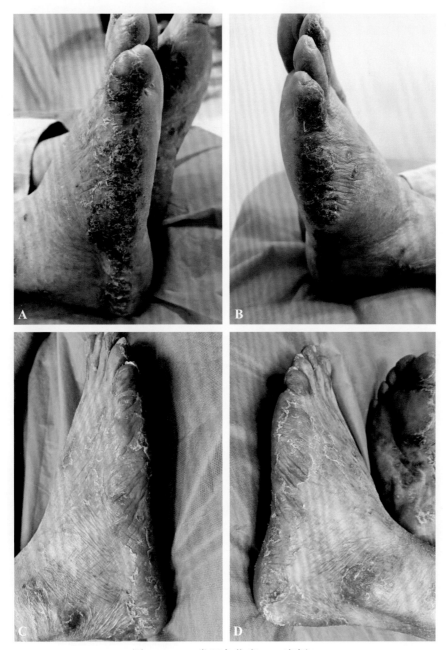

图 13-191　掌跖角化症——病例 25

A，B. 治疗前，双足底外侧大面积弥漫褐黄色严重过度角化斑块，伴有剥脱、多发性严重皲裂，皮肤弹性丧失，功能减退，行走疼痛，活动受限。予曲安奈德注射液（相当于泼尼松 8.5 mg/ml）于足三里穴位注射，每个穴位注射 1.5 ml；

C，D. 治疗 2 周后，双足底外侧角化斑全部脱落，剥脱显著改善，皲裂基本清除，皮肤弹性、功能明显恢复，活动基本正常，遗留轻度色素沉着

第八节　皮肤红斑狼疮

红斑狼疮治疗中针对系统性红斑狼疮的研究很多，有大量的系统性药物，如非甾体抗炎药物、抗疟药、糖皮质激素及免疫抑制剂都可以使用。皮肤红斑狼疮大部分仅以皮肤症状为主，没有系统性损害，治疗方法的研究相对较少。如果按照系统性红斑狼疮的治疗方案来治疗皮肤红斑狼疮，长期使用以上系统性药物治疗，患者很难接受，且大部分外用药物疗效缓慢，不能满足患者的治疗需求。使用局部皮损内糖皮质激素局部注射对不少的皮肤红斑狼疮患者显示了很好的疗效，经过较多的临床应用，绝大部分患者均获得了非常良好的治疗效果，大多数达到了临床治愈。尽管对这一治疗方法还未有大样本多中心临床研究报告，但治疗方法简单易行，药物用量极少，对患者几乎没有任何损害，值得在临床实践推广应用，为帮助解决这类临床疑难问题，增加了一个有效的治疗选择。

盘状红斑狼疮

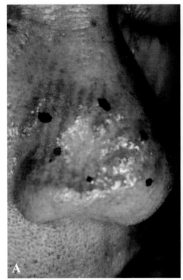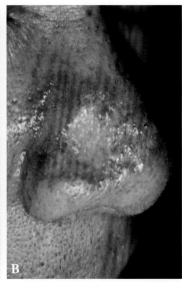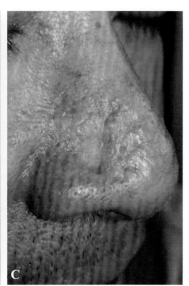

图 13-192　盘状红斑狼疮——病例 1

A. 治疗前，鼻部约 3 cm × 2.5 cm 浸润红色斑块，明显浸润、炎症，中央可见萎缩，病史 2 年余，外用及口服药物无效，皮损不断扩大。予复方倍他米松注射液（相当于泼尼松 5 mg/ml）于皮损内注射，每点注射约 0.1 ~ 0.2 ml；

B. 治疗 2 周后，鼻部红斑部分消退，浸润、炎症显著改善，继续予同剂量复方倍他米松注射液重复注射治疗；

C. 治疗 8 周后鼻部红斑完全消退，随访半年未见复发。本例患者仅仅使用两次皮损内糖皮质激素局部注射治疗，糖皮质激素使用的总剂量大约为 6 mg，药物剂量极小，治疗费用极低，患者的满意程度很高

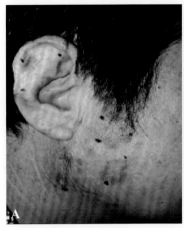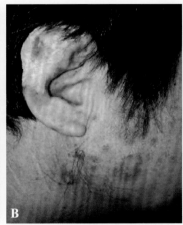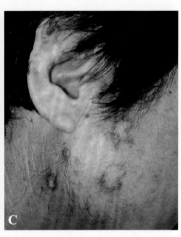

图 13-193 盘状红斑狼疮——病例 2

A. 治疗前，右侧耳廓、耳前、颞部、下颌多发性浸润性红斑，明显增殖、浸润，病史 2 年余。予复方倍他米松注射液（相当于泼尼松 5 mg/ml）于皮损内注射，每点注射约 0.1～0.2 ml；

B. 治疗 2 周后，右侧耳廓皮损显著消退，右侧耳廓、耳前、颞部、下颌浸润性红斑较前改善。继续予复方倍他米松注射液同剂量重复注射治疗，每点注射约 0.2 ml；

C. 治疗 6 周后，右侧耳廓、耳前、颞部、下颌浸润性红斑基本消退，增殖、浸润、炎症几乎全部清除，遗留色素沉着，随访半年未见复发。本例患者仅仅使用两次皮损内糖皮质激素局部注射治疗，糖皮质激素使用的总剂量大约为 10 mg，药物剂量极小，治疗费用极低，患者的满意度很高

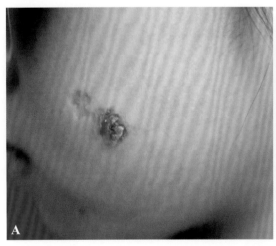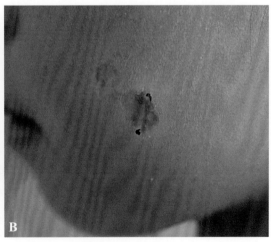

图 13-194 盘状红斑狼疮——病例 3

A. 患者女性，5 岁，病史一年余，外用及口服药物治疗无改善，皮损继续扩大。经与监护人沟通，同意接受糖皮质激素局部注射治疗。治疗前，左侧面部约 1.2 cm×1 cm 浸润、增殖性红斑，中央萎缩，伴有结痂，炎症明显。予复方倍他米松注射液（相当于泼尼松 5 mg/ml）于皮损内注射，每点注射约 0.1 ml，共注射两点，相当于局部注入等量泼尼松 1 mg；

B. 治疗 3 周后，左面部红斑大部分消退、吸收，痂片脱落，遗留少许皮肤潮红，继续按相同剂量重复治疗后失访。本例患者仅仅使用 2 次皮损内糖皮质激素局部注射治疗，糖皮质激素使用的总剂量大约为 2 mg，药物剂量及治疗费用几乎忽略不计，患者的满意度很高

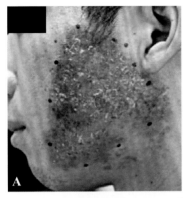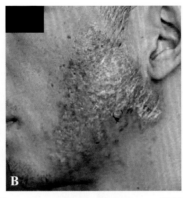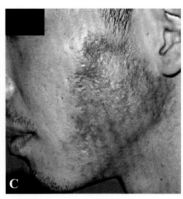

图 13-195　盘状红斑狼疮——病例 4

A. 治疗前，左侧面部大片浸润性紫红色斑片，浸润、增殖、炎症明显，局部角化、脱屑，病史 4 年余，反复使用系统及外用药物治疗无改善，皮损持续扩大，患者求治迫切。予复方倍他米松注射液（相当于泼尼松 5 mg/ml）于皮损内注射，每点注射约 0.1 ml；

B. 2 周后，左面部原紫红斑面积缩小，浸润、增殖、炎症明显改善，角化程度明显减轻，痂皮大部分脱落。予同剂量复方倍他米松注射液重复注射治疗，每点注射约 0.1 ml；

C. 12 周后，经过连续 5 次注射治疗，左面部红斑完全消退，浸润、增殖、炎症、角化等症状完全清除，遗留轻度萎缩性瘢痕及色素沉着。本例患者仅仅使用 5 次皮损内糖皮质激素局部注射治疗，糖皮质激素使用的总剂量大约为 2 mg，药物剂量极小，治疗费用极低，简单的治疗，解决了困扰患者 4 年多的疾患，患者的满意度很高

第九节　其　　他

在临床实践中，有不少的皮肤疾病诊断并不困难，如银屑病、血管角皮瘤、面部肉芽肿、异物性肉芽肿、苔藓样角化病、放射性皮炎等。针对这一系列皮肤疾病，尽管在理论上有不少的药物和治疗方法，包括紫外线、激光、冷冻、外科手术切除等可以选择，但是在临床实践中，上述大部分疾病对药物的治疗反应十分抵抗，效果甚微。无论是患者还是医生都感到束手无策，反复药物治疗，不仅收效不大，有的甚至还加重了病情。另外有些疾病的皮损符合手术切除的治疗原则，但考虑到皮损发生部位的美观性、功能性等，部分皮损并不适合手术切除，对临床治疗产生极大的挑战。针对这些疑难疾病的治疗，认真评估利弊后，应用皮损局部注射糖皮质激素治疗也获得良好的疗效，尽管都是初步的临床尝试，但治疗方法简单易行，无论是药物的应用，还是对患者健康的影响或治疗费用等，都不会对患者产生明显的影响，而且极易在基层开展，从治疗的性价比考虑，具有很大的推广价值。

一、寻常性银屑病

（一）掌跖部位寻常性银屑病

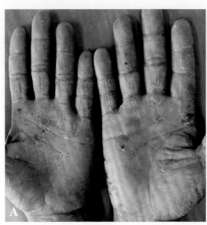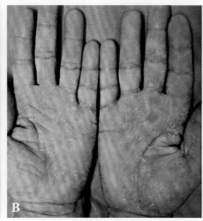

图 13-196　掌跖部位寻常性银屑病——病例 1

A. 治疗前，双手掌角化性斑片，伴鳞屑及皲裂，手部活动受限，反复使用多种外用药物无明显作用。予曲安奈德注射液（相当于泼尼松 8.5 mg/ml）于双合谷穴位注射，每点注射约 1.5 ml，联合口服环孢素 100 mg/d；

B. 治疗 2 周后，掌部角化斑片较前明显改善，皲裂、鳞屑大部分消退

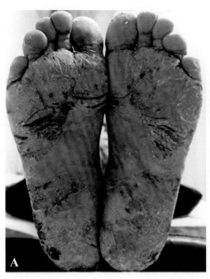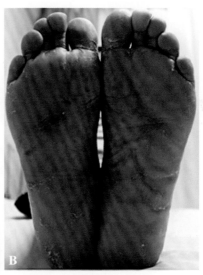

图 13-197　足部寻常性银屑病——病例 2

A. 治疗前，足底弥漫角化、鳞屑、皲裂，足部活动受限，行走疼痛，反复应用多种外用药物无明显作用，症状持续加重。予曲安奈德注射液（相当于泼尼松 8.5 mg/ml）于双足三里穴位注射，每点注射约 1.5 ml，联合口服环孢素 150 mg/d；

B. 治疗 2 周后，掌跖角化、皲裂、鳞屑大部分消退，皮肤变软，皲裂愈合，足部活动完全正常，行走疼痛消失

（二）甲银屑病

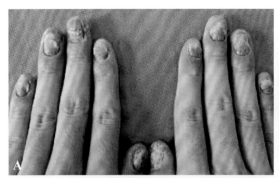
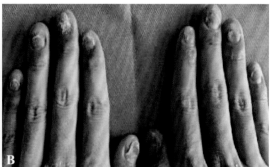
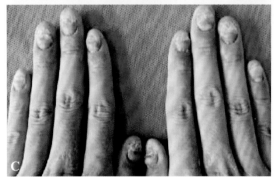

图 13-198　甲银屑病——病例 3

A. 治疗前，双手指甲甲板粗糙、变形，指甲远端大部分溶解。予曲安奈德注射液（相当于泼尼松 10 mg/ml）双合谷穴位注射（文献报告大部分推荐甲缘及甲根部糖皮质激素注射，但在实际操作中，注射时的剧烈疼痛让患者难以忍受，实践中几乎无法做到。我们采用合谷穴位注射是对这一方法的变通改良，极大地减轻了注射时的疼痛刺激，大部分患者都可以接受），联合外用本维莫德乳膏；

B. 治疗 2 周后，部分指甲变平，近端甲正常，指甲远端溶解部分改善。继续予曲安奈德（相当于泼尼松 10 mg/ml）双合谷穴位注射，继续外用本维莫德；

C. 治疗 4 周后，双手指甲持续改善，甲板变形程度减轻，近端甲较光滑，指甲远端溶解部分改善

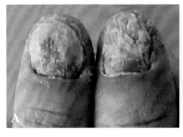
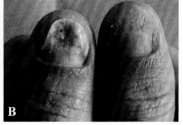
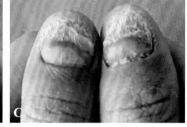

图 13-199　甲银屑病——病例 4

A. 治疗前，双手指甲甲板粗糙、变形，甲板明显溶解，甲远端缺如。予曲安奈德注射液（相当于泼尼松 10 mg/ml）双合谷穴位注射，联合外用本维莫德乳膏；

B. 治疗 2 周后，部分指甲变平，近端甲基本恢复正常，继续予曲安奈德（相当于泼尼松 10 mg/ml）双合谷穴位注射，继续外用本维莫德；

C. 治疗 4 周后，双手指甲持续改善，甲板变形程度减轻，近端甲面较光滑

二、阴囊血管角皮瘤

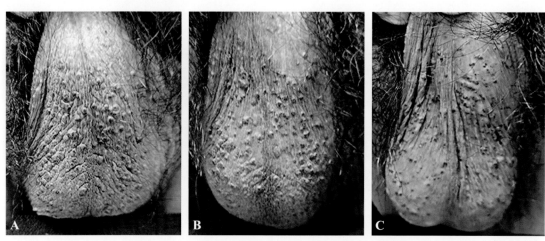

图 13-200　阴囊血管角皮瘤（Fordyce's angiokeratoma）

A. 治疗前阴囊多发 1~4mm 大小半球状黑色血管性丘疹，弥漫分布于阴囊的大部分区域，表面轻度角化。予曲安奈德注射液（相当于泼尼松 10mg/ml）于皮损分布区域散点状注射，每点注射约 0.1 ml；
B. 治疗 6 周后，连续治疗两次，可见丘疹明显缩小，颜色变浅，角化明显改善，继续予相同剂量注射重复治疗；
C. 治疗 12 周后，总共连续接受 5 次治疗，可见丘疹明显缩小，颜色变浅，数目减少，大部分吸收形成针头大小角质栓，并不断脱落

三、疥疮结节

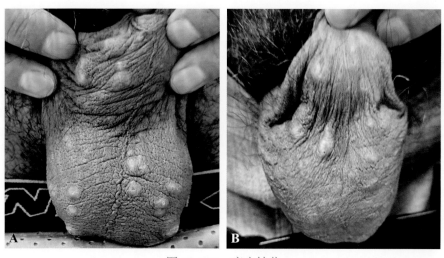

图 13-201　疥疮结节

A. 治疗前，阴囊数十个黄豆大小结节。予曲安奈德注射液（相当于泼尼松 25 mg/ml）于结节内注射，每点注射约 0.2 ml；
B. 治疗 2 周后，全部结节均有缩小，大部分结节消退，继续予相同剂量注射重复治疗后失访

四、腱鞘囊肿

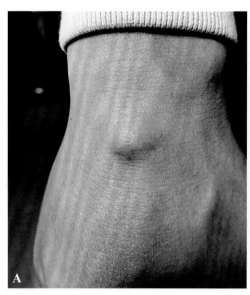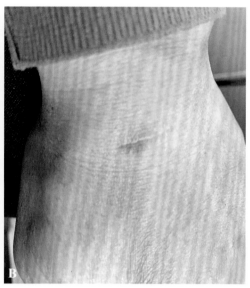

图 13-202　腱鞘囊肿

A. 治疗前，腕部一约黄豆大小囊肿，随屈伸活动移动。外科建议手术切除，患者希望非手术保守治疗。予曲安奈德注射液（相当于泼尼松 25 mg/ml）于囊肿内注射，每点注射约 0.3 ml；
B. 治疗 4 周后，囊肿完全消退，患者对治疗效果非常满意

五、皮下囊肿

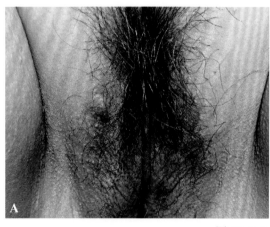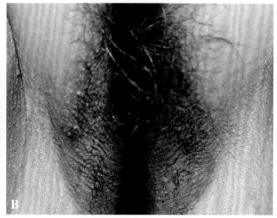

图 13-203　皮下囊肿

A. 治疗前，右阴唇外侧一约蚕豆大小囊肿，外科建议手术切除，患者希望非手术保守治疗。予曲安奈德注射液（相当于泼尼松 25 mg/ml）于囊肿内注射，每点注射约 0.3 ml；
B. 治疗 2 周后，囊肿完全消退，未遗留任何痕迹，患者对治疗效果非常满意

六、面部苔藓样角化病

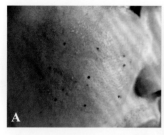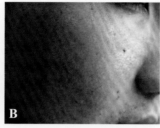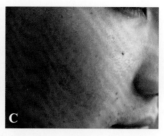

图 13-204　面部苔藓样角化病——病例 1

A. 治疗前，右侧面颊大面积角化性红斑，伴有轻度增殖及脱屑，皮肤明显变硬，失去弹性，多种外用药物治疗无效，皮损持续扩大。予曲安奈德注射液（相当于泼尼松 5 mg/ml）皮损内注射；

B. 治疗 4 周后，角化性红斑大部分消退、变平，脱屑减轻，皮肤软化，弹性明显恢复，继续使用原治疗方法重复治疗；

C. 治疗 8 周后，角化性红斑基本皮肤消退、变平，脱屑消失，皮肤完全软化，弹性恢复

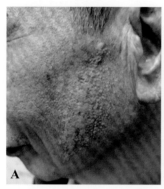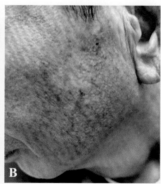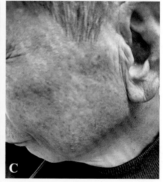

图 13-205　面部苔藓样角化病——病例 2

A. 治疗前，右侧面颊大面积严重角化性红斑，伴有轻度增殖及脱屑，皮肤明显变硬，失去弹性，多种外用药物治疗无效，皮损持续扩大，病史 10 余年。予曲安奈德注射液（相当于泼尼松 5 mg/ml）皮损内注射；

B. 治疗 4 周后，角化性红斑大部分消退、变平，脱屑明显减轻，皮肤软化，继续使用原治疗方法重复治疗；

C. 治疗 8 周后，角化性红斑全部消退、皮肤皮纹恢复，无脱屑，弹性完全恢复，仅遗留轻度色素减退

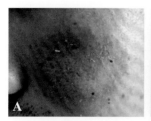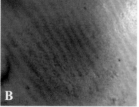

图 13-206　面部苔藓样角化病——病例 3

A. 治疗前，右侧面颊边界清晰角化性红斑，伴有轻度增殖及脱屑，皮肤明显变硬，失去弹性，多种外用药物治疗无效，皮损持续扩大。予曲安奈德注射液（相当于泼尼松 5 mg/ml）皮损内注射；

B. 治疗 8 周后，角化性红斑基本消退、变平，脱屑消失，皮肤完全软化，弹性恢复，继续使用原治疗方法重复治疗后失访

七、面部肉芽肿

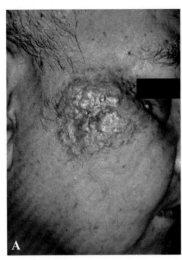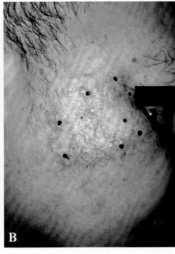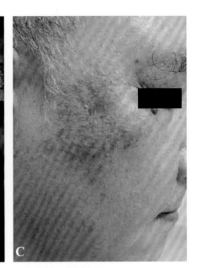

图 13-207　面部肉芽肿——病例 1

A. 治疗前，颧部一约 6 cm×6 cm 大小类圆形红色增殖性褐红色斑块，中央增殖明显。外科建议手术切除，患者希望非手术保守治疗。予曲安奈德注射液（相当于泼尼松 20 mg/ml）皮损内注射；

B. 治疗 2 周后，皮疹明显吸收、缩小、变平、变淡，继续予曲安奈德注射液相同剂量皮损内注射；

C. 治疗 8 周后，经过连续 4 次注射治疗，面部皮损完全消除，恢复至正常皮肤外观，仅遗留轻度褐色色素沉着，患者对治疗极度满意

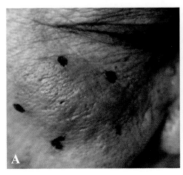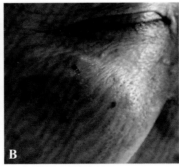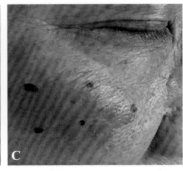

图 13-208　面部肉芽肿——病例 2

A. 治疗前，颧部一约 5 cm×3.5 cm 类圆形暗红色明显增殖、浸润性斑块，明显炎症。予曲安奈德注射液（相当于泼尼松 20 mg/ml）皮损内注射，每点 0.2 ml；

B. 治疗 2 周后，皮疹明显变平，范围缩小，炎症改善，继续予曲安奈德注射液（相当于泼尼松 20 mg/ml）皮损内重复注射治疗；

C. 治疗 6 周后，面部斑块持续缩小，大部分皮损吸收、消退，遗留少许浸润红斑，部分遗留褐色色素沉着，患者主动要求继续原治疗方案后失访

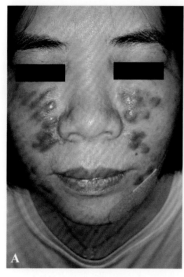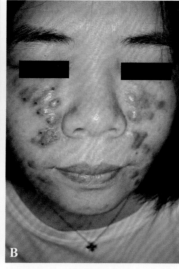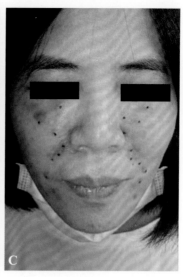

图 13-209　面部肉芽肿——病例 3

A. 治疗前，面颊部多个暗红色结节融合形成明显增殖、浸润性斑块，明显炎症。予曲安奈德注射液（相当于泼尼松 20 mg/ml）皮损内注射，每点 0.1 ml；

B. 治疗 2 周后，皮疹明显吸收变平，范围缩小，炎症改善，继续予同剂量曲安奈德注射液皮损内注射治疗；

C. 治疗 6 周后，面部斑块持续缩小，大部分皮损吸收、消退，遗留少许浸润红斑，患者主动要求继续原治疗方案皮损内注射

八、放射性皮炎

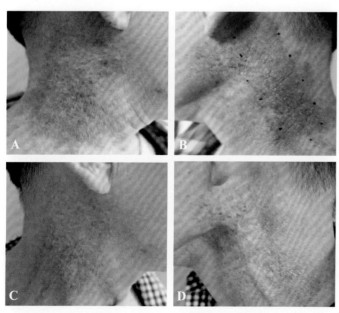

图 13-210　放射性皮炎——病例 1

A、B. 治疗前患者于 16 年前因鼻咽癌放射治疗后出现红斑瘙痒，肿瘤治疗结束后红斑持续存在。患者在众多大小医院反复求医，使用大量系统性及外用药物治疗，基本无效。漫长的求治使患者极度失望，几乎丧失治愈信心。治疗前，双侧颈部大面积片状增殖性暗红色斑块，左侧严重，伴明显瘙痒，严重影响患者生活质量。予曲安奈德（相当于泼尼松 20 mg/ml）皮损内注射，每点注射 0.2 ml；

C、D. 治疗 2 周后，皮疹明显变平、色泽变淡，大部分皮损吸收，消失。原皮损区域仅遗留轻度潮红，瘙痒症状完全消除，患者对治疗效果非常满意，生活质量明显提高

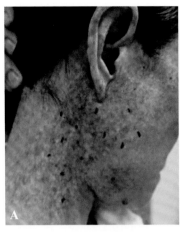 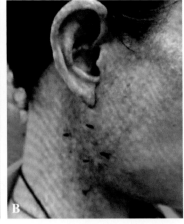 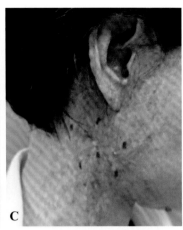

图 13-211　放射性皮炎——病例 2

A. 患者于 15 年前因鼻咽癌放射治疗后出现红斑瘙痒，肿瘤治疗结束后红斑持续存在。患者众多大小医院反复求医，使用大量系统性及外用药物治疗，基本无效。漫长的求治使患者极度失望，几乎丧失治愈信心。治疗前，双侧颈部大面积片状增殖性暗红色斑块，左侧严重，伴明显瘙痒，严重影响患者生活质量。予曲安奈德（相当于泼尼松 20 mg/ml）皮损内注射，每点注射 0.2 ml；

B. 2 周后，皮疹明显变平、色泽变淡，大部分皮损吸收、消失。瘙痒症状显著改善，继续予曲安奈德注射液相同剂量皮损内重复注射治疗；

C. 4 周后，皮疹持续改善，色泽变淡，大部分皮损吸收、消失。瘙痒症状基本消除，仅遗留皮损中心区域小部分轻度浸润红斑，患者对治疗效果非常满意，生活质量明显提高

九、色素性扁平苔藓

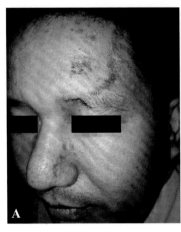 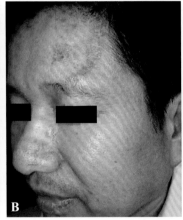 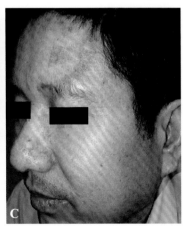

图 13-212　色素性扁平苔藓

A. 治疗前，左额部不规则褐色斑块，明显增殖、浸润、轻度炎症，伴明显瘙痒。予曲安奈德（相当于泼尼松 10 mg/ml）皮损内注射；

B. 2 周后，皮疹明显吸收变平，增殖、浸润、炎症明显改善，颜色变淡，瘙痒症状减轻，继续予曲安奈德（相当于泼尼松 10 mg/ml）皮损内重复注射治疗；

C. 4 周后，左额部斑块持续改善，皮损几乎完全消除，仅遗留轻度色素沉着

十、化脓性汗腺炎

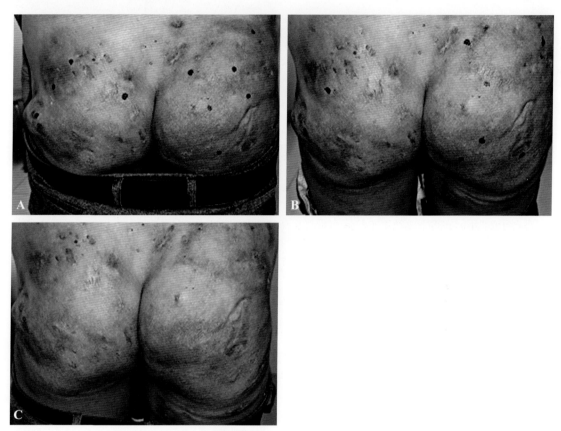

图 13-213　化脓性汗腺炎

A. 病史 5 年余，症状反复发作，十分痛苦，严重影响生活质量。治疗前，臀部多发小鸡蛋至鸽子蛋大小不一多发性囊肿，明显炎症伴疼痛。予曲安奈德（相当于泼尼松 20 mg/ml）囊肿内注射，联合阿达木单抗 80 mg 治疗；

B. 治疗 2 周后，部分囊肿明显吸收、缩小，炎症明显改善，疼痛症状大部分消除。继续予曲安奈德（相当于泼尼松 20 mg/ml）囊肿内注射，联合阿达木单抗 40 mg 治疗；

C. 治疗 8 周后，经过以上治疗方案连续 4 次治疗后，大部分囊肿基本吸收，明显缩小、变平，炎症基本消除，疼痛症状基本消失，患者对治疗效果非常满意

参考文献

[1] Boonstra MB, Christoffers WA, Coenraads PJ, et al. Patch test resuhs of hand eczema patients: relation to clinical types. J Eur Acad Dermatol Venereol, 2015, 29 (5): 940-947.

[2] Diepgen TL, Andersen KE, Chosidow O, et al. Guidelines for diagnosis, prevention and treatment of hand eczema. J Dtsch Dermatol Ges, 2015, 13 (1): 21-22.

[3] Haas S, Capellino S, Phan NQ, et al. Low density of sympathetic nerve fibers relative to substance

P-positive nerve fibers in lesional skin of chronic pruritus and prurigo nodularis. J Dermatol Sci, 2010, 58 (3): 193-197.

[4]　Weisshaar E, Szepietowski JC, Darsow U, et al. European guideline on chronic pruritus. Acta Derm Venereol, 2012, 92 (5): 563-581.

[5]　Tessari G, Dalle Vedove C, Loschiavo C, et al. The impact of pruritus on the quality of life of patients undergoing dialysis: a single centre cohort study. J Nephrol, 2009, 22 (2): 241-248.

[6]　Sharma D, Kwatra SG. Thalidomide for the treatment of chronic refractory pruritus. J Am Acad Dermatol, 2016, 74 (2): 363-369.

[7]　Cozzani E, Gasparini G, Parodi A. Pyoderma gangrenosum: a systematic review. G Ital Dermatol Venereol, 2014, 149 (5): 587-600.

[8]　Kridin K, Cohen AD, Amber KT. Underlying Systemic Diseases in Pyoderma Gangrenosum: A Systematic Review and Meta-Analysis. Am J Clin Dermatol, 2018, 19 (4): 479-487.

[9]　Kuiper EM, Kardaun SH. Late onset perforating folliculitis induced by lenalidomide: a case report. Br J Dermatol, 2015, 173 (2): 618-620.

[10]　Yee BE, Tong Y, Goldenberg A, et al. Efficacy of different concentrations of intralesional triamcinolone acetonide for alopecia areata: A systematic review and meta-analysis. J Am Acad Dermatol, 2020, 82 (4): 1018-1021.

[11]　Jabbari A, Cerise JE, Chen JC, et al. Molecular signatures define alopecia areata subtypes and transcriptional biomarkers. EBioMedicine, 2016, 7: 240-247.

[12]　Chen CH, Wang KH, Lin HC, et al. Follow-up study on the relationship between alopecia areata and risk of autoimmune diseases. J Dermatol, 2016, 43 (2): 228-229.

[13]　Lee NR, Kim BK, Yoon NY, et al. Differences in Comorbidity Profiles between Early-Onset and Late-Onset Alopecia Areata Patients: A Retrospective Study of 871 Korean Patients. Ann Dermatol, 2014, 26 (6): 722-726.

[14]　Chang KH, Rojhirunsakool S, Goldberg LJ. Treatment of severe alopecia areata with intralesional steroid injections. J Drugs Dermatol, 2009, 8 (10): 909-912.

[15]　Seo J, Lee YI, Hwang S, et al. Intramuscular triamcinolone acetonide: An undervalued option for refractory alopecia areata. J Dermatol, 2017, 44 (2): 173-179.

[16]　Chu TW, Aljasser M, Alharbi A, et al. Benefit of different concentrations of intralesional triamcinolone acetonide in alopecia areata: An intrasubject pilot study. J Am Acad Dermatol, 2015, 73 (2): 338-340.

[17]　Muhaidat JM, Al-Qarqaz F, Khader Y, et al. A Retrospective Comparative Study of Two Concentrations of Intralesional Triamcinolone Acetonide in the Treatment of Patchy Alopecia Areata on the Scalp. Clin Cosmet Investig Dermatol, 2020, 13: 795-803.

[18]　de Sousa VB, Arcanjo FP, Aguiar F, et al. Intralesional betamethasone versus triamcinolone acetonide in the treatment of localized alopecia areata: a within-patient randomized controlled trial. J Dermatolog Treat, 2020: 1-3.

[19]　Ustuner P, Balevi A, Ozdemir M. Best dilution of the best corticosteroid for intralesional injection in the treatment of localized alopecia areata in adults. J Dermatolog Treat, 2017, 28 (8): 753-761.

[20] Thyssen JP, Johansen JD, Linneberg A, Menne T, et al. The epidemiology of hand eczema in the general population prevalence and main findings. Contact Dermat, 2010, 62 (2): 75–87.

[21] Bains SN, Nash P, Fonacier L. Irritant contact dermatitis. Clin Rev Allergy Immunol, 2019, 56 (1): 99–109.

[22] 刘岳花，陆东庆. 手部湿疹 313 例接触过敏原分析. 临床皮肤科杂志，2014，43（8）：461–463.

[23] 赵辨. 中国临床皮肤病学. 南京：江苏科技出版社，2009.

[24] 吴超，晋红中. 坏疽性脓皮病的临床特征. 中华临床免疫和变态反应杂志，2019，13（3）：209–213.

[25] Zohdy HA, Hussein MS. Intradermal injection of Fluorouracil versus triamcinolone in localized vitiligo treatment. J Cosmet Dermatol, 2019, 18(5): 1430–1434.

[26] 黄新绿，杜娟，王芳，等. 白癜风细胞免疫学发病机制及靶向免疫治疗新进展. 中国皮肤性病学杂志，2020，34（10）：1197–1200.

[27] 万长兰，曾茂娟，连风，等. 得宝松局部注射治疗白癜风的疗效观察. 当代护士（中旬刊），2019，26（10）：92–93.

后 记

　　糖皮质激素在皮肤科应用已经超过了半个多世纪，对很多严重、难治性皮肤病的治疗发挥了非常重要的作用。糖皮质激素在皮肤科最常见的用法是皮损区域的外用及系统性使用。几十年来人们不断进行临床探索，积累经验，在外用及系统性使用方面都已经驾轻就熟，解决了不少的临床疑难问题。

　　尽管我们可以十分规范并熟练地将糖皮质激素应用于临床治疗，但是依然有许多的临床疾病，也许是大家并不在意的所谓"小毛病"，对治疗十分抵抗，治疗效果并不像理论上讲得那么头头是道。无论怎么用药，对有些疾病如常见的掌跖角化症、外阴瘙痒症、神经性皮炎等的治疗改善依然微乎其微。这些所谓的"小毛病"对患者的困扰往往超过我们的想象。经常可以看到患者因为一些顽固皮肤问题或难言之隐，反复求医，到无数家医院求治，使用大量药物治疗而不尽如人意。患者持续遭受疾病的折磨往往数年，甚至十几年。我们在门诊常常遇到患者带着曾经在多家医院使用过的数十种，乃至上百种药物到医院求治，告诉医师尽量避免再使用这些他们已经用过无效的药物。面对这种窘境，医师也感到十分无助。

　　能不能找到更加有效的治疗方法来解决那些疑难问题呢？经过多年的临床实践，我们应用糖皮质激素局部注射，在解决部分顽固性皮肤病方面获得了很好的疗效。作为一种替代治疗方法，是对糖皮质激素临床应用方法的补充，很值得对不少的难治性皮肤病进行尝试。治疗方法简单易行，可及性强，性价比高，符合广大普通人群的治疗需求，任何医院都可以开展，也十分符合中国国情。在这本书中，我们着重介绍糖皮质激素局部注射技术的应用技术，汇总了近40年来的皮肤科临床实践经验，尤其是对局部注射糖皮质激素具体的用法、浓度和剂量方面做了比较详细的介绍。我们从积累的20000多张照片中选择了500余张临床图片，通过对众多难治性皮肤病治疗前后的对比，真实地展示糖皮质激素局部注射治疗的临床效能，期望为全国的皮肤科医师提供有意义的治疗信息。

　　本书主要侧重于糖皮质激素局部注射在皮肤科的临床应用，在应用技术方面虽然有部分文献参考，但大多数内容都基于个人的临床经验积累。尽管我们希望把最新的知识、最好的经验与同行分享，但由于个人经验的局限，必然存在"一管之见"。书中内容肯定存在不少的错误，恳请同行批评指正，以帮助我们纠正错误，探索真理。

　　最后，特别感谢北京大学医学出版社的编辑们对本书的出版做出的努力，尤其在图片分辨率不足的情况下，对每一张图片都做了精心的修复，以尽量完美的图片质量与广大读者见面。对他们的付出我们再次表示由衷的感谢。

主编：张锡宝　张春雷